常见疾病的

火针

疗法

CHANGJIAN JIBING DE
HUOZHEN
LIAOFA

冶尕西　王龙成　张海燕　主编

甘肃科学技术出版社

甘肃·兰州

图书在版编目（CIP）数据

常见疾病的火针疗法 / 冶尕西，王龙成，张海燕主编. -- 兰州 : 甘肃科学技术出版社，2024. 9. -- ISBN 978-7-5424-3245-2

Ⅰ. R245.31

中国国家版本馆CIP数据核字第2024U1K602号

常见疾病的火针疗法

冶尕西　王龙成　张海燕　主编

责任编辑　陈学祥
封面设计　麦朵设计

出　　版　甘肃科学技术出版社
社　　址　兰州市城关区曹家巷1号　　730030
电　　话　0931-2131572（编辑部）　　0931-8773237（发行部）
发　　行　甘肃科学技术出版社　　　印　刷　兰州鑫泰印刷有限公司
开　　本　710毫米×1020毫米　1/16　印　张　18　插　页　2　字　数　290千
版　　次　2024年9月第1版
印　　次　2024年9月第1次印刷
印　　数　1~2500
书　　号　ISBN 978-7-5424-3245-2　　定　价　98.00元

图书若有破损、缺页可随时与本社联系：0931-8773237
本书所有内容经作者同意授权，并许可使用
未经同意，不得以任何形式复制转载

编　委　会

前　言

　　火针疗法是历代医家临床应用与总结造就的一种独特的针刺治疗方法，为针灸之传统疗法，是中国祖先智慧的结晶，有着悠久的历史。

　　火针古代又称之为"燔针""煨针"或"烧针"，是将针体烧红，然后刺入人体一定的穴位或部位，从而达到治疗疾病的一种针刺方法。火针的发展经历了漫长的历史过程，最早可追溯到先秦以前。《黄帝内经》中虽无火针之名，但可见"焠刺""燔针""大针"等记载，也被后世称为火针的雏形。在《灵枢·官针》中："凡刺有九，以应九变……九曰焠刺。"《灵枢·九针十二原》中记载"九曰大针，长四寸……大针者，尖如梃，其针微圆……"则对火针针具特点进行了描述。《灵枢·官针》有"焠刺者，刺燔针则取痹也"的记载。《素问·调经论》中："病在筋，调之筋；病在骨，调之骨。燔针劫刺，其下及与急者；病在骨，焠针药熨。"说明火针可以治疗痹证寒证及经筋骨脉病证。《黄帝内经》对火针的刺法、适应证及禁忌证都有了初步的记载，但认为火针的治疗多局限于寒证，禁忌为热证，也说明当时火针的应用并未得到广泛推广，处于萌芽阶段。

　　火针疗法继《黄帝内经》后不断发展，至汉代，火针的使用已渐广泛。张仲景的《伤寒论》中称之为"烧针"，不仅将火针的治疗范畴拓展至伤寒表证，而且补充了禁忌证，以及火针误治后处理的内容。此外还指出火针针孔感染及其处理："烧针令其汗，针处被寒，核起而赤者，必发奔豚，气从少腹上冲心者，灸其核上各一壮，予桂枝加桂汤，更加桂二两也。"晋代医家皇甫谧在《针灸甲乙经》中强调火针的适应证为寒证和痹证，并且肯定了"焠刺"是刺法之一。陈延之的《小品方》则最早提出了"火针"的名称，记载了火针可治疗附骨疽并首次提出眼科疾病也可应用火针治疗。唐代医家孙思邈则比较全面地论述了火针的适应证、针具制作刺法及禁刺穴位等，如《千金要方·用针略例》："……正中破痈坚、瘤结、息肉也，亦治久疾也。火针亦用锋针，以油火烧之，务在猛热，不热即于人有损也。隔日一报，三报之后，当脓水大出为佳。……巨阙、太仓、上下脘，此之一行有六穴，忌火针也。"

时至宋代医家已经将火针广泛用于治疗内科、五官科疾病。王执中在《针灸资生经》中记载了火针治疗腹痛、哮喘等病例。《圣济总录》："凡目生顽翳者，可用火烧铜针轻点，点之不痛，勿用别法。"

明清时期进一步夯实了有关火针的理论基础，扩大了火针的应用范围，特别是明代有关"火针"的描述最为全面。明代众多医家推动了火针的应用向外科方向的发展。如《外科正宗》记载："治瘰疬痰核将针烧红，用手指将核握起，用针当顶刺四五分，核大者再针数针也妙，核内或痰或血随即流出，候尽以膏盖之。"《景岳全书》："痈疽为患，无非气血壅滞，留结不行之所致，凡大结大滞者，最不易散，必欲散之，非借火力不能速也……"薛己在《外科枢要》中记载了火针有助于排脓敛口生肌而用以治疗流注附骨疽等。杨继洲则在《针灸大成》中总结了前人的用针经验，从火针的操作技巧、适应证、禁忌证、禁刺部位等方面做了总结。

至清朝后期（公元1822年）废除了太医院的针灸科，在当时统治阶级的打压下，针灸开始走下坡路，以至于到新中国成立前火针已经濒临灭绝。

新中国成立后，火针得到很大的发展。临床上用于治疗大凡缠手的疾病，火针屡显奇效，首届国医大师贺普仁尤为推崇，称其是一般毫针所无法代替。其优势病种主要集中在骨科、皮肤科、外科、神经科、妇科等方面。而刘氏毫火针的应用更是开创了火针留针治疗的历史。目前，火针针具已经发展到电火针、电热针，治疗范围则扩展至内科、外科、妇科、皮肤科、肿瘤科、耳鼻喉科、眼科、口腔科等各个方面。

火针疗法具有施治简便、疗效短、见效快等优势，在治疗常见病及疑难病症方面有独特的疗效。火针疗法虽然疗效确切，适应性广泛，便于推广应用，但目前推广应用和研究不够深入，尤其是在基层推广不足，编者结合自己多年的临床经验和感悟，收集并整理了常见疾病的火针治疗经验和方法，编写了这本《常见疾病的火针疗法》。本书在介绍火针疗法基本知识和常见病的治疗方法的基础上，介绍了少数民族特色烙灸法，附以临床验案，以期引起同道对火针疗法的重视，同时希望广大基层中医医师能够从中掌握一些火针操作治疗方法以增强运用火针治疗疾病的能力，我们有理由相信，随着火针治疗技术的进一步普及和应用，火针疗法这一祖国医学的明珠必将大放异彩。

在本书编写的过程中，参阅了部分文献及图片资料无法联系到作者，在本书付梓之际，谨向原作者表示感谢！鉴于编者学识所限，书中谬误之处、不妥之处在所难免，敬请同道谅解。

编者

2024 年 5 月

目　录

上篇　基本知识

下篇　疾病治疗

上篇
基 本 知 识

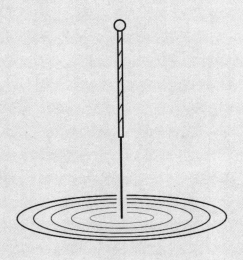

第一章 经络穴位概要

第一节 经络的内涵及作用

一、经络的基本概念

经络（meridins and collaterals），是经脉和络脉的总称。《医学入门》说："经者，径也；经之支脉旁出者为络。"经，原意是指纵行的丝，又有"径"的含义，指大而深的直行主干；络，则有"网"的含义，譬如网络，指小而浅的横行支脉；脉，则主要是指血管，是血液运行的通道。概括来说，经络就是全身运行气和血的大小通路，大的主干为经脉，小的分支为络脉，总称为经络。

经络遍布于全身，是人体气血运行的主要通道，也是联结人体各个部分的基本途径。人体的脏腑、器官、皮毛、孔窍、肌肉、韧带、骨骼等，就是依靠经络的沟通和联结而成为一个有机的整体。经络内属脏腑，外络肢节，行气血，通阴阳，沟通表里内外，网络周布全身，把人体各个部分联结成一个统一的整体，以保持其机能活动的协调和平衡。这种平衡一旦遭到破坏，就会导致疾病的发生。

二、经络的命名

经络系统大都以阴阳、手足、脏腑三者合起来命名。如十二经脉包括手三阴经（手太阴肺经、手厥阴心包经、手少阴心经）、手三阳经（手阳明大肠经、手少阳三焦经、手太阳小肠经）、足三阳经（足阳明胃经、足少阳胆经、足太阳膀胱经）、足三阴经（足太阴脾经、足厥阴肝经、足少阴肾经）

十二条经脉。

（一）经络系统的组成

经络系统由十二经脉、奇经八脉和十二经筋、十二经别、十二皮部，以及十五络脉和浮络、孙络等组成。

十二经脉：即手足三阴经和手足三阳经，合称"十二经脉"，十二经脉是经络系统的主体，内属于脏腑，外络于肢节，具有表里经脉相合，与相应脏腑络属的主要特征，也称为"正经"。是人体气血运行的主要通路，与脏腑相联系。在腑经与脏经之间，还有着表里配偶关系。十二经脉有一定的起止、循行部位和交接顺序，在肢体的分布和走向有一定的规律，同体内脏腑有直接的络属关系。《灵枢·逆顺肥瘦》说：手之三阴从脏走手，手之三阳从手走头，足之三阳从头走足，足之三阴从足走胸。即手三阴经从胸腔走向手指末端，交手三阳经；手三阳经从手指末端走向面部，交足三阳经；足三阳经从头面部走向足趾末端，交足三阴经；足三阴经从足趾走向腹、胸，交手三阴经。如此构成阴阳相贯、如环无端的传注系统。十二经脉按其流注次序依次分别为手太阴肺经、手阳明大肠经、足阳明胃经、足太阴脾经、手少阴心经、手太阳小肠经、足太阳膀胱经、足少阴肾经、手厥阴心包经、手少阳三焦经、足少阳胆经和足厥阴肝经。

奇经八脉：奇经八脉是督脉、任脉、冲脉、带脉、阴跷脉、阳跷脉、阴维脉、阳维脉的总称。由于它们的分布不像十二经那样规则，同脏腑没有直接的相互络属，相互之间也没有表里关系，与十二正经不同，故称"奇经"。正如《难经·二十七难》所言："凡此八者，皆不拘于经，故曰奇经八脉。"在奇经八脉中，唯有任、督二脉有自身的腧穴。所以古代医家常常将任、督二脉与十二经相提并论，合称为"十四经"。

（二）经络的作用

中医把经络的生理功能称为"经气"。其生理功能主要表现在沟通表里上下，联系脏腑器官；通行气血，濡养脏腑组织；感应传导；调节脏腑器官的机能活动等方面。

1.联络脏腑，沟通内外：人体由五脏六腑、四肢百骸、五官九窍、皮肉筋骨等组成，它们各有其独特的生理功能。只有通过经络的联系作用，这些功能才能达到相互配合、相互协调，从而使人体形成一个有机的整体。

2. 调整阴阳，协调平衡：人体的内外、上下、左右、前后、脏腑、表里之间，通过经络的联系得以保持相对的平衡。针灸穴位，能激发经络本身的功能。《灵枢·刺节真邪》说："泻其有余，补其不足，阴阳平复。"针灸穴位，通过经络的作用平衡阴阳，协调失平衡的生理机能，使之恢复正常，从而维持人体正常的生理功能。有些学者提出平衡医学，指出人体需维持一种动态平衡，而这正是经络本身的生理功能之一。

3. 运行气血，濡养周身：《灵枢·本脏》："经脉者所以行血气而营阴阳，濡筋骨，利关节者也。"《灵枢·脉度》："内溉脏腑，外濡腠理。"经络将气血、营养输送到全身各部，维持体内脏腑和体表五官九窍，四肢百骸，皮肉筋骨的正常生理功能。同时，气血盛衰和功能动静也相互协调，完成人体的正常功能。正如《灵枢·本藏》载："行血气而营阴阳"；"阴平阳秘，精神乃治，阴阳离决，则精气乃绝"。

4. 抵御外邪，保卫机体：外邪侵犯人体往往由表及里，先从皮毛开始，卫气是一种具有保卫作用的物质，它能抵抗外邪的侵犯，其充实于络脉，络脉散布于全身，密布于皮部，当外邪侵犯机体时，卫气首当其冲发挥其抵御外邪、保卫机体的屏障作用。正邪交争，邪胜正负，则由表及里，依次是络脉、经脉、脏腑，逐步深入，经络之气与其逐层抗御。正胜邪负，则由里出表，机体康复。临床针灸治疗就是激发、调动或提高经络本身抗御病邪的能力，以预防和治疗疾病。有人进行临床研究，灸神阙穴和足三里穴来提高人体免疫抗病能力，实验证明，通过针灸穴位，可对免疫系统进行整体调节，从而达到预防和治疗疾病的目的。

5. 反映病理变化，传导信息：经络在人体内外都起着沟通联络的作用，当病邪进入人体或身体内产生内火或内毒时，经络又是病邪在体内传输的途径。因此经络可反映出一定的病候，例如按压经络可出现明显压痛，或者在经络循行线上触摸到结节、条纹状物等，有时还可出现局部皮肤的色泽、形态、温度发生变化。许多脏腑的病变，常可在体表相关经络循行径路和分布部位上出现疼痛、过敏、麻木、红肿、逆冷或异常反应物。针灸等法都是通过作用于腧穴而实现的，它基于经络腧穴所具有的传导感应和调整虚实的功能。针刺穴位时所出现的"得气"和"行气"现象就是经络传导感应功能的具体表现。

（三）经络学说的临床应用

1. 能够说明病理变化：由于经络是人体通内达外的一个通道，在生理功能失调时，其又是病邪传注的途径，具有反映病候的特点，故临床某些疾病的病理过程中，常常在经络循行通路上出现明显的压痛，或结节、条索状等反应物，以及相应的部位皮肤色泽、形态、温度、电阻等的变化。通过望色、循经触摸反应物和按压等，可推断疾病的病理变化。

2. 指导临床辨证归经：由于经络有一定的循行部位及所属络的脏腑，故根据体表相关部位发生的病理变化，可推断疾病所在的经脉。如头痛病症，痛在前额者多与阳明经有关，痛在两侧者多与少阳经有关，痛在后项者多与太阳经有关，痛在巅顶者多与督脉、足厥阴经有关。临床上亦可根据所出现的证候，结合其所联系的脏腑，进行辨证归经。如咳嗽、鼻流清涕、胸闷，或胸外上方上肢内侧前缘疼痛等，与手太阴肺经有关；脘腹胀满、胁肋疼痛、食欲不振、嗳气吞酸等，与足阳明胃经和足厥阴肝经有关。

3. 指导针灸治疗：针灸治疗是通过针刺和艾灸等刺激体表腧穴，以疏通经气，调节人体脏腑气血功能，从而达到治疗疾病的目的。通常以循经取穴为主，局部取穴和远部取穴相结合。如《四总穴歌》所说："肚腹三里留，腰背委中求，头项寻列缺，面口合谷收。"经筋疾患，多因疾病在筋膜肌肉，表现为拘挛强直、弛缓，可以"以痛为腧"取其局部痛点或穴位进行针灸治疗。

第二节　穴　位　概　况

一、穴位的基本概念

穴位学名腧穴（acupoint），是人体脏腑经络气血输注于体表的部位。"腧"与"输"通，有转输的含义，说明它通过经络而与脏腑和其他部位相疏通；"穴"即孔隙的意思，说明它多位于肌肉纹理和骨节空隙凹陷处。《千金要方》说："肌肉纹理、节解缝会——宛陷之中，及以手按之，病者快然。"指按压腧穴处常较为敏感或呈现舒适感。腧穴在《内经》中有"节""会""气穴""气府""骨空""溪"等名称。《针灸甲乙经》中称为"孔穴"，《太平圣惠方》

中称为"穴位"。腧穴是针灸施术的部位,在临床上要正确运用针灸治疗疾病,必须掌握好腧穴的定位、归经、主治等基本知识。明·汪机《针灸问对》说:"经络不可不知,孔穴不可不识。不知经络无以知气血往来;不知孔穴无以知邪气所在。知而用,用而的,病乃可安。"指出了经络与穴位的关系及其重要性。

二、穴位的分类

腧穴可分为十四经穴、奇穴、阿是穴三类。十四经穴:十四经穴为位于十二经脉和任督二脉的腧穴,简称"经穴"。奇穴是指未能归属于十四经脉的腧穴,它既有一定的穴名,又有明确的位置,又称"经外奇穴";这类腧穴的主治范围比较单一,多数对某些病症有特殊的疗效,如四缝穴可以治疗小儿疳积,百劳穴治疗瘰疬。阿是穴,又称压痛点、天应穴、不定穴等,这一类腧穴既无具体名称,又无固定位置,而是以压痛点或疾病反应点作为针灸部位。阿是穴多位于病变的附近,也可在与其距离较远的部位找到反应点。

三、穴位的治疗作用

（一）近治作用

这是一切腧穴（包括十四经穴、奇穴、阿是穴）主治作用具有的共同特点。这些腧穴均能治疗该穴所在部位及邻近部位或邻近组织、器官的病证。如眼区的睛明、承泣、四白、球后各穴,均能治眼病;耳区的听宫、听会、翳风、耳门诸穴,均能治疗耳病;胃部的中脘、建里、梁门诸穴,均能治疗胃病等。

（二）远治作用

这是十四经腧穴主治作用的基本规律。在十四经腧穴中,尤其是十二经脉在四肢肘、膝关节以下的腧穴,不仅能治局部病证,而且能治本经循行所涉及的远隔部位的组织、器官、脏腑的病证,有的甚至具有影响全身的作用。如合谷穴,不仅能治上肢病证,而且能治颈部和头面部病证,同时能治外感病的发热;足三里穴不但能治疗下肢病证,而且对调整消化系统的功能,甚至对人体防卫、免疫反应方面都具有很大的作用。

（三）特殊作用

临床实践证明，针灸某些腧穴，对机体的不同状态，可起着双重性的良性调整作用。如泄泻时，针刺天枢能止泻；便秘时，针刺天枢又能通便。心动过速时，针刺内关能减慢心率；心动过缓时，针刺内关又可使之恢复正常。此外，腧穴治疗作用还具有相对的特异性，如大椎退热、至阴矫正胎位等，均是其特殊的治疗作用。

四、腧穴的定位方法

腧穴定位又称取穴，定位正确与否直接影响治疗效果，历代医家都很重视。腧穴定位有一定的方法，常用的取穴法有体表解剖标志定位法、骨度折量定位法、指寸定位法等。临床应用时，各种取穴方法可以结合起来，相互参照，并结合不同个体不同体位、姿势和不同穴位的局部感应来定穴。

（一）自然标志取穴法

自然标志取穴法是根据人体表面所具的特征的部位作为标志，而定取穴位的方法，又称为自然标志定位法。人体自然标志有两种：

1. 固定标志法：即是以人体表面固定不移，又有明显特征的部位作为取穴标志的方法。如骨节、肌肉所形成的突起、凹陷及五官轮廓、发际、指（趾）甲、乳头、肚脐等，是在自然姿势下可见的标志，可以借助这些标志确定腧穴的位置。如两眉之间取印堂；两乳之间取膻中；肚脐中为神阙；以腓骨小头为标志，在其前下方凹陷中定阳陵泉；以足内踝尖为标志，在其上 3 寸，胫骨内侧缘后方定三阴交等。

2. 活动标志法：指各部的关节、肌肉、肌腱、皮肤随着活动而出现的空隙、凹陷、皱纹、尖端等，是在活动姿势下才会出现的标志，据此作为取穴标志的方法。如曲池屈肘取之；张口于耳屏前方凹陷处取听宫；下颌角前上方约一横指当咬肌隆起、按之凹陷处取颊车等。

（二）手指同身寸定位法

手指同身寸定位法是以患者本人的手指为标准来定取穴位的方法，又称指寸法。常用的手指同身寸有以下 3 种（见图 1）。

1. 横指同身寸法：令患者将示指、中指、无名指和小指并拢，以中指中节横纹为标准，其四指的宽度作为 3 寸。

2.拇指同身寸法：是以患者拇指指关节的横度作为 1 寸。

3.中指同身寸法：以患者中指中节桡侧两端纹头（拇、中指屈曲成环形）之间的距离作为 1 寸。

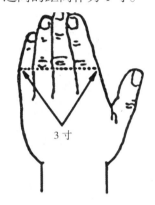 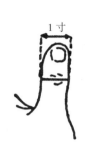 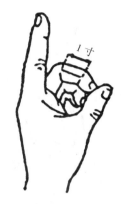

a.横指同身寸法　　　　b.拇指同身寸法　　　　c.中指同身寸法

图 1　手指同身寸定位法

（三）简便取穴法

简便取穴法是在取穴时结合一些简便的活动标志取穴的方法。简便取穴法简便易行，临床应用时可与体表标志法、骨度法、指寸法结合起来。如立正姿势，手臂自然下垂，其中指端在下肢所触及处为风市；两手虎口自然平直交叉，一手示指压在另一手腕后高骨的上方，其示指尽端到达处取列缺；取百会，两耳尖直上连线中点；取劳宫，半握拳，中指指尖压在掌心的第一横纹处即是。

（四）骨度分寸法

骨度分寸法始见于《灵枢·骨度》。它是将人体的各个部位分别规定其折算长度。作为量取腧穴的标准。不论男女、老少、高矮、胖瘦均可按这一标准测量。如前后发际间为 12 寸，两乳间为 8 寸，胸骨体下缘至脐中为 8 寸，脐孔至耻骨联合上缘为 5 寸，肩胛骨内缘至背正中线为 3 寸，腋前（后）横纹至肘横纹为 9 寸，肘横纹至腕横纹为 12 寸，股骨大粗隆（大转子）至膝中为 19 寸，膝中至外踝尖为 16 寸，胫骨内侧髁下缘至内踝尖为 13 寸，外踝尖至足底为 3 寸（见图 2、表 1）。

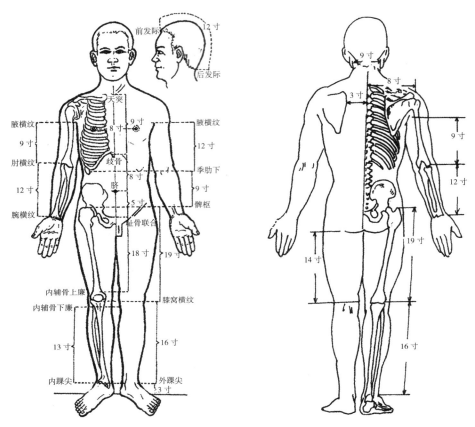

图2 骨度折量分寸图（正背面观）

表1 "骨度"折量分寸表

部位	起止点	折量寸	度量法	说明
头面部	前发际正中至后发际正中	12	直寸	用于确定头部腧穴的纵向距离
	眉间（印堂）至前发际正中	3	直寸	
	第七颈椎棘突下（大椎）至后发际正中	3	直寸	用于确定前或后发际及其头部腧穴的纵向距离
	眉间（印堂）至后发际正中至第七颈椎棘突下（大椎）	18	直寸	用于确定头前部腧穴的横向距离
	前两额发角（头维）之间	9	横寸	
	耳后两完骨（乳突）之间	9	横寸	用于确定头后部腧穴的横向距离

续表

部位	起止点	折量寸	度量法	说明
胸腹胁部	胸骨上窝（天突）至歧骨（胸剑联合中点）	9	直寸	用于确定胸部腧穴的纵向距离
	歧骨（胸剑联合中点）至脐中	8	直寸	用于确定上腹部腧穴的纵向距离
	脐中至曲骨（耻骨联合上缘）	5	直寸	用于确定下腹部腧穴的纵向距离
	两乳头之间	8	横寸	用于确定胸腹部腧穴的横向距离
	腋窝顶点至第十一肋游离端（章门）	12	直寸	用于确定胁肋部腧穴的纵向距离
背腰部	肩胛骨内缘至后正中线	3	横寸	用于确定背腰部腧穴的横向距离
	肩峰缘至后正中线	8	横寸	用于确定肩背部腧穴的横向距离
上肢部	腋前、后纹头至肘横纹（平肘尖）	9	直寸	用于确定上臂部腧穴的纵向距离
	肘横纹（平肘尖）至腕掌（背）侧横纹	12	直寸	用于确定前臂部腧穴的纵向距离
下肢部	耻骨联合上缘至股骨内上髁上缘	18	直寸	用于确定大腿内侧足三阴经腧穴的纵向距离
	胫骨内侧髁下缘至内踝尖	13	直寸	用于确定小腿内侧足三阴经腧穴的纵向距离
	股骨大转子至腘横纹	19	直寸	用于确定大腿外后侧足三阳经腧穴的纵向距离（臀沟至腘横纹，相当14寸）
	腘横纹至外踝尖	16	直寸	用于确定小腿外后侧足三阳经腧穴的纵向距离

第二章　火针疗法基本知识

第一节　火针疗法概述

一、概念

火针疗法是指用特制的针具经加热烧红后，迅速刺入身体的特定腧穴或部位，给人以一定的热性刺激，并快速退出以达到祛疾除病目的的一种针刺方法。火针古称"燔针"，火针刺法称为"焠刺""燔刺""烊刺"。《灵枢·官针》："焠刺者，刺燔针则取痹也。"明代吴鹤皋言："焠刺者，用火先赤其身而后刺，此治寒痹之在骨也。"火针历经千年的发展与积淀，形成了鲜明的特色，具有温经散寒、通经活络等作用，临床多以此治疗风寒湿痹、痈疽及瘰疬等症。

二、历史溯源

火针又称之为"燔针""大针""白针""焠针"等，是我国针灸医学的主要组成部分，也是我国重要的传统非药物疗法之一。

火针疗法的历史最早可以追溯到先秦时期以前，在《黄帝内经》全书中虽无火针具体之名，但可见"焠刺""燔针""大针"等记载，被后世认为是描述火针疗法的雏形。《灵枢·九针十二原》"九曰大针，长四寸……大针者，尖如梃，其锋微圆……"首次对火针针具的特点进行描述。火针疗法在《黄帝内经》中称为"焠刺""燔针"，《灵枢·官针》云："凡刺有九，以应九变……九曰焠刺，焠刺者，刺燔针则取痹也。"指出火针疗法是将针烧红后刺入体表的一种方法。火针的产生有一定的地域性。《素问·异法方宜论》记载："北方者，天地所闭藏之域也，其地高陵居，风寒冰冽，其民乐野处而乳食，藏寒生满病，其治宜灸焫。故灸焫者，亦从北方来。"认为火针源于北方，其中"焫"亦为"烧"之意，指用火针、烧针、温针或砭石加热以刺激体表局部的疗法。《灵枢·寿夭刚柔》云："刺寒痹内热奈何？……刺布衣者，以火焠之。"指出火针曾被认为是普通平民百姓的治疗痹病的传统疗法。

火针疗法继《内经》后不断发展，至汉代，火针的使用已渐广泛。张仲景的《伤寒论》中称之为"烧针"，不仅将火针的治疗范畴拓展至伤寒表证，并且补充了禁忌证、火针治疗后的处理以及火针误治后处理的内容。此外还指出火针针孔感染及其处理："烧针令其汗，针处被寒，核起而赤者，必发奔豚，气从少腹上冲心者，灸其核上各一壮，予桂枝加桂汤，更加桂二两也。"

晋唐时期在火针的使用上突破了《内经》中仅限于治疗寒证的理论。晋·陈延之《小品方》首次提出"火针"一词："附骨疽，若失时不消成脓者，用火针"，指出外科附骨疽、痈创成脓皆是火针的适应证。晋·皇甫谧在《针灸甲乙经》中强调火针的适应证为寒证和痹证，并且肯定了"焠刺"是刺法之一。火针治疗在唐朝时期适应证已从痹证、筋骨病等扩大到内科、外科、眼科、五官科以及急症等的治疗，且有了火针治病的医案记载。唐·孙思邈在《千金要方》中将火针用于外科疔肿、痈疽、瘰疬、无辜疳，内科黄疸、癫狂、风眩，口腔科牙龈出血等，如"凡痈按之大坚者，未有脓……用铍针脓深难见，肉厚而生者用火针"。

宋代使火针疗法的发展更为兴盛，在外科、五官科、痹证的应用也更为成熟，并且将火针用于内脏疾病的治疗。宋代医家王执中在《针灸资生经》记载了心脾痛、脚卒肿、腰痛、喘、腹寒热气等症的火针疗法。如治心脾病"以火针微针之，不拘心腹，须臾痛定，即欲起矣，神哉"；治腰痛"有妇人久病而腰甚痛，腰眼忌灸，医以针置火中令热，缪刺痛处，初不深入，即而痛止"。在治疗五官疾病方面，《圣济总录·钩割针镰》中道："凡目生顽翳者，可用火烧铜针轻点……点之不痛，勿用别法。"《太平圣惠方》对痈疽用火针或不用火针的证型进行了分析，认为"夫痈疽者，头少肿处多出脓，不快者宜针烙"。汉晋唐宋时期，有关火针的论述打破了《黄帝内经》的范畴，对火针的刺法、适应证及禁忌证上均有扩张，特别是将火针用于内外科等各种疾患，其未形成比较完善的理论基础，处于百家争鸣的发展阶段。唐宋期间甚至还出现了专以火针烙黄为业的专科医生，并出现了火针烙黄的专业书籍《点烙三十六黄经》，可见当时火针烙黄运用之广泛。

金元明时期火针疗法的应用达到了高峰。治疗的病种较之前增多，新的病种有：外科的痔漏、梅毒及小儿肛闭、膝眼风等；内科的气虚证、卒心痛、瘫痪；口腔科的舌卷、舌肿等；眼科的睑中赤痒、外障、目生翳；耳鼻喉科的梅核气、腮痈等。在此期间，有关火针疗法的记载非常多，其对火针针具、操作方法、适应证和禁忌证都有详述，特别是明代有关火针的描述最为全面。

由于社会、历史的种种原因及火针疗法本身的缺点，使得火针疗法的发展远远落后于其他针灸疗法，至清朝逐渐衰落，一度濒临失传。民国时期火针疗法虽没有受到政府的重视，但因其价廉、操作便利在民间仍被广泛应用。新中国成立后，由于针灸得到普及和提高，火针疗法也重新得到重视，老一辈的针灸学家倡导火针疗法的临床应用，改进了火针针具，火针疗法的基础性研究也取得了一定成果。针具由传统的粗火针发展到细火针、电火针、电热针治疗，范围也扩展至内、外、妇、皮肤、肿瘤、耳鼻喉、眼、口腔等各个方面，近些年甚至发展到用现代科学的方法探讨火针的治疗机理。火针疗法得以重新获得了强有力的生命，在近20年中得到传承和发展。

第二节 火针疗法的特点及适用范围

一、火针疗法的特点

（一）火针具有针刺和灸疗的双重作用

火针的应用中既使用了针具，将火针刺入特定的治疗部位达到治病的目的，同时"烧针"兼备了灸疗的特性类似于直接灸，但又将火针刺入皮下使得局部快速受到温热和针刺的双重刺激，达到祛除病邪的目的。

（二）火针操作便利，应用范围广

由于火针的操作便利、耗材价廉，在宋元明时期就已广泛地应用于内、妇、外、儿等各方面的疾病治疗。火针的操作需要稳准速，而不需做特殊的补泻手法，故火针较毫针更为简便易行；较之艾灸中的直接灸，明代医家高武在描述艾灸中直接灸与火针应用体会时则言："灸则直守艾灼烧过，痛则久也；火针虽则视之畏人，其针下快疾，一针便去，痛不久也。以此则知灸壮候数满足，疼久也；火针只是一针，不再则痛过也。"也说明了火针的操作较艾灸更为便捷。

（三）治疗操作时间短，节约时间成本

在操作上，火针治疗一般要求稳准快捷，由于火针治疗的操作较毫针针刺刺激量大，故不需留针即可取得毫针长时间留针的效果，并且火针的治疗间隔较毫针为长，可节省患者就诊时间和多次往返就诊之苦，因此，火针治疗的时间成本较低。

火针应用中的主要缺点是疼痛较重，视之令人畏惧，使得部分患者难以接受。但只要术者手法熟练，针具、进针部位选择合适，火针的疼痛感可以减轻，经过数次治疗后，绝大多数患者最终均能接受火针治疗。

二、适用范围

火针疗法主要适用于痹证、慢性结肠炎、阳痿、月经不调、痛经、痈疽、痔疮、瘰疬、网球肘、腱鞘囊肿、静脉曲张、象皮腿、腋臭、小儿疳积、疣和痣等，可治疗的病种涉及内、外、妇、儿、皮肤、五官等临床各科疾病近百种。

第三节　火针疗法的作用

火针疗法的作用决定了它的适用范围，其治疗机理在于让温热刺激穴位和部位来激发人体阳气、鼓舞正气、调节脏腑、疏通经气、温通经脉、活血行气，将火针的这些功效应用到临床上可以助阳补虚、升阳举陷、消癥散结、生肌排脓、除麻止痉、祛痛止痒，可以治疗多种疾病。火针疗法的作用主要见于以下几方面：

一、祛寒除湿，温经止痛

火针能够温通经脉，鼓动人体阳气，行气活血，以调和经络、疏理气机，从而达到疼痛自止的作用。明朝张景岳云："燔针，烧针也，劫刺因火气而劫散寒邪也。"临床中火针疗法对于因寒邪引起的心腹痛、关节痛、腰腿痛等疾患有很好的疗效。此外火针的温热刺激加速了病变局部的气血运行，有明显的除湿消肿止痛作用。《灵枢·官针》云："焠刺者，刺燔针则取痹也。"临床对头面局部及四肢关节肿胀疼痛等行火针治疗，肿胀会很快消退，且有止痛作用。

二、疏通经气，宣肺定喘

临床上过敏性哮喘、慢性支气管炎、肺气肿等都属于顽固性疾患，中药治疗效果较慢，火针疗法则有特殊的效果。以上疾病多以咳喘症状为主，而咳喘多因风寒外袭、邪气闭肺、肺失宣降、肺气上逆而成，《针灸资生经》有火针治疗哮喘的病例，"舍弟登山，为雨所持，一夕气闷而不救，且昆季必泣，有欲别之意……按其肺俞，云其痛如锥刺，以火针微刺之即愈。"临床中应用火针治疗过敏性哮喘、慢性支气管炎、肺气肿等，通过温化肺之寒邪，疏通经气，可祛除邪气，邪气出则肺气得以宣发、肃降，而喘息自止。

三、助阳化气，消癥散结

火针临床对气、血、痰、湿等各种病理障碍积聚凝结而成的肿物、包块，无论在体表，或聚结在体内，行火针，均有不同程度的疗效。《针灸聚英》云："破瘤、坚积结瘤等，皆以火针猛热可用。"火针可温热助阳、激发经气，故具有疏通经络、行气活血、消除癥结的作用；另外火针又能助阳化气，使气机疏利，津液运行，使凝滞之痰邪湿邪因而化解；临床多用于治疗腱鞘囊肿、脂肪瘤、纤维瘤、子宫肌瘤、卵巢囊肿等。如病灶在体内的，针刺宜深，使癥结消于体内；如在体表的，针刺则宜浅，使病邪排于体外。

四、温阳补肾，升阳举陷

火针具有增强人体阳气、激发经气、调节脏腑的功能，所以有温阳补虚、升阳举陷的功效。肾阳虚临床上可出现肾虚腰痛、阳痿、遗精等症；脾胃阳虚则可出现胃脘痛、胃下垂、虚寒久痢等疾病；中气不足则出现阴挺。用火针点刺肾俞、命门等穴，可起到益肾壮阳的作用，使肾经气血畅通，气化功能加强，腰痛、阳痿、遗精症状得以缓解；如用火针点刺足三里、内关、脾俞、中脘等穴，还可使脾胃经脉气血畅行、温运中焦、振奋阳气、祛除寒邪，使脾胃运化之功恢复，消化、吸收、升降功能趋于正常，胃脘痛、胃下垂得以治愈。

五、生肌敛疮，去腐排脓

火针对疔毒、痈疽等外科疾病有较好的引热拔毒作用。《医宗金鉴·外科心法要诀》云："轻者使毒气随火气而散，重者拔引郁毒，通彻内外。"火针能温通经络、行气活血，使气血运行流通加速，使疮口周围瘀积的气血得以消散，同时增加了病灶周围的营养，促进了组织再生，使疮口自然愈合。

六、攻散痰结，消除瘰疬

瘰疬者，颈上项侧结聚成核，累累相连。大者为瘰，小者属疬。古人云"无痰不成核"，故此病的发生多与痰有关。颈侧为少阳所主，少阳为气多血少之经，若长期情志不畅，则导致肝郁脾虚，聚湿成痰，气血受阻，聚而不散则成瘰疬结核。火针可温通阳气，攻散痰结，疏通气血，消积化瘀，故可消除瘰疬。

七、助阳益气，除麻解木

麻木多为因脉络阻滞，阳气不能统帅营血濡养经脉肌肤所致，而火针能温通助阳、引阳达络，使气至血通，而麻木自除。操作时多使用细火针，采用散刺法，通过火针温通经络、调和气血的作用达到除麻效果。

八、温通经络，祛风止痒

痒症是一种发生在体表状若虫行、瘙痒无度的症状。《外科证治全书》中记载"遍身瘙痒，并无疮疥，搔之不止"；风为百病之长，痒症为风邪入侵或气血生风所致，火针疗法具有温通经络、行气活血的疗效，从而驱动风邪无处存留，血足风散则痒止。临床常用于治疗神经性皮炎、瘙痒症等皮肤病，具有明显的祛风止痒、养血润燥作用。

九、运行气血，解痉止挛

肌肉痉挛多由于阴血亏虚、筋脉失养、肝风内动所致。火针的温养之性可加快气血运行，增加局部血供，筋脉得血养则抽搐、痉挛可停。

十、补益脾气，通利筋脉

火针可用于治疗痿证，痿证指四肢痿弱无力，或肌肉萎缩、肌体功能障碍等，治疗多用补益后天脾胃之法，如《内经》中所谓"治痿者独取阳明"。阳明经为多气多血之经，火针治疗多选用中脘、气海、天枢及阳明经的下肢穴，同时再加上督脉的阿是穴，因火针能助阳气、行气血，故可使脾胃气盛，气血生化充足，筋脉得以濡养，肌力增强，肌肉丰盈。

十一、引热外达，清热解毒

根据"以热引热""火郁发之"的理论，火针可治疗因热毒内蕴，拒寒凉药而不受之热证如乳腺炎、带状疱疹和腮腺炎。

十二、健脾利湿，温中止泻

《景岳全书》中载："久泻无火，多因脾肾之虚寒也。"中医认为脾主运化，升清气而输布精微，中阳素虚或寒湿直中，脾阳运化失司；清阳之气不升，浊阴不降，津液糟粕并趋大肠而为泻。火针具有增强阳气、调节脏腑、收摄止泄的功能，可以治疗慢性肠炎

十三、放血与止血

《针灸资生经》有记载"以针置火中令热，于三里穴，刺之微见血，凡数次其肿如失"，临床常用火针代替三棱针刺络放血来治疗疾病。另外改进后的特制火针对机体的创伤大络裂断、出血等病有很好的止血作用。

第四节 火针疗法的注意事项及禁忌证

一、火针操作的注意事项

1.面部施行火针操作一定要慎重。《针灸大成·火针》中有云:"人身诸处,皆可行火针,惟面上忌之。"在火针针刺后,有可能会遗留有小的疤痕,所以一般除了治疗面部小块白癜风、痣和扁平疣以外,一般面部不使用火针。

2.一般有发热的病症时,需辨清病性,慎用火针。

3.注意检查针具,发现有剥蚀或缺损时,则不宜使用,以防意外。

4.若针刺 0.1~0.3 寸深,出针后可不做特殊处理;若针刺 0.4~0.5 寸深,出针后用消毒棉球按压针孔,用胶布固定 1~2d,以防止感染。

5.火针治疗当天,避免进行洗浴。

二、异常情况的处理

火针治疗过程中要密切注意观察病人的病情、生命体征及对火针针刺的反应。医者在具体施针时,要考虑患者的体质、病情。对于体弱或老年患者,火针治疗时针刺不可过深,刺激量不可过强,需选择适宜的细火针,如若发生"晕针"现象,要及时处理。对昏迷、肢体麻木不仁及感觉迟钝的患者,尤其要注意针具类型的选择和施针手法。对于惧针者或难以接受火针治疗者,一定要耐心解释,取得病人的同意。特别是畏惧针刺者,千万不能强人所难,给患者增加不必要的痛苦。

（一）滞针、弯针、折针

滞针通常为火针针刺出针时针体和所刺部位皮肤肌肉相滞涩,导致针体不能快速拔出或拔出不利,通常由于火针在烧针过程中针体温度不够或施针速度过慢,针体过于老化,针尖不够锋刃,或施术者操作不够熟练,亦有因病人紧张使得局部肌肉痉挛,或针刺过深导致滞针。在施术过程中出现弯针和折针也通常由于针体老化或不够挺直,术者进针姿势不正确导致火针快速进针过程中针体发生的弯曲或弯折。

这就要求在操作过程中注意,烧针时尽量使针身通红透白,针体烧针后迅速刺入穴位；经常检查火针是否有老化情况，出现火针老化要及时更换火针；术者还需加强自身训练，熟练掌握操作的方式方法；术前需做好与患者的沟通交流，解除患者的顾虑，操作时掌握好手法、针刺深度，防止出现滞针以及针体弯折现象的发生。

（二）晕针

晕针是在火针针刺过程中病人发生的晕厥现象，这是可以避免的，医者应该注意防止。火针晕针情况一般多出现在患者体质虚弱，精神紧张，或疲劳、饥饿、大汗、大泻、大出血之后，或医者在施针次数过多、静脉曲张火针放血量过多而致患者在一次或全部治疗后出现精神疲倦、头晕目眩、面色苍白、恶心欲吐、多汗、心慌、四肢发冷、血压下降等现象，应立即停止治疗，使患者平卧，注意保暖，轻者仰卧片刻，给饮温开水或糖水后，即可恢复正常。若仍不省人事，呼吸细微、脉细弱者，可考虑配合其他治疗或采用急救措施。

（三）血肿

血肿是指针刺部位出现皮下出血而引起的肿痛。火针针尖一般稍粗，在针刺过程中使皮肉受损，或刺伤血管，在出针后，针刺部位肿胀疼痛，继则皮肤呈现青紫色。若微量的皮下出血而局部小块青紫时，一般不必处理，可以自行消退。若局部肿胀疼痛较剧，青紫面积大而且影响活动功能时，可先做冷敷止血后，再做热敷或在局部轻轻揉按，以促使局部瘀血消散吸收。

（四）皮肤灼伤或起泡化脓

施针后，局部皮肤出现微红灼热，属于正常现象，无需处理。如用较粗火针施针或火针烙灸者，在针孔周边化脓期间，要注意适当休息，加强营养，保持创面局部清洁，并可用无菌敷料保护疮面，以防污染，待其自然愈合。如处理不当，脓液呈黄绿色或有渗血现象者，可用消炎药膏或玉红膏涂敷。

三、火针疗法的禁忌证

1. 除治疗痣、疣外，颜面五官部穴位及大血管处均禁用火针。

2. 有大血管、神经干的部位禁用火针。

3.有高血压、心脏病、恶性肿瘤、血友病和出血倾向的患者禁止使用火针。

4.针刺后局部呈现红晕或红肿，应尽量避免局部洗浴；局部发痒，不宜搔抓，以防止感染。

5.对初次接受火针治疗的患者，需要做好解释工作，消除患者的恐惧心理，以防止晕针。

第三章　火针针具的特点

古人在长期的临床实践过程中，对火针疗法所用的针具不断进行改良及制作材料的更迭变换，不断赋予火针疗法新的内涵。

《针灸聚英》："世之制火针者，皆用马啣铁……此针惟要久受火气，铁熟不生为上。"当代针灸学家、国医大师贺普仁教授制作火针的材料是用钨锰合金；山西省针灸泰斗师怀堂教授改进了火针针具，用金属钨制作火针。制作的火针针具均有耐高温、不退火、变形小、不易折、高温硬度强等特点，并使火针针具系列因治疗用途的不同而规格各异。

第一节　火针针具的历史演变

历代医家制造火针针具，普遍选用特殊金属制造。人们普遍将《黄帝内经》中所载九针中的大针认为是最早的火针针具雏形，《灵枢·九针十二原》中记载"九曰大针，长四寸……大针者，尖如梃，针锋微圆"，则说明当时火针的针具尺寸及形态，其规格基本被后世所沿用。在《黄帝内经》记载中既没有相关的九针图谱得以留存，也没有整套相关的考古文物出土，后世医家凭借《灵枢》中对于九针的描述绘制了各种版本的"九针图"，得以使现今可以从不同朝代对火针形态变化有更深入的了解。

在唐代锋针亦可当作火针疗法的器具，孙思邈在《备急千金要方》中记载到"火针亦用锋针，以油火烧之"，以锋针为针具，操作主要是以油火将锋针烧灼后施治疾病。而元代火针形态则较为简朴，将针柄与针身融为一体，整体较为纤细；元代齐德之的《外科精义·针烙疮肿法》有记载"火针，如似火箸磨令头尖如枣核样圆满，用灯焰烧须臾，作炬数，油烧令赤"，记述了当时的火针形态及火针的具体烧针方法。

到了明代时期火针针具制作方法逐渐完善，火针的制作也最为精美，针柄精致，针身较为粗大，整体多如一支尖端微圆的三棱小钻头。在杨继洲《针灸大成·素问九针论》（见图 3）记载的关于火针针具详细的制作方法；针具材料选用"马衔铁"，制针时"先将铁丝于火中煅红，次截之，或二寸，或三寸，或五寸，长短不拘。次以蟾酥涂针上，仍入火中微煅，不可令红，取起，照前涂酥煅二次，至第三次，乘热插入腊肉皮之里、肉之外，将麝香五分，胆矾、石斛各一钱，穿山甲（现已禁用）、当归尾、朱砂、没药、郁金、川芎、细辛各三钱，甘草节、沉香各五钱，磁石一两能引诸药入铁内，先以水三碗煎沸，次入针肉在内，煮至水干，倾于水中，待冷，将针取出。于黄土中插百余下，色明方佳，以去火毒，次以铜丝缠上，其针尖要磨圆，不可用尖刃"。在针具锻制过程的描述中先以汤药煮过，再于黄土中插百余下以去火毒，进而将铜丝缠上以作针柄，针尖不可太过尖锐需打磨成略圆状，说明了中医针刺的针具与日常生活中普通针具之间明显的差异。《本草

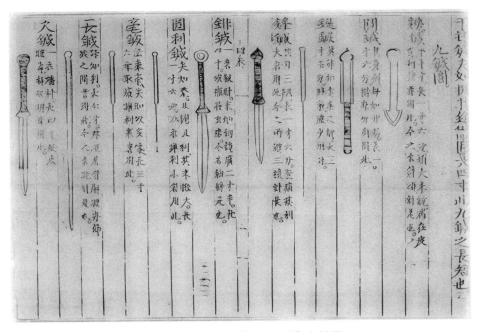

图 3　明·杨继洲《针灸大成》九针图

纲目·火针》中记载制作火针，须用"火箸铁造之为佳"。《针灸聚英·火针》则选用了耐烧的熟铁制作火针，文中记载"世之制火针者，皆用马衔铁"，认为用"马衔铁"制作的火针针具比用"火箸铁"更为适宜，并记载了火针的制作方法："初制火针，必须一日一夜，不住手以麻油灯火频频蘸烧，如是终一日一夜，方可施用。"从《针灸大成》《本草纲目》以及《针灸聚英》等中国古代医学典籍中所记载的针具制作所选用的材料及方法，可以看到火针针具在明代时期已经发展得十分成熟。

而到了清朝时期，随着朝代更迭社会制度的不断衰败，对火针的传承推新也陷入窘境；火针在近代的战乱动荡年代，除民间因其速效和廉价的特点仍有使用，但火针器具发展一度也陷入停滞阶段。直到新中国成立后火针疗法也在老一辈的针灸大家的钻研与推崇中，改进了火针器具，国医大师贺普仁教授发明了"贺氏火针"，使用钨锰合金作为现代火针的制作材质，也进一步改良了火针的形态，其传承人遍布全国各地，使火针疗法得以传承。山西师氏的火针主要采用锰合金，制作的新九针器具的制作也十分精良（见图 4）。现代技术的更新出现了电火针、电热针等新式火针针具，使得火针疗法得以再放异彩，以古老而又崭新的面貌向世人展示其独特魅力。

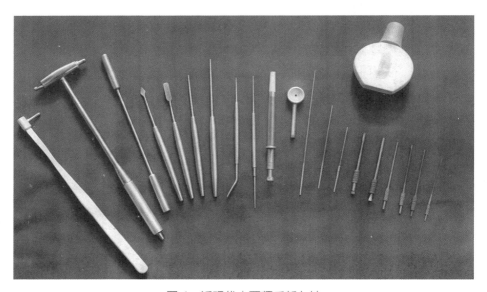

图 4　近现代山西师氏新九针

第二节　火针针具的组成及分类

一、火针器具的组成

火针的基本结构同毫针相似，一般是由针尖、针体、针根、针柄、针尾组成。火针针具经火烧灼后才可使用，所以一般对针具的制作材料以及针具形态结构都有特殊的要求（见图5）。

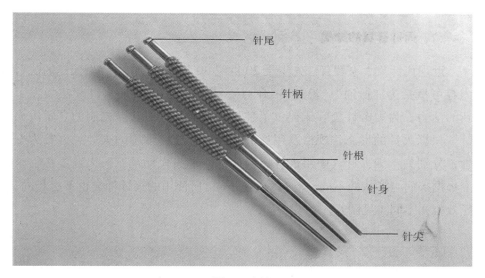

图5　火针

现代火针多延续了明清时代火针的制作形态，但材质则更加优化，以受热快而不惧烧灼、耐用且不易折损等为原则，火针制作多选用钨锰合金作为火针针体的主要材质，然后按不同的粗细截成6~12cm长的针条，再将针条的一端用细砂轮磨光，再用细油石打磨光滑；针柄则选取铜丝缠绕固定于针尾，以避免因烧针时的灼热而烫伤施针者。

火针的针尖似鼠尾，尖稍钝圆而不锐；若针尖为锐利尖端，经反复烧灼针尖易成勾或折断，不适宜反复使用。

火针的针体一般指针尖到针柄之间的部分，是针具组成的主要部分，一般笔直而坚硬，耐烧灼而不易弯折。针根则为针身与针柄连接之处。

火针的针柄为操作者手持之处，一般长 3~4cm，是将细铜丝卷成螺旋状细丝，再将卷好的细铜丝一圈圈地绕在针尾一端，铜丝两端固定在针体上。针柄长度一般不宜太短，且针柄宜稍粗，方便施术者拿捏且具有一定的隔热效果，防止施针者在操作过程中烫伤手。针柄的末梢部分称为针尾。

火针烧针一般需借助盛有 95% 乙醇的酒精灯，或持卵圆钳或止血钳等夹持经 95% 乙醇浸泡的酒精棉球，用以烧红火针；使用卵圆钳或止血钳夹持酒精棉球不仅使操作更便利，而且避免了因不慎打翻酒精灯，酒精外溢引起的火灾风险。

二、火针针具的分类

近现代针灸大家贺普仁先生于 20 世纪 80 年代初创立了"贺氏三通法"，内容可概括为"微通""温通""强通"，使得近乎失传的火针疗法焕发了新的活力，为中医针灸临床提供了独具一格的治疗方法。创制的"贺氏火针"根据火针的形态、规格及用途的不同，一般将常用的火针类型分为五种，分别为：细火针、中粗火针、粗火针、平头火针及三头火针。在临床上根据疾病与症状的不同，选择的穴位不同，所使用的火针种类也不尽相同，疗效也亦不同（见图6）。

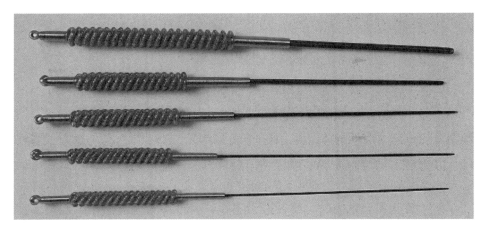

图6　常用贺氏火针针具

由上至下依次为：三头火针、平头火针、粗火针、中粗火针、细火针

第一类是细火针，直径 0.5mm 的火针属细火针，针身长 4cm，盘龙针柄长 4cm，针尖呈鼠尾型；它主要用于面部穴位，因面部神经、血管丰富，痛觉敏感，所以使用细火针可减少痛苦，另一方面不易留疤痕，除面部外对体质虚弱及老年人也适宜用细火针。

第二类为中粗火针，中粗火针的直径为 0.8mm，它的适应范围比较广泛，除面部和肌肉组织较薄的部位外，其他的穴位或部位均可使用。

第三类为粗火针，其直径在 1.1mm 以上，主要适用于针刺病灶部位，如癥瘕、痞块、疮疡等处。

平头火针直径 3mm，针身长 4cm，盘龙针柄长 6cm，针尖为光滑的平面，多用于烙刺法。在明代汪机的《外科理例·针法总论》详述了火烙法，其治法与平头火针相似，但形状有别于火针，"火烙针，其针圆如箸，大如纬挺，头圆平，长六七寸，一样二枚，捻蘸香油于炭火中，于疮头近下烙之"。这种方法是将火针针尖改为圆状针面，扩大了火灼的范围，为临床治疗提供了方便，避免了因火针头细、烧灼面积小、针离开火源后容易变凉而需多次反复烧红针尖的麻烦，这种火烙针也被认为是现代平头火针的前身。

多头火针，是将三针缠为一体，每针直径 0.8mm，针身长 4cm，盘龙针柄长 5cm，常用于治疗体表痣，但现在很少使用。

常见使用的火针除了以上"贺氏火针"中的五种针具外还有三棱火针，其针尖似三棱针，但较三棱针细，针柄整体同一般火针相似，多用于刺络放血疗法。

另外现代临床上还常使用毫火针，通常采用规格为 0.35mm×25mm 的普通不锈钢毫针，替代临床常规火针作为火针针具，临床中将这种新型用法的毫针称之为毫火针。毫火针材质一般采用一次性优质不锈钢，针体光滑、针尖锋韧，其针身细而易于烧灼，可多针、多部位同时使用毫火针操作；其亦可留针，且操作方便，给患者带来的疼痛感亦较轻，疗效好，尚未见不良反应，现广泛应用于带状疱疹及其后遗神经痛等各种疾病的治疗，在临床中也颇受患者青睐。

火针针具的选择直接与其疗效有着密切的关系，因此，使用火针治疗疾病之前需明确不同火针的针具特点以及适应证，必须根据患者病情、身体状况或施术部位选用合适的针具。一般粗火针主要适用于针刺皮肤丰厚、肌肉坚实之处，有激发经气、通经活络的功能，临床中常用于痹证及针刺病灶部位，如寒证、痹证、窦道、淋巴结核、痈疽、囊肿、结节、下肢静脉曲张等；而中粗火针应用范围比较广泛，除面部穴位及肌肉菲薄的部位外，其他的穴位和部位均可用中粗火针进行治疗；细火针则较多适用于面部、肢体肌肉较薄的部位和老人、儿童及体质虚弱的患者；平头火针适用于内眼角赘生物、浅表溃疡、皮炎、老年斑等；多头火针常用于点痣、血管瘤、内痔等。

火针分类亦可根据其操作方法分为点刺火针、散刺火针、烙刺火针、火铍针及电火针等。

第四章　火针疗法的操作技术

　　火针在长期的临床应用过程中，前人对火针针具制作的考究，使得针具制作材料、形态不断演变，火针疗法的操作也在不断精进，逐渐形成其治疗特色。临床治疗范围不断扩大，也使火针疗法不断焕发生机。早在《灵枢》中述："经筋之病，寒则反折筋急，热则纵弛不收，阴痿不用。焠刺者，焠寒急也。纵缓不收者，无用燔针。"可见火针乃为筋寒而急者施用，以热治寒，为正治之法。后世亦以火针治疗积块，借助火气以散寒涸，而发出污浊。或又治痈疽，是用从治之法，溃泄痈疽之邪毒。这些都极大地拓展了火针的治病范畴。而对于以火针治疗伤寒热病，则易误用之。医圣张仲景在《伤寒论》中载："太阳伤寒，加温针必发惊。营气微者，加烧针则血流不行，更发热而烦躁。太阳病，下之，心下痞，表里俱虚，阴阳俱竭，复加烧针，胸烦、面色青黄、肤润者，难治。"因此在使用火针时也须明辨寒热虚实，结合中医辨证施治，才能不因谬用之而害人。在施用火针之前更需我们熟练掌握中医辨证施治的机理，熟练掌握火针的针刺方法，才能更好地运用。

第一节　常见的火针针刺方法

　　临床中常用的火针针刺方法一般主要分为五种，分别是：点刺法、散刺法、密刺法、围刺法和烙烫法，其中点刺法较常应用于针刺特定的穴位，而后四种方法则多用于针刺某一病灶部位。

一、点刺法

根据临床症状与辨证归经，在经络上选取一定的穴位施以火针，或在病灶部位寻找最明显的压痛点，在阿是穴上施以火针，都常用点刺法。穴位的点刺法是通过火针对经穴的刺激以达到温通经脉、行气活血、扶正祛邪、平衡阴阳、调节脏腑的功能。这种刺法较多适用于内科疾病，使用的针具以细火针或中粗火针及毫火针为宜，进针的深度较毫针浅，痛点刺法主要适用于肌肉、关节病变和各种神经痛。中医针灸临床中痛点一般多为局部经气不通、气血阻滞的反应点，以火针刺激压痛点可以使局部经脉畅通、气血运行从而缓解疼痛，痛点刺法可选用中粗火针及毫火针，进针可稍深一些，毫火针亦可留针。

二、散刺法

散刺法是将火针疏散地刺在病灶部位上的一种刺法，它是通过火针的温热作用以温阳益气，从而改善局部气血运行，使经络畅通，达到缓解麻木、治疗瘙痒、定痉止痛的效果，散刺法的针距一般为 1.5cm，多选用细火针，进针宜浅。

三、密刺法

密刺法即用火针密集地刺激病灶局部的一种刺法，此法是借助火针的热力，改变局部气血的运行，促进病灶处的组织代谢，以缓解病症。密刺法主要适用于增生、角化的皮肤病，如牛皮癣、鹅掌风、白疕等，针刺时的密集程度取决于病变的轻重，一般间隔 1cm，如病重可稍密，病轻则稍疏；如病损部位的皮肤厚而硬，针刺时可选用粗火针。反之，则可用中粗火针，针刺的深度以刚接触到正常组织为好，不适宜过深或过浅。

四、围刺法

围刺法是用火针围绕病灶周围针刺的一种针刺方法，进针点多落在病灶与正常组织交界之处。在病灶周围施以火针可以温通经脉，改善局部气血循环，促进组织再生。主要适用于皮科与外科疾患。围刺法所用的针具多为中粗火针，每针间隔1~1.5cm为宜。针刺的深浅视病灶深浅而定，病灶深针刺深，病灶浅则针刺浅。

五、烙熨法

烙熨法是指使用平头火针或锟铁针经烧针后轻而稍慢地在施术部位表面进行烙烫的治法。在操作时以施术点为中心，前后左右0.5寸处各烙一针，形似梅花状；可用于治疗各种慢性皮损性疾病或较小的疣、赘生物等。古人亦载："凡肝虚目昏多泪，或风赤，及生翳膜顽厚，或病后生白膜失明，或五脏虚劳风热，上冲于目生翳，并宜熨烙之法。盖气血得温则宣流，得寒则凝涩故也。其法用平头针如翳大小，烧赤，轻轻当翳中烙之，烙后翳破，即用除翳药傅点。"可见烙熨法在古时也用于眼目生翳（近似于现代医学白内障）的治疗。烙熨法操作时通常针头与皮肤接触面积稍大，烙烫时间较长，在施术前需对患者做好心理安抚，避免因患者不耐疼痛导致操作中途停滞。

第二节　火针疗法的操作要点

烧针是使用火针的关键，现代临床多使用酒精灯烧针，自针身向针尖逐渐烧红，然后迅速刺入选定的穴位内，随即迅速拔出。针刺的深度要根据病情、体质、年龄和针刺部位的肌肉厚薄程度、血管深浅而定。一般四肢、腰腹针刺稍深，胸背部穴位针刺宜浅。

火针疗法的施术与其他针刺方法有很大的差异，由于它有将针体加热的过程，因此"红、准、快"则是操作中的关键词汇。其中，准是进针操作的核心，红和快则是火针治疗的保证，只有掌握这三要素，才算掌握了火针操作的技巧。

"红"是指在烧针时，针体一定烧至通红，趁着针体通红迅速将针刺入穴位或部位。针尖和部分针身烧针后变得通红，增加了火针的穿透力，使得刺入穴位时阻力更小，有效缩短了进针时间，减少了病人因灼刺产生的痛苦；再者针身烧得温度越高，刺激局部经气的力量越强，疗效也就越好。

"准"是既指定穴或寻找压痛点要准，又指进针要准，针要准确无误地刺在所选取的穴位或部位上。火针疗法定穴和进针准确，比毫针更为重要。

毫针进针后，若穴位不准确还可以调整进针方向，而火针进针后则来不及变动。进针准确与否决定着火针治疗的疗效，针刺及定位准则疗效佳，反之则疗效较差。

"快"则是指进针要快，一般将烧红的针离开火焰，到针体刺入穴位，这一连串的动作是在不及一秒内完成，只有这样，才能使患者减少痛苦或无痛苦。要做到快，则需要将火源尽量靠近针刺部位进行烧针，要尽量缩短针烧至红赤时离开火焰的距离；另外则需要熟练掌握基本功，要有一定的腕力和指力，才能使施针效果更佳。

一、操作前准备

首先，需要跟患者做好必要的操作前沟通，因火针是一种轻微的有创性操作，在针刺过程中需借助火力，烧针后进行针刺，患者要有足够的心理准备和耐受疼痛的能力，防止操作后出现晕针等现象。其次，要根据患者的疾病特点选择不同的适当体位，一般常用的施术体位同普通针刺体位，如仰卧位、俯卧位、侧卧位、伏坐位及背靠座位等。再次，需进行治疗所需的穴位定位，对选定的穴位或施术部位进行定位，加以标记，以确定针刺部位的准确性。在开始施术前还需进行最重要的一步——消毒，一般在选取的穴位或部位上，先用2%的碘伏棉球从中心向四周画圈进行消毒，或用75%的酒精棉球进行消毒，以防感染；针刺破溃的病灶时，可直接用酒精或生理盐水消毒。

二、烧针

消毒后点燃酒精灯，左手将灯移近针刺的穴位或部位，右手握笔式持针，将针尖、针体伸入外焰，根据针刺深度，决定针体烧红的长度。烧针是使用火针的关键步骤，《针灸大成·火针》中载："灯上烧，令通红，用方有功，若不红，不能去病，反损于人。"因此，在使用火针前必须将针烧红，针红则效力强，痛苦少，祛疾彻底，取效迅速。

一般火针具体烧针方法的操作分为两种：油火烧针法及直接烧针法。

（一）油火烧针法

用棉花将针尖及针体一部分缠裹成棱形，内松外紧，或用一些小布块叠穿于针尖及部分针体上，然后浸透植物油，点燃烧针体，针尖向上并不断转动，使其受热均匀。待油尽火将熄时，用镊子夹去棉花残余灰烬，将针迅速刺入穴位（见图7）。古人亦记载其制法"麻油满盏，灯草二七茎点之，将针频涂麻油，烧令通赤，不赤或冷，则反损人，针以火箸铁造者为佳"。但现今多因其操作较为繁杂，临床中较少使用。

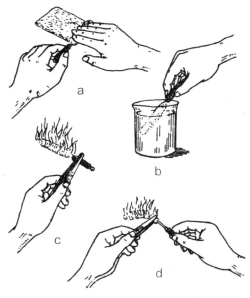

a. 卷棉；b. 浸入油中；c. 烧针；d. 脱棉灰

图 7　油火烧针法

（二）直接烧针法

用植物油灯或酒精灯的火焰，直接烧热针尖及部分针体，待烧至通红后立即刺入穴位。

三、进针

将针烧至通红时，迅速将针准确地刺入穴位或施术部位，并快速地将针拔出。这一过程时间耗时很短，如《内经》中载："手如握虎，神无营于重物。"要求施术者在操作时全神贯注，动作熟练而敏捷。针刺深浅与疗效也很有很重要的关系，在《针灸大成》中记载："刺针切忌太深，恐伤经络，太浅不能去病，惟消息取中耳。"火针刺入的深度需根据病人的病情、体质、年龄以及针刺部位的肌肉厚薄、血管深浅而定。一般来说，青壮年及体质强壮者可深刺，老年及小孩需浅刺；头面部针刺较浅，四肢和腰腹稍深，胸背宜浅。在针刺头面部时，火针针刺深度一般保持在 0.05~0.1 寸，胸胁部及四肢腕踝关节以下部位火针针刺在 0.1~0.2 寸之间，四肢腕踝关节以上者一般针刺 0.2~0.4 寸；针刺阿是穴时，需深刺 0.4 寸左右，术者感觉针下沉紧时停止进针。火针针刺放血治疗静脉曲张时可刺破静脉血管前壁，避免刺破后壁导致局部内出血。进针时方向大多保持垂直刺入，对于疣及赘生物等也可采用斜刺法。

四、出针及留针

火针进到一定深度后应迅速出针，然后用消毒干棉球按压针孔，以使针孔闭合，防止出血或感染。如需排血或排脓，则应使血或脓出净后，用干棉球擦拭针孔。退针时或留针期间，有时也会将针身捻转松动一下，称之为醒针，以免因肌肉或组织粘针发生撕裂；由于火针是经过加热烧红后刺入人体的，因此消毒很彻底。又因为火针能激发人体的防御功能，所以火针引起感染的可能性很小，针后不需要特殊处理。

火针疗法多以快针为主，大部分不留针。但当火针用于祛瘤、化瘀、散结时，则需要留针。关于火针是否应留针问题古人也曾有过记载，在《千金翼方》中记载有"大癥块当停针，转动须臾为佳"，在留针期间可使火针的热力缓慢消散并通过补泻手法使邪气祛除、正气恢复。故火针留针多具有祛腐排脓、化瘀散结之功，适用于组织坏死和异常增生一类的疾病。如淋巴结核、肿瘤和囊肿等。留针的时间多在 1~5min。如针刺淋巴结核需留针 1~2min，取远端穴位，火针治疗疼痛性疾病时，可留针 5min。

另外临床中还有用艾绒烧针柄的温针疗法，以及用电加热针体的电热针疗法等，也可归入火针疗法的范畴。

疾 病 治 疗

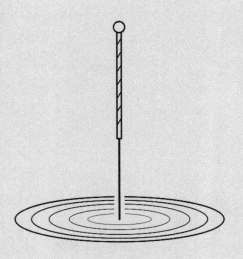

第一章　内科病证

第一节　感　冒

一、概述

感冒是外邪侵袭人体而致的临床常见病，总体上分为"伤风"和时行感冒。大多起病较急，属现代医学急性呼吸道感染性疾病范畴，多数由病毒引起。中医称"伤风"，多是感受时令外邪，邪犯卫表所致；常局限于鼻腔及咽喉部。当有受凉、淋雨、过度疲劳等诱发因素，使全身或呼吸道局部防御功能降低时，引起发病。而由流感病毒感染引起的急性呼吸道传染病，中医称为时行感冒，具有传染性强、病情类似、易于传变的特点。病毒存在于病人的呼吸道中，在病人咳嗽、打喷嚏时经飞沫传染给他人。感冒四季均可发生，一般在冬春季气候更替时较多发。

二、病因病机

《灵枢·百病始生》谓："风雨寒热，不得虚，邪不能独伤人。卒然逢疾风暴雨而不病者，盖无虚，故邪不能独伤人。此必因虚邪之风，与其身形，两虚相得，乃客其形。两实相逢，众人肉坚。其中于虚邪也，因于天时，与其身形，参以虚实，大病乃成。"感冒多是在机体正气亏虚的基础上，疫疠邪毒夹杂六淫之邪乘虚而入，加之气候骤变、七情内伤、饮食劳倦等诱因，以致正气虚损，卫表不固，邪袭肺卫，阻遏气机，郁里化热，灼伤肺络，从而出现一系列临床表现。

三、临床表现

一般以鼻塞、流涕、咳嗽、喷嚏、头痛、发热、恶寒及全身不适为主，也可出现四肢酸楚、咽痒或咽痛等症，脉象多浮。

四、治疗方法

1. 取穴：大椎、风池、列缺、风门、肺俞、足三里、关元等。

2. 操作：以细火针点刺大椎、风池、列缺、风门、肺俞 0.2~0.3 寸，足三里及关元可刺 0.4 寸，烧针后急刺疾出，除风池穴外亦可使用毫火针疗法。

五、病案举隅

（一）反复感冒

李某，女，44 岁，教师，于 2018 年 3 月 22 日初诊。病史：2 年以来反复感冒，近半个月加重，合并支气管炎。患者自诉平素体弱，每有气温变化异常或周围同事感冒后易感，初诊见头痛、低热，后咳嗽、痰多，经用抗生素等输液治疗 12d，疗效不佳。刻下症见：患者半月前出现头痛、恶寒发热，当时测体温持续在 37.4~38℃之间，背部发凉，多汗，鼻流清涕，咳嗽，亦感腰背酸困，全身乏力，舌质淡红、苔白，脉细弱。诊断为虚寒感冒，合并支气管炎。治疗选用细火针使用点刺法，治以温通经脉、扶正祛邪、平衡阴阳、调节脏腑。穴取大椎、风门、肺俞、关元、足三里，中粗火针刺 0.2 寸，患者亦有腰痛，素体虚弱可加命门、肾俞及腰眼以培本固元。火针隔天治疗 3 次后，患者咳嗽、多汗、鼻流清涕、腰酸困、全身乏力等症状明显缓解；一周后复诊，患者面色荣润，精力充沛，饮食睡眠状况良好，痊愈，停止治疗。3 个月后回访未见复发。

按：本例患者平素体弱，属虚寒性感冒，滥用抗生素及抗病毒药物治疗以致体质虚寒更甚。由于正气虚衰，不能祛邪外出，往往是病程较长，或反复发病，此类病者每年感冒次数较多，感冒持续天数少则十来天半个月，多则一至数月，缠绵难愈，天长日久体力暗耗，多影响正常工作，如持续日久，损及阴阳，伤及脏腑，亦能酿成他疾。大椎为诸阳之会，总督一身之阳气，能有效提高机体免疫力与抗病邪能力；肺俞具有通调肺气、清虚热、宣肺止咳作用；关元补益肾气，鼓舞正气，可提高机体免疫功能；足三里健脾胃，疗虚热，强壮全身。配以命门、肾俞及腰眼以培元固本。诸穴合用，温经散寒，调节肺经气机，振奋阳气，调和机体阴阳，增强自身正气，病遂痊愈。

（二）火针疗法用于预防感冒

曹某，女，38岁，公务员，2013年11月2日初诊。患者有鼻炎病史4年，经常感冒，在室内办公常吹空调，每遇忽然降温，外感风寒之邪即发病，每年达数十次，发病时出现打喷嚏、鼻塞、流清涕等症状。诊见患者自觉咽痒，舌淡红，苔薄白，脉沉细。辨证属肺气亏虚，清窍不利。治以益肺气通鼻窍，毫火针针刺大椎、风门、肺俞、足三里，每穴留针30min。针刺一疗程7次，随访1年仅感冒1次。

六、临床体会

中医认为感冒的发生为外邪乘人体御邪能力不足之时，侵袭肺卫所致。火针以火之力通经活络，集针之法激发经气，取灸之温祛寒散邪，聚三大攻势歼于一疾。督脉为阳脉之海，大椎归于督脉，是督脉与诸阳经之会，能振奋一身之阳气，鼓动调节身之气血，对机体有强壮补虚培元、宣阳解表作用。

风门疏通经络，调和气血，益肺解表；肺俞为肺脏之气转输、注入之处，是治疗肺脏疾患的重要腧穴，具有补肺益气、宣肺解表、止咳平喘的作用。

以火针之火力针刺大椎、风门、肺俞可温经通络，调和气血，祛寒益肺解表。火针治疗后宜饮温开水，振奋阳气的宣发。对老年人感冒、平素体弱者均具有明显的优势。尤以风寒感冒用火针治疗效果最佳，常用火针点刺穴位或毫火针疗法；风热感冒亦可用细火针或中粗火针以火助阳，祛邪外出。

第二节　慢性扁桃体炎

一、概述

慢性扁桃体炎，中医称之为"虚火乳蛾"，是耳鼻咽喉科的常见病、多发病。尤其以儿童多见，一般认为此病多由急性扁桃体炎反复发作或隐窝引流不畅，窝内细菌或病毒滋生繁殖而演变为慢性炎症。其病程缠绵，且并发症较多，西医常规治疗以手术摘除扁桃体为主，但随着认识的不断深入和免疫学的不断发展，对过多、过早切除扁桃体提出了异议，且手术禁忌较多，存在许多患者不能耐受的情况。多年来的临床实践表明，中医火针烙熨法治疗慢性扁桃体炎不仅可以消除慢性炎症，改善临床症状，而且能保留免疫功能，且方法简单，无严格禁忌证。

二、病因病机

慢性扁桃体炎相当于中医"乳蛾""喉痹"范畴，多数医家认为外感风热之邪犯肺，邪毒循经上逆风热搏结于咽喉，导致喉核赤肿疼痛。若风热犯肺失治，化热入里；或素体肺胃热盛，复感外邪，循经上攻，搏结喉核，热毒炽盛，故见喉核溃烂化脓。因风热搏结或热毒炽盛之余，耗伤肺胃之阴，肺胃阴虚，虚火上炎，搏结咽喉，则喉核肿大，日久不消。

三、临床表现

反复的急性发作史是本病的主要特点，以咽痛、吞咽困难为主要症状。急性乳蛾反复发作则发展为慢性乳蛾，病程较长。慢性乳蛾一般不发热或有低热，咽部检查时可见扁桃体肿大，充血呈暗红色或不充血，表面或有脓点或挤压后有少许脓液溢出。实验室检查：慢性乳蛾患者可见白细胞总数或中性粒细胞增高。

四、治疗方法

1. 取穴：肿大的扁桃体局部取穴。

2. 操作：患者端坐张口，头微后仰，面对施烙者（儿童应有人在其背后扶头），施烙者左手执压舌板，压在舌体前2/3与后1/3处，同时令患者发"啊"音，使软腭抬高，扁桃体充分暴露，根据病人扁桃体肥大程度，选择平头火针，在酒精灯外焰上加热，当火针烧至通红时，对准扁桃体进行烙刺，当听到烙刺处发出"滋啦"声后（0.5~1s）立即取下，不宜停留，在每侧肿大扁桃体的中心向周围点刺3~5次。将扁桃体表面烧烙成深褐色为度，整个过程无须使用麻醉药物。这样便完成了一次火针烙刺。一般扁桃体度Ⅲ肥大，可采用按烙法，即平头火针烙按在扁桃体上之后即时取出，不停留，用力较重，烙数需多，烙刺面积较大；扁桃体Ⅱ度肥大，亦采用按烙法，但用力稍轻；扁桃体Ⅰ度肥大，采用点烙法。

3. 疗程：疗程根据扁桃体的肥大程度不同而其疗程亦不同。一般情况下，Ⅲ度肥大扁桃体需烙治5次左右，疗程为4~5周；Ⅱ度肥大扁桃体需烙治3次左右，疗程为3~4周。

4. 停烙标准：经多次烙灸后，扁桃体逐渐减小，其表面由凸面逐渐成平面，再经多次烙灸，又逐渐减小其表面从平面又烙成凹面，最后扁桃体残余部分仅藏于舌腭弓和咽腭弓之间的扁桃体窝内，即可停止烙治。

五、病案举隅

丁某，女，42岁。咽部肿痛反复发作一年余，伴气短乏力，饮食不佳，四肢乏力，每遇受凉或饮食辛辣时症状加重，曾多次于社区医院诊治，诊断为"慢性扁桃体炎"，给予抗炎对症治疗，症状时轻时重，患者1周前进食冷饮后出现咽喉疼痛，上颚肿大，发热，体温最高39.0℃，水及唾液下咽时有梗塞感。于社区医院静滴抗感染药物对症治疗后体温基本正常，余症状未见明显缓解，遂就诊于我院门诊。刻下症：患者诉咽喉肿痛，饮温水后痛减，咽喉干痒，干咳少痰，大便干结，小便黄少，舌红、边有齿痕，苔黄稍厚腻，脉滑数。查扁桃体Ⅱ度肿大，呈暗红色。西医诊断：慢性扁桃体炎；中医诊断：慢乳蛾（脾胃虚弱，喉核失养证）。治法：健脾和胃，祛湿利咽。火针烙刺第一次,一天后咽部肿胀疼痛感明显减轻,7 次 1 疗程后,咽部疼痛消失,咽干咽痒、气短乏力症状明显缓解,食量明显增加。患者治疗后 3 月余身体健康,未见咽痛复作,无其他不适感。

六、临床体会

急乳蛾迁延不愈,邪毒凝滞,损耗肺胃之阴,肺胃阴虚,虚火上炎,搏结咽喉,则喉核肿大,日久不消则成慢乳蛾,发为肺胃阴虚证。脏腑虚损以肺胃阴虚为多。肺阴虚,津液不足,则津液不能上输以滋养咽喉,阴虚内热,虚火上炎,灼于喉而为病。选用平头火针局部烙刺扁桃体肿大部位,以温热助阳、激发局部经络气血,使搏结之邪毒外达,恢复气机,疾病渐愈。火针烙刺法治疗慢性扁桃体炎能够有效地缩小扁桃体的体积,改善病人的临床症状,病人的痛苦小、费用低、创伤小,疗程相对较短,治疗方法易行且经济。火针烙刺易使患者望而生畏,施术前需向病人及家属交代清楚,以免误解而发生恐惧,且施烙次数较多,病人需较长时间张大口,施术宜快,术后可嘱病人稍事休息。

第三节　咳　　嗽

一、概述

咳嗽是以发出咳声或伴有痰液为主症,是常见的呼吸道疾病。有声无痰为咳,有痰无声为嗽,临床中往往痰声并见。它既是肺系疾病中的一个症状,又可单独成病。西医认为咳嗽是由于气管、支气管黏膜或胸膜受炎症、异物、物理或化学性刺激引起,表现先是声门关闭、呼吸肌收缩、肺内压升高,然后声门张开,肺内空气喷射而出,通常伴随声音。咳嗽四季均可发生,冬春季气候更替时较多发。西医学中的急慢性支气管炎、咳嗽变异性哮喘等病,均可按咳嗽病辨证论治。

二、病因病机

咳嗽系因六淫之邪侵犯,肺为祛邪外出,以致肺失宣肃,肺气上逆而作咳。《素问·咳论》谓:"皮毛者,肺之合也;皮毛先受邪气,邪气以从其合也。其寒饮食入胃,从肺脉上至于肺则肺寒,肺寒则外内合邪,因而客之,则为肺咳。"咳嗽不局限于肺,正所谓"五脏六腑皆令人咳,非独肺也"。说明外邪犯肺与其他脏腑功能失调,脏腑病气干肺,均可致咳。《医学三字经·咳嗽》曰:"肺为脏腑之华盖,呼之则虚,吸之则满。只受得本脏之正气,受不得外来之客气。客气干之,则呛而咳矣。亦只受得脏腑之清气,受不得脏腑之病气。病气干之,亦呛而咳矣。肺体属金,譬若钟然,一外一内,皆所以撞之使鸣也。"

三、临床表现

由于发病原因不同,咳嗽临床表现亦有差异,但主要以咳而有声,或伴有咳痰为主要表现。

四、治疗方法

1.取穴:肺俞、风池、列缺、风门、合谷、三阴交、太阳、太渊、少商、大椎等。

2.操作:少商穴点刺放血,大椎、肺俞刺络拔罐;以细火针点刺太阳、太渊、风池、列缺、风门 0.2~0.3 寸,三阴交及合谷刺 0.5 寸,烧针后急刺疾出,除风池、太阳、太渊穴外亦可使用毫火针疗法。

五、病案举隅

王某,男,39 岁,职员,于 2019 年 8 月初诊。病史:5d 前因办公室环境闷热,开风扇吹风后,出现咽痒咳嗽,呈间断性咳嗽,咳少许白痰,夜间及晨起咳嗽加剧,无头痛紧痛,无恶寒发热,当时测体温正常,怕冷。检查咽部淡红,舌质淡红,苔薄白,脉浮细。诊断为咳嗽病(风寒证)。治疗用细火针使用点刺法,治以温通经脉、扶正祛邪、疏风散寒、止咳化痰。取上述穴位,火针隔天治疗 1 次。治疗 3 次后,患者咳嗽、咳痰症状明显缓解,咽部颜色复常。一周后复诊,患者面色荣润,精神状态良好,饮食睡眠可,治疗效果佳,痊愈,停止治疗。1 个月后回访未见复发。

按:本案患者,属外感风邪。由于办公环境闷热,汗出腠理不固,正气虚衰，虚邪贼风侵袭，不能祛邪外出，以致肺失宣降，肺气上逆作咳。大椎为诸阳之会，总督一身之阳气，能有效提高机体免疫力与抗病能力；肺俞具有通调肺气、清虚热、宣肺止咳作用；列缺宣肺解表、通经活络；风门为督脉、足太阳经交会穴，疏通经络、调和气血、益肺解表；少商为肺经井穴，能清肺利咽；八脉交会穴太渊具有理血通脉、宣肺平喘之功；经外奇穴太阳穴能解除疲劳，振奋精神；合谷为大肠原穴，属阳主表，能疏通散表；三阴交补虚强健，增加机体抗病能力；诸穴合用，温经通络，疏风散寒，调节肺经气机，平衡阴阳，增强机体正气，祛邪外出，邪去病愈。

六、临床体会

中医认为咳嗽的发生为外感、内伤两大类，外感系因六淫之邪侵袭肺卫所致，内伤系因脏腑功能失调，脏腑"病气"累及肺。火针以火之力温经活络，集针之法激发经气，取灸之温祛寒散邪，聚三大攻势歼于一疾，外能祛风散寒，内能调和脏腑，祛除脏腑病气。大椎是督脉与诸阳经之会，能振奋一身阳气，鼓动调节阳经气血，对机体有补虚强壮培元、升阳解表作用。风门疏通经络，调和气血，益肺解表；肺俞为手太阴肺经背俞穴，是治疗肺脏疾患的重要腧穴，具有补肺益气、宣肺解表的功效；列缺宣肺解表、通经活络；少商为肺经井穴，能清肺利咽；八脉交会穴太渊具有理血通脉、宣肺平喘之功；经外奇穴太阳穴能解除疲劳，振奋精神；合谷为大肠原穴，属阳主表，能疏通散表；三阴交补虚强健，增加机体抗病能力。

火针疗法的治病机理在于温热，即借"火"之力而刺激穴位或局部，集毫针激发经气、艾灸温阳散寒的功效于一身，从而达到调和气血、开门祛邪的作用。以火针之火力针刺风池、列缺、风门、合谷、三阴交、太阳、太渊可温经通络，调和气血，祛寒益肺解表。火针治疗后宜饮温开水，增助阳气。对素体虚弱、易感冒、咳嗽者均具有明显的优势。尤以外感咳嗽用火针治疗效果最佳，常用火针点刺穴位治疗；风热咳嗽、内伤咳嗽亦可用细火针或中粗火针以火助阳，祛邪外出。

第四节　哮　病

一、概述

哮病是一种反复发作性的疾病，临床中常以喉中哮鸣有声、呼吸困难，甚至喘息不能平卧为特征。后世医家鉴于哮必兼喘，喘未必兼哮，故称哮喘。本节所论哮病，包括西医学的支气管哮喘、哮喘性支气管炎、嗜酸性细胞增多症（或其他急性肺部过敏性疾患）引起的哮喘。

二、病因病机

哮病的发生系因痰伏于肺，致痰气搏结，壅阻气道，肺失宣降，气道挛急所致。伏痰为哮病发生的根本原因，伏痰是由于肺功能失调，不能布散津液，脾不能运化水液，肾不能蒸腾、气化水液，以致津液凝聚成痰。《黄帝内经》关于本病的论述始于"喘鸣"。《素问·阴阳别论》云："阴争于内，阳扰于外，魄汗未藏，四逆而起，起则熏肺，使人喘鸣。"《金匮要略》将本病称为"上气"，不仅具体描述了本病发作时的典型症状，提出了治疗方药，而且从病理上将其归属于痰饮病中的"伏饮"，堪称后世顽痰伏肺为哮病夙根的渊薮。《诸病源候论》称本病为"呷嗽"，明确指出本病病理为"痰气相击，随嗽动息，呼呷有声"，治疗"应加消痰破饮之药"。元·朱丹溪首创哮喘病名，《丹溪心法》一书中专篇论述，并认为"哮喘必用薄滋味，专主于痰"，提出"未发以扶正气为主，既发以攻邪气为急"的治疗原则。明·虞抟在《医学正传》中进一步对哮与喘做了明确的区别，指出"哮以声响言，喘以气息言"。

三、临床表现

多数患者在发作前可出现鼻咽发痒、咳嗽、喷嚏等先兆症状；典型发作时突然胸闷、呼吸困难，喉中哮鸣，呼气延长，不得平卧，烦躁、汗出，甚则发绀，发作可持续数分钟、数小时或更长时间。发作将停时，常咳出较多稀薄痰液，随之气促减轻，哮病减缓。

四、治疗方法

1. 取穴：主穴取定喘、肺俞、列缺、膻中、中府、膏肓、太渊。风寒束肺配风门、外关；风热犯肺配大椎、尺泽；痰湿蕴肺配丰隆；肝火犯肺配太冲、行间、鱼际；肺阴亏耗配膏肓；痰中带血配孔最。

2. 操作：令患者采取坐位，充分暴露治疗部位。酒精灯尽量靠近欲刺穴位。选用细火针，将针尖烧至发红后迅速点刺刺入所选穴位，深度 0.2~0.3 寸。针刺后迅速用消毒干棉球按压针孔片刻。隔天治疗 1 次，一周 1 疗程。治疗 3 个疗程或根据患者病程长短拟定治疗疗程。

五、病案举隅

王某，女，38 岁，就诊日期：2020 年 3 月。主诉：哮喘反复发作 10 余年。病史：于 30 岁春季感冒后出现喘促气短，喉中哮鸣，呼气延长，不得平卧，经治未愈，后每逢春季喘憋加重，春季过后哮喘方止。现症见：发作时气促，喉间哮鸣声，痰不多，汗出较多。舌苔淡红，苔薄白，脉弦细。诊断：哮病（肺气不足、肺阴亏耗型）。以补肺定喘，疏调气机为治则。选取定喘、肺俞、列缺、膻中、中府、膏肓、太渊，配以膏肓。以火针快速点刺所选腧穴，隔日 1 次，或每周 2 次。2 周后哮病发作频次减少，发作时喉间哮鸣音时间明显减短。3 周后上述症状明显好转。5 周后患者精神状态很好，诸症均消。

六、临床体会

"急则治标，缓则治本"是本病总的治疗原则，古今医家均有独特见解。《丹溪治法心要·喘》中所云："未发以扶正气为要，已发以攻邪为主。"笔者认为哮喘的发病因素以痰为主，痰的产生是在阴阳失调的基础上，复加外感、饮食、病后等因素，影响津液的运行，停积凝聚而成。每因气候、饮食、情志、劳倦等诱发。病机关键则为内伏之痰，遇感而发，发时痰随气升，气因痰阻，痰气搏结，壅塞气道，肺管狭窄，通气不利，肺气宣降失常。常因感受风寒风热，嗅吸异味（如花粉、烟尘、漆气等）影响肺气宣降，津液聚而为痰；或因饮食不当（如偏食甘腻酸咸、生冷、虾蟹、鱼腥等物），脾失健运，痰浊内生；久病体弱，情志激越，劳累过度，均可引动肺经蕴伏之痰，阻塞气道，肺气上逆而发哮喘。肾气虚弱，不能纳气，亦可发哮喘。

经外奇穴定喘，膀胱经之肺俞、膏肓，肺经之中府，四穴合用，宣通理肺，止咳平喘；气会膻中，心包募穴，可调理气机，宣畅胸中气机；脉会太渊，脉气所大会，肺经之原穴，可理血通脉，宣肺平喘；足三里为人体保健要穴，可补虚强壮，扶助正气；列缺为手太阴肺经之络穴，又为八脉交会穴，通任脉，与足三里两穴相配，可治喘急诸证。火针集针刺与艾灸之优于一体，遂以火针针刺定喘、肺俞、肾俞、膻中、中府、膏肓、太渊、足三里等穴可温经通络，扶正固本。火针治疗后宜加强锻炼，预防感冒，平时多注意调养脾胃，正所谓"百病皆由脾胃衰而生也"，而对于过敏体质者，应尽量避免过敏源和过敏食物。

第五节　喘　　病

一、概述

喘病，中医病名。喘即气喘、喘息，喘病是指由于外感或内伤，导致肺失宣降，肺气上逆或气无所主，肾失摄纳，以呼吸困难，甚则张口抬肩，鼻翼煽动，不能平卧等为主要临床特征的一种病证。喘病临床症状轻重不一，轻者仅表现为呼吸困难，不能平卧；重者稍动则喘息不已，甚则张口抬肩，鼻翼煽动；严重者，喘促持续不解，烦躁不安，面唇青紫，肢冷，汗出如珠，脉浮大无根，成喘脱。临床上如肺炎、喘息性支气管炎、肺气肿、肺源性心脏病、心脏性哮喘以及癔病等发生呼吸困难时，可参照本篇辨证施治。

二、病因病机

喘病的病因复杂，但不外乎外感、内伤两大类。外感可分为外邪、饮食不当；内伤可分为情志不舒、体虚久病。外邪侵袭，邪蕴于肺，肺阻气道，肺气上逆致喘；饮食不节，痰浊内生，上阻于肺成喘；情志不舒，肝失疏泄，气机不利，肺气不畅成喘；体虚久病致气虚失摄，水气凌肺，发为喘病。《灵枢·五阅五使》说："故肺病者，喘息鼻张。"《灵枢·本脏》曰："肺高则上气肩息咳。"提示喘病以肺为主病之脏，并以呼吸急促、鼻煽、抬肩为特征。《灵枢·五邪》指出："邪在肺，则病皮肤痛，寒热，上气喘，汗出，喘动肩背。"《素问·举痛论》又说："劳则喘息汗出。"指出喘病病因既有外感，也有内伤，病机亦有虚实之别。此外，《素问·痹论》云："心痹者，脉不通，烦则心下鼓，暴上气而喘。"《素问·经脉别论》云；"有所坠恐，喘出于肝。"提示喘虽以肺为主，亦涉及他脏。

三、临床表现

典型的临床表现为喘促气短，呼吸困难，甚则张口抬肩，鼻翼煽动，不能平卧，面唇青紫。该病病情有虚实之分，实喘呼吸深长有余，呼出为快，气粗声高；虚喘呼吸短促难续，吸少呼多，气怯声低。

四、治疗方法

1. 取穴：主穴取肺俞、中府、定喘、膻中。实证配尺泽、鱼际；虚证配膏肓、肾俞；痰多配中脘、丰隆。

2. 操作：令患者采取坐位，充分暴露治疗部位。酒精灯尽量靠近欲刺穴位。选用细火针或中粗火针，将针尖烧至发红后迅速点刺，刺入所选穴位，深度为 0.2~0.3 寸。中府、脾俞可频频浅刺，不可直刺深刺；针刺太渊时注意避开桡动脉；针刺后迅速用消毒干棉球按压针孔片刻。隔天治疗 1 次，一周 1 疗程。治疗 5 个疗程或根据患者病程长短拟定治疗疗程。

五、病案举隅

杨某，女，65 岁，2019 年 1 月初诊。主诉：咳嗽气喘 10 余年，加重 1 月。患者既往慢性支气管炎伴肺气肿 10 年，素日气短，劳则作喘。平素贪食肥厚，又勉强劳作，遂扰动宿疾，咳痰肿满，气急息迫，多次就诊于当地医院，行相关检查诊断为肺源性心脏病，予西药治疗疗效不佳。刻下症：面晦紫虚肿，咳逆气促，鼻张抬肩，膈膨胀，不能平卧，痰涎壅盛，咯吐不爽，心慌不宁，颈静脉怒张，肝肋沿下 3cm 伴明显压痛，剑突下上腹部动悸可见，下肢呈凹陷性水肿，小便不利，大便数日未行。唇青紫，口干不欲饮，舌质紫黯，苔薄腻，脉弦滑。中医诊断：喘病（痰浊阻肺证）；西医诊断：肺源性心脏病。火针治疗主穴：肺俞、中府、定喘、膻中。配穴：中脘、丰隆、天枢、支沟。治疗 2 周结束，患者咳逆气促症状缓解，可平卧一定时间，心慌缓解，无颈静脉怒张，下肢水肿症状缓解，大便通行。继续火针治疗 2 周，复诊时患者自诉上述症状明显缓解。

六、临床体会

　　喘病是以症状命名的疾病，既是独立性疾病，也是多种急、慢性疾病过程中的症状，若伴发于其他疾病时，应结合其他疾病的诊治规律而治疗。喘病的病因很复杂，外邪侵袭、饮食不当、情志失调、劳欲久病等均可成为喘病的病因，引起肺失宣降，肺气上逆或气无所主，肾失摄纳便成为喘病。本病病位在肺，肺俞、中府乃肺之俞、募穴，俞募相配，调理肺脏，止哮平喘，虚实之证皆可用之；太渊为肺之原穴，与肺俞、中府相配，可加强机体肃肺止咳平喘之功；定喘是治疗哮喘的经验穴，可平喘止哮；膻中为气会，可宽胸理气，平喘止哮；中脘为胃经募穴，八会穴之腑会，手太阳、少阳、足阳明、任脉之会，丰隆为祛痰要穴，两穴相配，可祛痰平喘；天枢穴为大肠募穴，支沟为三焦经之合穴，为治疗大便不通之经验穴，两穴相配可通利大便。诸穴合用，与火针相结合，可宽胸理气，平喘止哮。

第六节　慢 性 胃 炎

一、概述

　　慢性胃炎，中医指"胃脘痛"。系不同病因引起的各种慢性胃黏膜炎性病变，是一种常见病，其发病率在各种胃病中居首位。常见的有慢性浅表性胃炎、慢性糜烂性胃炎和慢性萎缩性胃炎。后者黏膜肠上皮化生，常累及贲门，伴有 G 细胞丧失和胃泌素分泌减少，也可累及胃体，伴有泌酸腺的丧失，导致胃酸、胃蛋白酶和内源性因子的减少。多年来的临床实践及研究表明，中医火针烙灸法治疗慢性胃炎不仅可以改善临床症状，而且能恢复胃肠功能，且方法简单，无严格禁忌证。

二、病因病机

中医认为脾胃在病理上的主要表现为受纳、运化、升降、统摄等功能上的异常。若胃受纳、腐熟水谷及通降功能失常，可致食欲不振，并影响中气之运行，以致发生胃痛、胃痞及便秘等病证；若胃失和降、胃气上逆，则可出现嗳气、恶心、呕吐、呃逆等病证。外寒侵袭胃腑，寒性凝泣，气机郁滞，胃失通降，发为胃痛；或饮食不节，损伤脾胃，胃气壅滞，致胃失和降，不通则痛；或恼怒伤肝，忧思伤脾，损脾伤肝，脾失运化，肝失疏泄，横逆犯胃，胃气阻滞，发为胃痛；或体虚久病，素体脾胃虚弱，运化失司，气机不畅，发为胃痛。本病的基本病机为胃气郁滞，胃失和降，不通则痛。

三、临床表现

慢性胃炎缺乏特异性症状，症状的轻重与胃黏膜的病变程度并非一致。大多数病人常无症状或有程度不同的消化不良症状如上腹隐痛、食欲减退、餐后饱胀、反酸等。慢性萎缩性胃炎患者可有贫血、消瘦、舌炎、腹泻等，个别病人伴黏膜糜烂者上腹痛较明显，并可有出血，如呕血、黑便。症状常常反复发作，无规律性腹痛，疼痛经常出现于进食过程中或餐后，多数位于上腹部、脐周，部分患者部位不固定，轻者间歇性隐痛或钝痛、严重者为剧烈绞痛。

四、治疗方法

1. 取穴：内关、上脘、中脘、下脘、足三里（双侧）、天枢（双侧）、气海、三阴交、公孙、地机、阴陵泉。

2. 操作：患者取仰卧位，以细火针点刺内关、上脘、中脘、下脘、天枢、气海、公孙 0.2~0.3 寸，三阴交、足三里、阴陵泉、地机可刺 0.5 寸，烧针后急刺疾出，亦可使用毫火针疗法。

3.疗程：上述方法隔天治疗 1 次，疗程根据患者病程而定，病程较短者可治疗 2~3 周，病程长者可治疗 4~5 周。

五、病案举隅

李某，女，40 岁，初诊时间：2020 年 10 月。主诉：胃脘胀痛 1 年，加重 1 周。最近 1 年胃痛隐隐，曾多次于就诊于当地医院，诊断为慢性胃炎，给予中药汤剂、艾灸治疗，症状缓解不明显。刻下症：患者诉胃痛不解，绵绵不休，反酸，空腹痛甚，食后痛减，喜温喜按，受凉或劳累后发作或加重，泛吐清水，神疲纳呆，四肢倦怠，手足不温，大便溏薄，舌淡苔白，脉虚弱。火针治疗 1 周后，胃痛、反酸症状减轻，受凉或劳累后发作或加重情况缓解。患者连续治疗 4 周后，上述症状明显缓解，嘱患者忌油腻、寒凉食物，1 月后随访，基本痊愈。

六、临床体会

胃脘痛多因寒邪客胃、饮食所伤、肝气横逆、脾胃虚弱等所致。宁夏地处高原，加之饮食习惯的差异，多数胃病患者以虚寒为主。临床中急性胃痛以邪实为主，多为实证，疼痛急骤拒按，用火针"急则治其标"，止痛速效；慢性胃痛，迁延日久，耗气伤血，多偏虚证，疼痛缓而喜温喜按，缠绵不愈，因其反复发作，经年不愈，"久病入络"，或脾胃不足，"气虚血瘀"，或"阴虚血行不畅"，故多夹有瘀血内阻，单纯应用毫针或灸法等难以达效。火针具有良性双相调整作用，临床寒热虚实证皆可用之，以虚寒证更适宜。火针有较强的温通作用，能温通经络、调和气血、活血化瘀，故治疗该病效果显著。应用火针治疗，借其火热之性以温通，针刺之力以激发经气，使血行气畅，多取得良好效果。根据热传导理论，火针与受施部位存在明显温差，针刺时热能从高温的火针传递至相对低温的人体针刺部位组织，高温可引起周围组织充血，血流加快，从而改善局部血液循环与新陈代谢。如针刺中脘等胃周穴位时，能够改善胃的血液循环。

第七节　胃十二指肠溃疡

一、概述

胃十二指肠溃疡，中医指胃痛，常因情绪波动、不健康生活习惯、药物的不良作用诱发。典型表现为饥饿不适、饱胀嗳气、反酸或餐后定时的慢性中上腹疼痛，严重时可有黑便与呕血。一般经药物治疗后，症状缓解或消失。如无效应进一步做 X 线钡餐及胃镜检查，以除外穿孔、梗阻或恶变的可能性。

二、病因病机

本病致病的生物学因素主要指造成胃酸、胃蛋白酶的攻击力与黏膜的抵抗力失衡的因素，如壁细胞和主细胞数过多、壁细胞对促胃液素刺激的敏感性增高、促胃液素分泌过多以及胃排空速度加快等。心理因素在此病形成与发展中起重要作用，故被看作是一种典型的心身疾病。各种情绪反应均可引起胃肠功能的变化，包括胃酸分泌量、胃肠蠕动和黏膜血流量等。动物实验表明，长时间的应激可以导致此病的发生。中医病因系外寒侵袭，或恼怒伤肝，或体虚久病均可致胃气郁滞，胃失和降，发为胃痛。

三、临床表现

胃十二指肠溃疡临床表现常与溃疡程度有关。有些可没有特殊表现，部分可出现上腹痛、腹胀、厌食反酸、体重减轻等，部分患者是以胃出血、胃穿孔等首发症状。本病典型症状有以下几点：首先以上腹疼痛，可有钝痛、胀痛、烧灼疼和剧痛等。胃溃疡多呈餐后痛，多发生于餐后 0.5~1h 之内，服用抑酸剂，疼痛会缓解。十二指肠溃疡多为空腹痛，夜间痛甚，可以反复发作。其次表现为消化不良，患者会感腹部发胀，食物不消化，或者不断打嗝。食欲不振，食量减少，有反酸、恶心、呕吐等症状，甚者会出现消化道出血表现，其中呕血呕出的多为棕褐色或咖啡色，少数为鲜血。黑便则以大便像柏油一样呈现黑色,黏稠发亮为主。部分患者会出现全身表现，包括贫血、体重下降、周身无力等。

四、治疗方法

1. 取穴：主穴取内关（双侧）、中脘、上脘、下脘、足三里（双侧）、天枢（双侧）、气海、公孙、梁丘、至阳。寒邪客胃加胃俞、神阙；饮食伤胃加梁门、下脘；肝气犯胃加期门、太冲；瘀血停胃加膈俞、三阴交。

2. 操作：患者仰卧位，充分暴露治疗部位。酒精灯尽量靠近欲刺穴位。选用细火针，将针尖烧至发红后迅速点刺刺入所选穴位，深度 0.5~1 寸，至阳穴可重刺。针刺后迅速用消毒干棉球按压针孔片刻。隔天治疗 1 次，一周 1 疗程。治疗 4 个疗程。亦可用毫火针针刺，根据患者病情虚实采用补泻手法。

五、病案举隅

陈某，女，38 岁，初诊时间：2020 年 8 月。主诉：胃痛、胃胀 10 余年。患者有胃十二指肠溃疡病史 10 余年，进食腹部胀满不适，不敢进食过冷过热食物，平素多食热粥，面色萎黄。精神焦虑、睡眠差，大便干结。先后就诊于宁夏各医院，查电子胃镜后诊断为"胃十二指肠溃疡"。患者长期自觉腹部胀满不适，影响睡眠，曾有夜间痛醒发作，患者不敢进食，情绪低落、焦虑，面色萎黄，长期失眠。就诊于我科后，询问患者病史、症状，中医诊断：胃痛（脾胃虚寒证）；西医诊断：胃十二指肠溃疡。经火针点刺中脘、上脘、下脘、内关（双侧）、足三里（双侧）、天枢（双侧）、气海、公孙、梁丘、至阳、脾俞、胃俞等穴 1 周后，患者腹痛、腹胀症状缓解，夜间无痛醒发作。继续火针治疗 4 周后，患者上述症状基本缓解，1 月后随访未复发。

六、临床体会

胃十二指肠溃疡多因外寒侵袭，或恼怒伤肝，或体虚久病均可致胃气郁滞，胃失和降，发为胃痛。随着现代生活节奏加快，大部分人群都有着不同方面的压力，伴随的是情志方面的困扰，以及饮食方面的极度不规律，导致近年来消化系统疾病逐年增加。应用火针治疗脾胃病，疗效肯定，受到广大患者的高度认可。火针是针与灸的高度统一，其功效兼具针、灸的功效而独具特色。火针通过其行、通、温、散等作用治疗各种寒热虚实之证，具有温通经脉、引热外泄之功。当代治疗胃痛以疏肝和胃、温中补虚之法最多。在穴位的选择上采用金针王乐亭的"老十针"，是王乐亭根据《脾胃论》补中益气汤拟定的治疗脾胃病的针灸处方，组方：中脘、足三里、上脘、下脘、气海、天枢、内关。其中中脘、足三里为主穴，其余为配穴。中脘为六腑之会、胃之募穴，取之可助消化水谷、温通腑气、升清降浊、调理中州；足三里为胃之下合穴，用补法有健脾和胃、益气升清之功，用泻法有降逆化浊、通调肠腑之效；上脘、中脘与下脘统称三脘，三者配合，具有调理胃腑受纳、腐熟和吸收水谷之功；气海（丹田），为元气生发之所在，取之可温固下元、调理下焦气机；天枢为大肠募穴，可调肠胃、行气机、分水谷、消积滞；内关为手厥阴经之络穴，又为八脉交会穴，可宽胸理气、守神和胃、理三焦气机、助升清降浊。诸穴相配，共奏调中健脾、升清降浊、调理胃肠、理气和血之效。应用火针结合"老十针"配穴可以起到益火温阳、益气升陷、温通经脉、祛湿散寒之功效，进而起到温补脾胃之阳气，使脾胃气足，运化有常。临床中治疗消化系统疾病时，应该认识到穴位是活的、动态的，其功能状态和面积大小会随着机体自身内脏功能的变化而出现相应的变化。当机体发生病变时，体表特定部位呈现动态变化，感觉异常，面积增大局部的理化微环境也发生了改变，如痛敏、热敏、结节、斑疹等。这种异常改变使其对各种刺激变得更敏感，若在这些部位上实施治疗，可以大大提高临床疗效。

第八节 胃　　痞

一、概述

胃痞病是指心下痞塞，胸膈满闷，触之无形、按之不痛、望无胀大。且常伴有胸膈满闷。得食则胀，嗳气则舒。多为慢性起病。时轻时重，反复发作，缠绵难愈。发病和加重常与饮食、情绪、起居、冷暖等诱因有关。乃中焦气机阻滞，升降失和而成。

二、病因病机

胃痞的发生病因复杂，主要原因指外感六淫之邪、内伤饮食、情志失调、久病体虚等，诸多致病因素导致气机不畅，营卫失和，或食滞痰阻，或肝郁气滞，横逆犯胃，或脾失健运，升降失常，导致脾胃功能失职，邪气困阻，清阳不升，浊阴不降，中焦气机壅阻，发为胃痞。《内经》云："痞者否也。"《素问·太阴阳明论》："饮食不节，起居不时者，阴受之……阴受之则入五脏……入五脏则䐜满闭塞。"《素问·病机气宜保命集》云："脾小能行气于肺胃，结而不散则为痞。"

四、临床表现

胃痞因虚实、寒热不同，临床表现也不同，实痞可见嗳腐吞酸，身体困重，口干口苦，心烦易怒，腻苔，脉滑；虚痞可见神疲乏力，面色苍白，舌淡脉弱；热痞多因痰湿、气郁犯胃，而阳明热盛，遂成热邪，可见面色潮红，口干口臭，嗳腐吞酸，大便秘结，小便短赤；寒痞多因外寒侵袭，困扼脾阳，气机不利，症见面色㿠白，形寒肢冷，神疲乏力，喜温喜按，大便稀溏。

四、治疗方法

1. 取穴：主穴取内关（双侧）、上脘、中脘、下脘、足三里（双侧）、天枢（双侧）、气海、公孙、至阳。寒邪客胃加胃俞、神阙；饮食伤胃加梁门、下脘；肝气犯胃加期门、太冲；血瘀停胃加膈俞、三阴交。

2. 操作：患者仰卧位，充分暴露治疗部位。酒精灯尽量靠近欲刺穴位。选用细火针或中粗火针，将针尖烧至发红后迅速点刺刺入所选穴位，深度0.3~0.5寸，至阳穴可重刺。针刺后迅速用消毒干棉球按压针孔片刻。隔天治疗1次，一周1疗程。治疗2个疗程。亦可用毫火针针刺，根据患者病情虚实采用补泻手法。

五、病案举隅

苏某，女，42岁，教师，初诊时间：2020年4月。病史：自诉胃脘胀满不适5月余，近半个月因工作压力大情绪暴躁而加重，阵发性，饥饱均发，餐后偶发恶心，少许嗳气、反酸，无烧心，时有胸骨后堵闷感，咽部异物感，曾先后就诊于多家医院，行电子胃镜提示：慢性浅表性胃炎。给予中成药口服对症治疗，症状时好时坏，今就诊于我科，询问病史、症状后中医诊断：胃痞（肝气犯胃证）；西医诊断：慢性浅表性胃炎。症见：胃脘胀满不适，呈阵发性，饥饱均发，餐后偶发恶心，少许嗳气、反酸，无烧心，时有胸骨后堵闷感，咽部异物感，大便 3~4d 1 次，色黄成形，无黏液脓血，小便可，纳眠可，舌质淡暗，舌尖红，苔黄腻，脉弦。治疗用细火针使用点刺法，治以温通经脉、扶正祛邪、平衡阴阳、调节脏腑。患者情绪不佳可加期门、太冲以平肝泻火。火针隔天治疗 1 周后，患者上述症状缓解。继续火针治疗 3 周后，患者上述症状基本消失，1 月后随访未复发。

六、临床体会

胃痞是人群常见病，胃痞病主要因感受外邪、内伤饮食、情志失调等引起中焦气机不利，脾胃升降失职而发生。外感六淫，表邪入里，或误下伤中，邪气乘虚内陷，结于胃脘，阻塞中焦气机，升降失司，遂成痞满；暴饮暴食或恣食生冷，或过食肥甘，或嗜酒无度，损伤脾胃，纳运无力，食滞内停，痰湿中阻，气机阻滞，而生痞满；抑郁恼怒，情志不遂，肝气郁滞，失于疏泄，横逆乘脾犯胃，脾胃升降失常，或忧思伤脾，脾气受损，气机不畅，发为痞。治疗上应注意调畅气机，除健脾益气之外，还应注意胃气和降。随着现代生活节奏加快人群普遍都有着不同方面的压力，尤其是情志方面的困扰，以及饮食不节，导致近年来消化系统疾病患病率逐年攀升。应用火针治疗脾胃病，疗效肯定，受到广大患者的高度认可。火针是针与灸的高度统一，其功效兼具针、灸的功效而独具特色。火针通过其行、通、温、散等作用治疗各种寒热虚实之证，具有温经散寒、通经活络的作用。当代治疗胃痛以疏肝和胃、温中补虚之法最多。笔者在脾胃病治疗中穴位的选择上常采用金针王乐亭的"老十针"，据《脾胃论》补中益气汤拟定的治疗脾胃病的针灸处方，中脘、足三里、上脘、下脘、气海、天枢、内关为主。其中中脘、足三里为主穴，其余为配穴。中脘为胃经募穴，八会穴之腑会，有健脾和胃、疏肝利胆、宁心安神之功效；足三里为足阳明胃经之合穴，合主逆气而泄，取之可健脾和胃利水、疏经活络、调理中州，亦可强壮保健，是治疗脾胃病之要穴；上脘、中脘与下脘统称三脘，三者配合，具有调理胃腑受纳、腐熟和吸收水谷之精的功效；气海，为元气生发之所在，取之可升阳益气、调理下焦气机；天枢为大肠经募穴，可调肠胃、行气机、分水谷、消积滞；内关为手厥阴心包经之络穴，八脉交会穴通阴维脉，可宽胸理气、和胃止呕、理三焦气机、疏经止痛。诸穴相配，共奏调中健脾、和胃降逆、调理胃肠、理气和血之效。应用火针治疗本病可以起到益火温阳、升举阳气、温通经脉、温经散寒之功效，进而起到温补脾胃之阳气，使脾胃气充，运化有节。

第九节　呃　　逆

一、概述

呃逆俗称"打嗝"，是指喉间频频发出声响，声音急而短促，不能自主的病证。是一个生理上常见的现象，由横膈膜痉挛收缩引起。

二、病因病机

呃逆中医病因主要以外邪侵犯胃腑、饮食不节、情志内伤、体虚久病导致胃失和降，胃气上逆、冲击喉膈发病。西医病因主要有：①中枢性：呃逆反射弧抑制功能丧失，器质性病变部位以延脑最重要；②外周性：呃逆反射弧向心路径受刺激；③其他：包括药物、全身麻痹、手术后、精神因素等，内耳及前列腺病变亦可引起呃逆。

三、临床表现

典型的临床表现为喉间频频发出声响，声音急而短促，不能自主。

四、治疗方法

1. 取穴：主穴取内关（双侧）、中脘、足三里（双侧）、天枢（双侧）、气海、攒竹、膻中、膈俞。配穴中胃寒积滞可配胃俞、建里；胃火上逆加用内庭、天枢；气机郁滞可配期门、太冲；脾胃虚弱或胃阴不足配脾俞、胃俞穴。

2. 操作：嘱患者仰卧位，充分暴露治疗部位。酒精灯尽量靠近欲刺穴位。选用细火针或中粗火针，将针尖烧至发红后迅速点刺所选穴位，深度0.1~0.5寸，依据不同部位穴位刺入深度相异。针刺后迅速用消毒干棉球按压针孔片刻。隔天治疗1次，一周1疗程。治疗2个疗程。亦可用毫火针针刺，根据患者病情虚实采用补泻手法。

五、病案举隅

刘某，男，28岁，于2018年5月初诊。主诉：阵发性呃逆伴胸闷气短2年。患者于2年前因与家人争吵后出现呃逆，发作频繁，后每遇心情不畅或思虑过多时发作，每日5~8次，每次发作约15min，先后就诊于当地医院，诊断为神经性呃逆，服用西药（具体药物名称及用药剂量不详）治疗效果不佳，后续上述症状反复发作，迁延至今。为求进一步治疗，就诊于我科。询问病史、症状后诊断为：呃逆（肝胃不和，气机郁滞）；西医诊断：神经性呃逆。症见：呃逆连声，声音高亢，持续不断，伴胸胁闷痛，心悸、气短，腹胀纳差，乏力，多汗，大便不畅，2~3d一行，舌暗红，苔薄腻，脉弦。治宜疏肝益胃，降逆止呕，宣畅气机。火针治疗主穴：内关（双侧）、中脘、足三里（双侧）、天枢（双侧）、气海、攒竹、膻中、膈俞。配穴：期门、太冲、支沟。治疗第一周结束，患者呃逆发作次数减少，每日3~4次，每次发作10min左右，胸胁闷痛，心悸、气短，腹胀纳差，乏力，多汗等症状较前缓解。继续火针治疗1周，呃逆未再发作，嘱患者平时保持心情舒畅，清淡饮食，晚餐少食。1月后随访未复发。

六、临床体会

呃逆，在《黄帝内经》称"哕"，认为是胃气上逆而发病，朱丹溪始称呃逆。本病的发生是由于外感、内伤多种因素导致胃失和降，胃气上逆动膈而成。中脘为六腑之会、胃经募穴，穴居胃脘部，足三里为胃之下合穴，两穴相配可和胃降逆，不论胃腑寒热虚实所致胃气上逆动膈均可用之。内关穴通阴维脉，且为手厥阴心包经的络穴，可宽胸利膈，畅通三焦气机；气海为元气生发之所在，配合足三里可降气止呃；攒竹为治疗呃逆的要穴，可宣畅中焦气机；膻中穴位置近膈，又为气会，可理气降逆；本病病位在膈，不论何种呃逆，均可用膈俞利膈止呃；天枢属足阳明胃经，又属大肠募穴，配合支沟可理气通调大便；期门、太冲可疏肝理气，宣畅气机。诸穴合用，通畅三焦气机，和胃降逆，达到治呃之效。

第十节　胃肠神经官能症

一、概述

胃肠神经官能症又称胃肠功能紊乱，是在排除器质性病变前提下，以精神、情志等因素为本病发生的主要诱因，如情绪紧张、焦虑、生活与工作上的困难、烦恼、意外不幸等，均可影响胃肠功能正常活动，进而引起胃肠道的功能障碍，临床上主要分为胃神经官能症和肠神经官能症，后者又称肠易激综合征。

二、病因病机

胃肠神经官能症按中医呃逆辨证论治，其成因不外乎外邪侵犯胃腑、饮食不节、内伤情志、久病体虚，导致胃失和降，胃气上逆而发病。《灵枢·口问》："谷入于胃，胃气上注于肺，今有故寒气与新谷气，俱还入于胃，新故相乱，真邪相攻，气并相逆，复出于胃，故为哕。"《素问·明宣五气》曰："胃为气逆，为哕。"西医病因主要有：①饮食不规律：导致胃的蠕动功能紊乱，促进胃液的分泌，久而久之导致胃炎或胃溃疡。②病理性原因：如消化不良、胃炎、溃疡病、急性胃肠炎等等。③精神心理因素：不良情绪可以通过大脑皮层导致下丘脑功能紊乱，从而影响胃肠道功能，导致胃肠功能紊乱。

三、临床表现

胃肠功能紊乱起病多缓慢，临床表现以胃肠道症状为主，胃神经官能症的患者多表现为：反酸、嗳气、厌食、恶心、呕吐、剑突下灼热感、食后饱胀、上腹不适或疼痛，每遇情绪变化则症状加重。肠神经官能症又称肠易激综合征，为胃肠道最常见的功能性疾病。以肠道症状为主，患者常有腹痛、腹胀、肠鸣、腹泻和便秘、左下腹痛时可扣及条索状肿物，腹痛常因进食或冷饮而加重，在排便、排气、灌肠后减轻。腹痛常伴有腹胀、排便不畅感或排便次数增加，粪便可稀可干等症状。过去称此为结肠功能紊乱、结肠痉挛、结肠过敏、痉挛性结肠炎、黏液性结肠炎、情绪性腹泻等。

四、治疗方法

1. 取穴：内关（双侧）、脾俞（双侧）、中脘、胃俞（双侧）、足三里（双侧）、气海、梁丘（双侧）。

2. 操作：嘱患者坐位，充分暴露治疗部位。酒精灯尽量靠近欲刺穴位。选用细火针，将针尖烧至发红后迅速点刺刺入所选穴位，深度约 0.5 寸。脾俞不可深刺。针刺后迅速用消毒干棉球按压针孔片刻。隔天治疗 1 次，1 周 1 疗程。治疗 4 个疗程。亦可用毫火针针刺，根据患者病情虚实采用补泻手法。

五、病案举隅

陈某，男，17 岁，学生，初诊时间：2020 年 9 月初。主诉：间断腹部胀满、腹泻 2 年。患者每于考试及情绪紧张时自觉腹部胀满不适，腹泻，大多呈稀水样便，偶可为成形软便，无黏液及脓血，日行 3~5 次，多发生于进餐后、考试前及情绪紧张后，便前腹痛、便后痛减。患者性格内向，平日社交活动较少，现自觉上述症状影响生活，对生活缺乏乐趣。多次就诊于当地医院，行胃镜、肠镜及便常规，均未见明显异常，给予相应药物（具体药物名称及服药剂量不详）治疗后，症状缓解不明显，纳可，烦心、失眠、多梦、尿频，无尿痛。舌淡暗红，苔薄白，边有齿痕，脉滑。进一步治疗就诊于我科，询问病史，症状，中医诊断：泄泻（气机郁滞证）；西医诊断：肠易激综合征。火针治疗取上穴。配穴：期门、太冲。治疗第一周结束，患者腹部胀满不适症状缓解，食量增加，便次减少，烦心、失眠、多梦等症状缓解，继续火针治疗 2 周，复诊时患者自诉上述症状明显缓解，面色荣润，精神焕发。1 月后随访未复发。

六、临床体会

胃肠神经官能症是植物神经功能失调所引起的以胃肠系统症状为主要

表现的一种功能性疾病。中医治疗首辨虚实寒热，治以调畅情志，宣畅气机为主。

虚寒证常表现为畏寒、腹胀、食少、脉沉，或见腹痛剧烈，或有呕吐，腹部冷凉，可扪及痉挛的肠曲，甚则手足厥冷。常是因中阳不足、阴寒内结所致，治则当温补中阳、散寒破结为主；实寒证常表现为畏寒、腹胀、大便秘结、脉实，或见上腹部疼痛剧烈，大便不通，舌苔白腻或灰腻，脉弦紧。常是因寒实内结，腑气不通所致，治则当散寒破结、通腑理气为主；情志内伤可见腹泻前腹痛，泻后痛减，伴胸胁满闷、嗳气、喜叹息、脉弦者，常因肝气犯脾、肝脾不调所致，治则当理气开郁、调理肝脾为主；脾胃虚弱则食少、大便不调、腹痛间断发作，伴有心胸烦热、口干、呕吐、腹中冷、舌苔黄白相兼者，常因中阳不足、寒热错杂、气机升降失序所致，治则当温补中阳、散寒清热、宣通气机为主。

第十一节　慢性胆囊炎（胁痛）

一、概述

胁痛是以胁肋部一侧或两侧疼痛为主要表现的病症。胆居胁下，胆府经脉之病均可引起胁痛。西医的肝胆疾患、肋间神经痛、干性胸膜炎、带状疱疹等，表现以胁痛为主症者，可参照本证辨证论治。西医学认为，胆囊炎可由多种原因引起，常与胆结石并发，胆囊炎可引起胆结石，胆结石也可引起胆囊炎。

二、病因病机

胁痛的病因主要有情志不遂、饮食不节、跌仆损伤、久病体虚等多种因素。这些因素导致肝气郁结，肝失条达；瘀血停着，痹阻胁络；湿热蕴结，肝失疏泄；肝阴不足，络脉失养等诸多病理变化，最终导致胁痛发生。

三、临床表现

常以右上腹、胁下疼痛，有时可向右侧肩胛放散，服用油腻食物后疼痛加剧，常伴呕吐、恶心。亦可因急性发作而有恶寒发热，皮肤、巩膜黄染，尿少色黄，大便秘结。辨证分型：①肝郁气滞证：胁肋胀痛，走窜不定，甚则引及胸背肩臂，疼痛每因情志变化而增减，胸闷腹胀，嗳气频作，得嗳气而胀痛稍舒，纳少口苦，舌苔薄白，脉弦。②肝胆湿热证：胁肋胀痛或灼热疼痛，口苦口黏，胸闷纳呆，恶心呕吐，小便黄赤，大便不爽，或兼有身热恶寒，身目发黄，舌红苔黄腻，脉弦滑数。③瘀血阻络证：胁肋刺痛，痛有定处，痛处拒按，入夜痛甚，胁肋下或见有症块，舌质紫暗，脉象沉涩。④肝络失养证：胁肋隐痛，悠悠不休，遇劳加重，口干咽燥，心中烦热，头晕目眩，舌红少苔，脉细弦而数。

四、治疗方法

1. 取穴：期门、日月、太冲、肝俞、胆俞、天宗、背部阿是穴。

2. 操作：局部常规消毒，将火针在酒精灯上烧至通红或白亮，在已选穴位上快速进针，即刻出针。期门、日月、太冲、肝俞、胆俞、天宗、背部阿是穴点刺，针刺深度不超过 5mm，每 5d 1 次，火针 3d 内禁浴。

五、病案举隅

林某，男，63 岁，2021 年 4 月 5 日来诊。主诉：胁肋痛，腹胀，背部及肩胛下酸痛，厌食，口苦咽干，便秘，食油腻食物后上述症状加重。查体：患者右肩胛骨下角有明显压痛点，肝俞、胆俞、胃俞、脾俞均有不同程度压痛。肝功能及血象正常。B 超检查可见胆囊壁不光滑。采用本治疗方法治疗 3 个疗程后，临床症状消失，B 超检查无明显异常，随访 1 年无复发。

六、临床体会

胆囊炎为西医学名称，在古籍中与胁痛有关。胆囊炎的临床辨证较多，如邪在少阳之胁痛以往来寒热、胸胁苦满等为主；肝气郁结之胁痛、痛无定处，善太息等；瘀血阻络之胁痛则痛有定处、入夜尤甚等；肝胆湿热常胁痛满胀、口苦心烦、胸闷纳呆等。胆囊炎的认识虽然较多，但是在临床上不论如何辨证，应该抓住经络为主体，认清疾病本质，凡胁痛均以疏通少阳经脉为大法。胁痛病分为实证和虚证，实证以气滞、血瘀、湿热为主，三者又以气滞为先，即使是血不养肝的虚证也有气滞的一面。火针温通，力专效宏，不仅可以行气，还可散瘀，是治疗胁痛类疾病的有力手段。运用火针调节肝经气血输布，从而达到治疗目的，达到满意的效果。

第十二节　便　　秘

一、概述

便秘指因气阴不足，或燥热内结，腑气不畅所致，是以排便间隔时间延长、大便干结难解为主要临床表现的病症。西医学中的功能性便秘即属本病范畴，同时肠道激惹综合征、肠炎恢复期、直肠及肛门疾病所致便秘、药物性便秘、内分泌及代谢疾病的便秘，以及肌力减退所致的排便困难等，可参照本节辨证论治。

二、病因病机

引起便秘的原因主要有饮食不节，情志失畅，气血虚弱及阴寒内生这几方面。热结、气滞、气血阴阳亏虚、寒凝，以致大肠传导功能失常而成便秘。

三、临床表现

发病常与过食辛辣厚味，情志不畅；或年高津衰；或病后、术后；或久坐少动等有关。以大排秘结不通、排便时间延长，或粪质干燥坚硬为主症。可兼见腹部胀满、纳呆、口舌生疮、口苦、目赤易怒、痔疮及脱肛等；亦可伴见面黄无华、头晕目眩、神疲气怯等全身症状。

辨证分型：实证以热秘、气秘常见，热秘证症状为大便干结，腹胀腹痛，面红身热，小便短赤，口干口臭，心烦不安，舌质红，苔黄燥，脉滑数。气秘证则为大便干结或不甚干结，欲便不得出，或便而不爽，肠鸣矢气，腹中胀满而痛，胸胁满闷，嗳气频作，食少纳呆，舌苔薄腻，脉弦。虚证以气血虚及虚寒之冷秘多见，气虚证以粪质并不干硬，虽有便意，临厕努挣乏力，便难解出，汗出短气，便后乏力，面白神疲，肢倦懒言，舌淡，苔白，脉弱；血虚证以大便秘结，面色萎黄无华，心悸气短，失眠多梦，健忘，口唇色淡，舌淡苔白，脉细。冷秘证为大便干或不干，排出困难，小便清长，面色苍白，四肢不温，腹中冷痛，得热则减，腰膝酸冷，舌淡苔白，脉沉迟。

四、治疗方法

1. 取穴：至阳、胃俞、大肠俞、肾俞、天枢、中脘、上巨虚、三阴交。

2. 操作：已选穴位常规消毒，将细火针于酒精灯外焰烧至白亮，快速刺入上述穴位，点刺腧穴 0.2~0.5 寸，迅速拔出，并用消毒干棉球按压针孔片刻。2d 治疗 1 次，3 次为 1 疗程。

五、病案举隅

杨某，女，67 岁，于 2021 年 3 月 9 日就诊。主诉：排便困难 10 年，近 8d 未排便。现病史：10 年前无明显诱因出现排便不畅，7~9d 一行，便质偏干，曾于某县中医院治疗，建议口服麻仁滋脾丸，开始治疗有效后无效；又去某西医院治疗，现在自行泡服番泻叶或用开塞露通便。刻下症：排便困难，艰涩不畅，粪若羊矢、质干、量少，7~9d 一行，伴有腹中冷痛，排便后可减轻，面色苍白，四肢不温，口干口臭，精神食欲欠佳，睡眠一般；舌淡暗红、苔白，脉沉缓。西医诊断：慢性顽固性便秘；中医诊断：便秘（冷秘）。治则：温阳导滞，益气通便。治疗 2 个疗程后，患者大便 4~5d 一行；经 3 个疗程后，大便 2~3d 一行，通畅无阻。随访 2 个月，期间饮食不节时复发，调整饮食习惯后大便基本正常。

六、临床体会

火针通便散结，从调整机体气血津液出发，强调中医整体观，益气温阳，通便散结，促进慢性顽固性便秘向愈。其作用机制可能与持续刺激至阳穴结合背俞穴、腹募穴、下合穴，改善肠道蠕动、增强肠液分泌有关。若患者注意饮食的调理，合理膳食，多食粗纤维食物及水果，并且养成定时排便习惯，远期疗效更佳。

第十三节 腹 痛

一、概述

腹痛是指胃脘以下，耻骨毛际以上部位发生疼痛为主要表现的一种脾胃肠病证。

二、病因病机

多种原因导致脏腑气机不利，经脉气血阻滞，脏腑经络失养，皆可引起腹痛。文献中的"脐腹痛""小腹痛""少腹痛""环脐而痛""绕脐痛"等，均属本病范畴。西医学的许多疾病当中，如急慢性胰腺炎、胃肠痉挛、不完全性肠梗阻、结核性腹膜炎、腹型过敏性紫癜、肠易激综合征、消化不良性腹痛等，当这些疾病以腹痛为主要表现，并能排除外科、妇科疾病时，均可参考本节治疗。

三、临床表现

腹痛部位在胃脘以下，耻骨毛际以上，疼痛范围可以较广，也可局限在大腹、胁腹、少腹，或小腹。疼痛性质可表现为隐痛、胀痛、冷痛、灼痛、绞痛、刺痛等。疼痛的发作和加重，常与饮食、情志、受凉、劳累等诱因有关。起病或缓或急，病程有长有短，常伴有腹胀、嗳气、矢气，以及饮食、大便异常等脾胃症状。腹痛分虚实证。实证以腹痛暴作、痛势剧烈为主症。①寒邪内积证：见喜温怕冷，腹胀肠鸣，舌淡、苔白，脉沉紧；②湿热壅滞证：腹痛拒按，胀满不舒，大便秘结或溏滞不爽，小便短赤，舌红、苔黄腻，脉濡数；③气滞血瘀证：脘腹胀闷或痛，痛引少腹，遇恼怒则加剧，舌紫暗，或有瘀点，脉弦涩。④脾阳不振证：虚证腹痛病程较长，腹痛缠绵，时作时止，饥饿劳累后加剧，痛时喜按，大便溏薄，神疲畏寒，苔淡薄白，脉沉细。

四、治疗方法

1. 取穴：水分、中脘、天枢、关元、阴陵泉、命门、足三里。

2. 操作方法：局部常规消毒，将火针在酒精灯上烧至通红或白亮，在已选穴位上快速进针，即刻出针。水分、中脘、天枢、关元穴，针刺深度不超过 2 寸；阴陵泉、足三里，刺入 3 寸。每 3d 治疗 1 次，7 次为 1 疗程，疗程间休息 5d，治疗时间短者 3 次，最长不超过 2 个疗程。

五、病案举隅

患者，女，65 岁，就诊日期：2020 年 12 月 10 日。主诉：腹痛、腹泻间歇发作 4 年，加重 1 个月。病史：4 年前无任何诱因出现腹痛、腹泻、腹胀，间歇性发作，经治疗后，病情时好时坏。1 个月前因饮食过凉，腹泻加重，每日腹泻 5~6 次，伴大量黏液脓血，痛则腹泻，腹胀，排便黏腻不爽，腰酸腹痛，恶寒喜暖，少食乏力，明显消瘦；舌质淡、苔白，脉沉迟无力。便常规检查：白细胞（＋），红细胞（＋）；纤维结肠镜检查：横结肠下黏膜充血、水肿、散在出血点，降结肠黏膜充血、水肿，直肠黏膜重度充血、水肿，覆盖黏液，可见黏膜广泛糜烂。诊为溃疡性结肠炎，予上法火针治疗，合理膳食，1 个疗程后，腹痛、腹泻、腹胀、便溏、形寒肢冷等诸症明显改善，2 个疗程后，症状基本消失，大便每日 1 次，成形。结肠镜检示肠黏膜基本正常，无糜烂，大便常规正常。半年后随访未复发。

六、临床体会

腹痛是临床常见的症状，由多种疾病引起。中医认为，急性腹痛多因寒邪、湿邪、食积所伤，气分先病，气滞不通，不通则痛，病为实证。慢性腹痛多属内伤，常因病久由气及血，久痛入络，气滞血瘀。辨证时既要区分寒热虚实，又要注意相互之间的联系，注意辨证与辨病相结合。火针疗法的治病机制在于温热，即借火之力刺激穴位。中脘为八会穴之腑会、胃经募穴，关元为小肠之募穴，水分为任脉的经穴，具有温阳健脾、利水渗湿的功效；命门为督脉的经穴，总督一身之阳，具有温补肾阳的功效；天枢为大肠的募穴，足三里为胃经的合穴，具有健脾利湿、和胃止泻的功效，研究表明足三里穴有增加抗炎介质释放的功能，通过使体内抗炎与促炎反应趋向平衡来进行免疫调节；阴陵泉为脾经合穴，"合治内腑"，为利湿要穴。此方配伍，能达到温补脾肾、固肠止泻之功。

第十四节　慢性结肠炎（腹泻）

一、概述

慢性结肠炎是指大便次数增多，便质溏薄或完谷不化，甚至泻出如水样的一种病证。本病一年四季均可发病，但以夏秋两季较为多见。本病与西医的腹泻意义相同，可见于急慢性肠炎、肠功能紊乱、过敏性结肠炎、溃疡性结肠炎等疾病中。

二、病因病机

致泻的病因是多方面的，主要有感受外邪、饮食所伤、情志失调、脾胃虚弱、命门火衰等等。这些病因导致脾虚湿盛，脾失健运，大小肠传化失常，升降失调，清浊不分，而成腹泻。

三、临床表现

大便次数增多，便质溏薄或完谷不化，甚至泻出如水样。可见肠鸣腹痛，黎明腹痛，腹痛即泄等症。辨证分型为实证及虚证两大类，实证：①寒湿证：泄泻稀薄多水，有时如鹜溏，脘腹胀满，恶寒发热，肢体酸痛，不思饮食，口淡不渴，头痛，舌苔薄白，脉濡缓。②湿热证：腹痛即泻，泻下急迫，势如水注，粪色黄褐而臭，肛门灼热，心烦口渴，小便短赤，或有身热，舌苔黄腻，脉濡滑而数，多见于夏秋季节。③伤食证：腹部疼痛拒按，泻下臭如败卵，泻后痛减，或泻后不畅，胸脘痞闷，嗳腐吞酸，不思饮食，舌苔垢浊，脉滑而数，或见沉弦。④肝气乘脾：时有胸胁胀闷，嗳气少食，每因恼怒、紧张等情绪波动而致腹痛泄泻，舌淡红，脉弦。虚证：①脾胃虚寒：大便溏薄，泄泻时作时止，完谷不化，食少纳呆，腹胀腹痛，神疲倦怠，面色萎黄，舌淡苔白，脉缓而弱。②肾阳虚衰：黎明泄泻，腹中隐痛，下利清谷，形寒肢冷，腰膝酸软，舌淡苔白，脉沉细。

四、治疗方法

1. 取穴：中脘、天枢、阴陵泉。

2. 操作：选用细火针，嘱患者靠墙或靠床取站立位，解开腰带，暴露施术部位，穴位常规消毒后，点燃酒精灯，将火针置于灯上烧至通红、白亮，迅速直刺中脘、天枢、阴陵泉，各穴深达 2 寸，疾进疾出。起针后用消毒干棉球按压针孔，以防出血。上穴位各刺 1 针，5d 治疗 1 次，7 次为 1 疗程。

五、病案举隅

吴某，男，34 岁，2021 年 4 月 24 日初诊。主诉：腹泻伴腹痛，间断发作 3 年。病史：3 年前由于忧心劳累、饮食不节，逐渐出现腹泻、腹痛，稍进油腻则病情加重，大便次数增多，日行 5~6 次。曾多处求治，疗效甚微。四诊合参，形体消瘦，倦怠乏力，食欲不振，左下腹有压痛感，无反跳痛，腹胀，大便不成形，粪便中多黏液，未见出血，舌淡红，苔腻，脉沉细。为饮食不节，损伤脾胃，运化失常，清浊不分。加之忧思劳累，外邪内侵，湿浊内生，迁延日久，脾病及肾，四肢欠温，腑气失于传导，泻下污浊黏垢，故见腹痛，久泻不愈。诊断为慢性结肠炎；中医辨证：泄泻（脾肾阳虚湿困）。治以温肾补脾、祛邪除湿。首次火针后，当天见效，胃肠部均感舒适，腹痛减轻、便次减少，日行 3 次；第二次火针后，腹痛减轻，大便中黏液大减，大便日行 2 次；第三次火针后，大便基本成形，日行 1 次，腹痛黏液均消失。为巩固疗效，继续针 3 次告愈。患者饮食、精神好转，面色有华，其他不适之症消失。

六、临床体会

慢性结肠炎属中医"泄泻"范畴，多因饮食不节、情志不畅所致。临床以腹痛、腹泻、黏液便、病程长、反复发作为特点，脾虚湿盛是导致本病发生的重要因素。中医认为"思则气结"是指脾主运化，忧思过度，则脾气不行，运化失常，出现痞满、食欲不振、大便泄等症状。火针是祖国传统医学宝库中独特的治疗方法，具有针法与灸法之双重作用，此为温通法。人体气血是生命活动之源泉，温通法既可"借火助阳"以补虚，又可"开门祛邪"以泻实，这就是火针、艾灸的独特效用。中脘为八会穴之腑会、胃之募穴，天枢为大肠的募穴，有健脾利湿、和胃止泻的功效，阴陵泉为脾经合穴，"合治内腑"，为利湿要穴，共同作用治疗慢性结肠炎。

第十五节　高 血 压 病

一、概述

高血压，是指静息状态下动脉收缩压和／或舒张压增高（大于140/90mmHg）。是以体循环动脉压增高为主要表现的临床综合征，其本身可引起一系列症状，长期高血压更可以影响重要脏器尤其是心、脑、肾的功能，最终导致脏器功能衰竭。高血压可分为原发性高血压和继发性高血压两大类。本病的辨证论治可参照中医学的头痛、眩晕等病。

二、病因病机

本病的病因多为肝肾阴亏，阴不敛阳，肝阳上亢；或情志内伤，肝郁化火；或素体阳盛，肝火上亢；或脾不健运，生湿酿痰，遇肝阳风动夹痰上扰而发。久病则阴损及阳，虚阳上亢，上热下寒。

三、临床表现

早期症状主要是神经系统功能失调症状，如头痛、头晕最常见，其他症状有心悸、失眠、健忘、易怒、耳鸣、乏力、神经质等。约有40%的患者早期无症状，后期症状则是由于心、脑、肾功能不全而引起，此时初期的症状反而可能下降到次要地位。

四、治疗方法

1. 取穴：百会、气海。

2.操作方法：先取坐位，百会穴处皮肤常规消毒，以粗火针刺穴位 3 次，间隔约 2s，速进疾出，以深达帽状筋膜为度，不按压针孔，如有出血，待其自止擦净。后取卧位，气海穴局部皮肤常规消毒，火针点刺 3 次，每次间隔 2s，深 0.1 寸，针后疾按针孔。治疗开始 3d 每日 1 次，以后隔日治疗 1 次。每 2 周为 1 疗程，连续治疗 2 疗程共 1 个月。

五、病案举隅

韩某，男，68 岁，患高血压病 30 余年，反复头晕，最高血压达 200/110mmHg，长期服用心痛定、复方降压片及牛黄降压丸等药物，血压维持在 150/105mmHg 左右。一个月前因突发左侧偏瘫经查颅脑 CT 等，诊断为脑梗死、高血压病 3 级住院治疗。入院后测血压 195/105mmHg，予口服硝苯地平控释片、卡托普利及美托洛尔治疗 10 余天不效，血压时有升高，并反复出现鼻衄，遂在口服原有药物同时配合火针针百会、气海穴，治疗一次后，鼻红渐止，次日血压降至 157/90mmHg，又继续治疗 1 个月，头晕消失，血压维持在 145/90mmHg 左右，眩晕、鼻衄 3 个月未复发。

六、临床体会

原发性高血压属祖国医学"眩晕""头痛"等范畴，其病机多因于七情所伤、饮食失节、内伤虚损引起阴阳气血平衡失调，总为本虚标实、下虚上实、虚实夹杂之证。火针疗法始用于《内经》时期，当时称"燔针""焠针"。主要用治筋骨痹痛之证，以后治疗范围扩大，涉及临床各科，具有扶正祛邪、补虚泻实的双重调节作用，火针又具有针刺和灸法的双重作用，可用治于适合针刺和灸治的许多病证包括虚寒证和实热证。火针治疗高血压病有方法简便快捷，取穴少，疗效可靠，作用迅速，无明显副作用等优点。百会穴位于巅顶，古称三阳五会穴，为督脉要穴，具有清热开窍、健脑宁神、回阳固脱、平肝息风之功，自古即多用治头痛、眩晕等症，或针或灸皆宜。气海穴位于下腹丹田部位，属任脉，为原气会聚之所，功能补益虚损，引火归元。此二穴合用，通过火针的作用，上下配合、补虚泻实，交通阴阳，则可以使逆乱之气血平复而达阴平阳秘。

第十六节　低　血　压

一、概述

低血压是指成年人血压多次检测低于 90/60mmHg，根据流行病学资料显示，其发病率为 4%。低血压是一种临床常见病、多发病。本病发生有一定的遗传倾向，以中青年女性多见。

一般根据低血压的起病形式将其分为急性和慢性两大类。急性低血压是指患者血压由正常或较高的水平突然而明显下降，临床上常因脑、心、肾等重要脏器缺血出现头晕、黑矇、肢软、冷汗、心悸、少尿等症状，严重者表现为晕厥或休克。慢性低血压是指血压持续低于正常范围的状态，其中多数与患者体质、年龄或遗传等因素有关，临床称之为体质性低血压；部分患者的低血压发生与体位变化（尤其直立位）有关，称为体位性低血压；而与神经、内分泌、心血管等系统疾病有关的低血压称之为继发性低血压。本病属于祖国医学中的"眩晕""虚劳"范畴。

二、病因病机

其病因病机为先天禀赋不足，加之后天摄生调养不济所致，或劳累过度或突然大失血，以致血脉空虚，气弱血亏，心脉清窍失其充养而出现临床诸多症状。

三、临床表现

病情轻微症状可有：头晕、头痛、食欲不振、疲劳、脸色苍白、消化不良、晕车船等；严重症状包括：直立性眩晕、四肢冷、心悸、呼吸困难、共济失调、发音含糊甚至昏厥、需长期卧床。辨证分型：①气血亏虚：多见心悸、健忘多梦、神疲、舌淡苔薄白，脉细弱无力，面色苍白等症；②气阴两虚：脘腹坠胀、面色萎黄，心慌，气短，血压较低，舌红少津，脉细数无力；③肝肾不足：头晕目眩、咽干舌燥、腰酸盗汗、关节痛、脱发、乏力、失眠、耳鸣；④心肾阳虚：腰膝酸软、腰痛、小便余沥，气短乏力、脘腹坠胀、面色萎黄；⑤肾精不足：早衰，脱发齿松，耳鸣耳聋，腰膝酸软，精神呆钝，健忘，舌瘦，脉细无力。

四、治疗方法

1. 取穴：百会、大椎、陶道、身柱、神道、灵台、至阳、腰阳关、命门、腰俞。

2. 操作方法：常规消毒百会穴后，开始火针点刺治疗，左手持点燃的酒精灯，右手持细火针，靠近百会穴附近，针尖和针身在外焰烧至发白，快速频繁浅刺 3 次，点刺深度约 0.1 寸；大椎、陶道、身柱、神道、灵台、至阳、腰阳关、命门、腰俞点刺深度为 0.5 寸，速进疾出，火针每日治疗 1 次，5 次为 1 个疗程，疗程间隔 2d。

五、病案举隅

蒋某，男，55 岁，2021 年 6 月 15 日初诊。主因：患者半年前无诱因的出现头昏、头晕，未引起重视。一天前上述症状明显加重，同时伴有头痛、乏力、多汗。为求治疗来我院，门诊以低血压收住。刻下症见：神清，精神差。头晕，头痛，多汗，乏力，双侧瞳孔等大等圆，对光反射灵敏，嘴角无歪斜，伸舌居中，颈软，心肺复苏体检无异常，食欲减退，睡眠欠佳，二便如常。无发热、盗汗等症状，心率 90 次 /min，血压 80/60mmHg。取上述穴位给予火针治疗，治疗 1 个疗程后，头晕现象明显减轻。2 个疗程后，头晕、头痛症状基本消失。3 个疗程后头晕，头痛完全消失，血压为 106/75mmHg，血压恢复正常。

六、临床体会

低血压，多数归属于中医学"头眩""眩晕""郁证"等疾病范畴，本病病位在脑，与肝、脾、肾等密切相关，基本病机为"肝郁""形神失和，元神失控"。《灵枢·海论》记载："脑为髓之海，其输上在于其盖，下在风府。"脑"其盖"即为百会穴。王冰注释："百会穴也，在顶中央旋毛中陷容指，督脉、足太阳脉之交会。"百会穴位居巅顶正中，为"髓海"之"上输穴"。《会元针灸》记载："百会者，五脏六腑奇经三阳，百脉之所会，故名百会。"治疗特点为"能上能下，能开能阖，能补能泻"，具有振奋阳气、补脑益髓、升清降浊之功效，是治疗头痛眩晕的要穴。故百会穴即能治疗高血压病，又能治疗低血压引起的头晕。督脉，一身之阳气皆受之统督，为阳脉之海。《素问·骨空论》"督脉者……属肾……入络脑"，可见督脉通髓入脑，上达清阳之巅，下至元气之本，统摄全身的元气。《灵枢·筋脉》云"督脉……别走太阳"，表明督脉既入脑且属肾，别走太阳，交会诸经，为诸阳之会。因此遵循"经脉所过，主治所及"之原理，刺激督脉诸穴能够直到病位——脑，从而起到治疗脑部疾患的作用。与此同时，刺激督脉的穴位，全身经络得以通畅，阳气得以调整，还能够让人体全身的经络疏通、气血调和，脏腑之阴阳平衡，从而加强了表里、脏腑和经络的功能，以奏通督调神、补气活血、醒脑止眩之功。依据王乐亭督脉十三针选穴大椎、百会、陶道、身柱、神道、灵台、至阳、命门、腰阳关，腰俞，疏通督脉，调和阴阳，补脑益髓，镇惊安神。

第十七节　眩　晕

一、概述

眩晕是以头晕目眩为主症的中医病证。眩晕又称"眩冒""眩运"。眩，即目眩，指视物昏花、模糊不清；晕，即头晕，是自身或周围景物旋转。二者常同时并见，其轻者闭目可止，重者如坐舟船，旋转不定，不能站立，或伴有恶心、呕吐、汗出、面色苍白等症状；严重者天旋地转，不能站立，或伴有恶心、呕吐，突然仆倒。

二、病因病机

主要原因可以分为三类：第一类是耳性眩晕，也就是说眩晕的病原在耳朵，如梅尼埃综合征、前庭神经元炎等；第二类是脑性眩晕，即由大脑、小脑病变引起的眩晕，如椎－基底动脉供血不足（是老年人眩晕的最多见原因、主要是因为动脉粥样硬化及高血压）；第三类是颈源性眩晕，主要是颈椎病引起的；还有其他一些原因引起的眩晕，比如躯体疾病（心血管病、血液病、内分泌及代谢障碍）、眼部疾病（视力减退、屈光不正）、头部外伤、神经衰弱、失眠症、抑郁症等。在临床上，眩晕以头目症状为主，本在肝、脾、肾三脏功能失调，而痰湿、水饮、瘀血、火热则为其标实表现。大体可分为虚、实两大类。

三、临床表现

眩晕以头晕与目眩为主要证候。可突然起病，也有逐渐加重者；可时发时止，发时目眩，甚则眼前发黑，外界景物旋转颠倒不定，或自觉头身动摇，如坐舟车，站立不稳。眩晕一病，轻者，似晕非晕，如坐小船，闭目安静可止；重者，天旋地转，天翻地覆，呕恶饮食痰涎，闭目休息不止。眩晕也和其他病证一样，有其一定的发生发展规律，一般是随其致病因素的增减而进展。辨证分型：①肝阳上亢：眩晕耳鸣，头痛且胀，遇劳、恼怒加重，肢麻震颤，失眠多梦，急躁易怒，舌红苔黄，脉弦。②肝火上炎：头晕且痛，其势较剧，目赤口苦，胸胁胀痛，烦躁易怒，寐少多梦，小便黄，大便干结，舌红苔黄，脉弦数。③痰浊上蒙：眩晕，头重如蒙，视物旋转，胸闷作恶，呕吐痰涎，食少多寐，苔白腻，脉弦滑。④瘀血阻窍：眩晕头痛，兼见健忘，失眠，心悸，精神不振，耳鸣耳聋，面唇紫暗，舌瘀点或瘀斑，脉弦涩或细涩；⑤气血亏虚：头晕目眩，动则加剧，遇劳则发，面色㿠白，爪甲不荣，神疲乏力，心悸少寐，纳差食少，便溏，舌淡苔薄白，脉细弱。⑥肝肾阴虚：眩晕久发不已，视力减退，两目干涩，少寐健忘，心烦口干，耳鸣，神疲乏力，腰酸膝软，遗精，舌红苔薄，脉弦细。

四、治疗方法

1.取穴：主穴取百会、四神聪、神庭、印堂。肝阳上亢者配行间、率谷；痰浊中阻配中脘、阴陵泉；瘀血阻窍配膈俞、阿是穴；气血亏虚者加脾俞、气海；肾精不足者加悬钟、太溪。

2.操作方法：先进行头皮局部消毒。首先用75%的酒精以百会穴为圆心由里向外做同心圆状消毒，到四神聪穴外3~5cm，其他穴位常规消毒。针刺时，单头火针在酒精灯上烧至针尖通红后，在四神聪、神庭、印堂或百会上快速点刺。待患者自觉有热力内传时即可。每天 1 次, 7 次为 1 疗程。治疗 1 个疗程后评定疗效。

五、病案举隅

王某, 女, 56 岁, 2021 年 10 月 12 日初诊。患者因颈椎病、腰腿痛住院治疗。近 1 周来, 头痛如裹, 视物旋转, 胸闷作恶, 左颈肩疼痛不适。形体肥胖, 苔白腻, 脉弦滑。辨证为痰浊上蒙, 经络痹阻。火针点刺四神聪、百会、神庭、印堂, 治疗 3 次后, 头晕症状基本消失。

六、临床体会

火针治疗借"火"之力而取效, 集毫针激发经气、艾灸温阳散寒的功效于一身, 通过借火助阳、开门祛邪、以热引热、豁痰散结等机制起作用。"借火助阳"是其根本, 正是由于火, 才有了开门、引热等功能, 产生了火针许多独特的治疗作用。火针治疗眩晕取穴以头顶部和头前部督脉穴为主, 有通督醒神、直达病所之效。四神聪位于巅顶, 善于调神益脑, 火针点刺出血可平息肝风。神庭为督脉与足太阳、阳明经交会穴, 为气血聚集之处。印堂亦属于督脉穴, 有良好的安神定眩的作用。百会是督脉经穴, 位于巅顶三阳五会之所, "高巅之上唯风可到", 督脉为"阳脉之海""入络于脑", 而"脑为元神之府"。《资生经》云:"百会百病皆主。"故可宁心安神。

第十八节　水　　肿

一、概述

水肿病是常见的中医内科疾病, 是指由外感、内伤和饮食失调, 导致体内气化失司, 津液布散失常, 水液潴留, 泛滥肌肤, 表现以头面、眼睑、四肢、腹背, 甚至全身浮肿为特征的一类病症。西医学认为该病的发生可能是肾小球滤过率下降、血浆胶体渗透压降低、全身毛细血管通透性增加等因素导致, 可分为肾炎性水肿、肝硬化水肿、心衰性水肿、营养不良性水肿等, 通过各种利尿剂和提高血浆胶体渗透压等可改善水肿症状, 短期内临床疗效明显，但存在较多不良反应，且易反复发作。

二、病因病机

水肿一词最早出现于《素问·水热穴论》，命名常常采用临床症状命名，如"风水""石水"之称。水肿是一种慢性发展性疾病，长期可导致脏腑功能受损。病因多与外感邪气，饮食失宜，情志因素，地理环境，生活方式等密切相关。《内经》认为水肿病机以阴阳不和、多脏腑失调为主，阴阳失衡是水肿发生之根本原因。人体水液代谢是一个复杂的生理过程。《素问·经脉别论》曰："饮入于胃，游溢精气，上输于脾，脾气散精，上归于肺，通调水道，下输膀胱，水精四布，五经并行。"水液进入胃中，脾气将其运输至肺，通过肺之宣发肃降，上布散于皮毛，下输于膀胱，运行于五脏经脉之内，概括了水液运行基本途径。《灵枢·本输》曰："三焦者，中都之腑也，水道出焉，属膀胱，是孤之腑也。"三焦疏通水道，管理人体水液代谢。《素问·灵兰秘典论》云："膀胱者，州都之官，津液藏焉，气化则能出矣。"膀胱为水液聚会之地，通过肾与膀胱气化功能将人体尿液排出体外，故人体正常水液代谢需要肺、脾、肾、胃、膀胱和三焦等多脏腑相互配合共同完成。《素问·水热六论》云："肾者至阴也，至阴者盛水也，肺者太阴也，少阴者冬脉也，故其本在肾，其末在肺，皆积水也。"肺肾两脏在水肿发病中起重要作用，肾病及肺，肺病移肾，互相影响。后世中医学者认为水肿基本病理变化为肺失通调，脾失转输，肾失开阖，三焦气化不利，发病病机为其标在肺，其制在脾，其本在肾，久病可影响多脏腑功能损伤。

三、临床表现

水肿根据病理性质划分，可分为阳水和阴水，两者可相互演变或夹杂。阳水病因多为风邪、疮毒、水湿，发病较急，每成于数日之间，肿多由面目开始，自上而下，继及全身，肿处皮肤绷急光亮，按之凹陷即起，兼有寒热等表证，属表、属实，一般病程较短。阴水病因多为饮食劳倦，先天或后天因素所致的脏腑亏损，发病缓慢，肿多由足踝开始，自下而上，继及全身，肿处皮肤松弛，按之凹陷不易恢复，甚则按之如泥，属里、属虚或虚实夹杂，病程长。

四、治疗方法

1. 取穴：委阳、三焦俞、水分、水道、肾俞、阴陵泉。

2. 配穴：阳水配肺俞、列缺、合谷、偏历；阴水配三阴交、关元、脾俞、复溜、足三里。

3. 操作方法：以细火针点刺委阳、肾俞、脾俞、三焦俞、肺俞、列缺、合谷、偏历、三阴交、足三里、复溜、阴陵泉 0.1~0.2 寸，关元、水分、水道可刺 0.3 寸，烧针后急刺疾出。

五、病案举例

陈某，男，52 岁，眼睑及下肢浮肿 1 周。患者 1 周前感冒后出现眼睑及下肢轻度浮肿，查肾功能未见明显异常，经休息未见缓解，前来就诊。初诊症见：上眼睑浮肿，下肢轻度肿胀，晨起乏力，纳欠佳，寐欠安，二便调，舌淡红，苔白稍腻，脉浮缓。治疗用细火针使用点刺法，治以温通经脉、扶正祛邪、平衡阴阳、调节脏腑。穴取风池、列缺、肺俞、中脘、水分，细火针刺 0.2 寸，治疗 1 次，患者眼睑浮肿好转，下肢肿未见明显改善，加针关元穴继续治疗，治疗 4 次后，眼睑及下肢浮肿消散、睡眠改善，偶有乏力，针刺去风池、列缺，加中脘、下脘、气海 3 穴继续治疗，继续治疗 5 次，乏力感消失。

按：本案患者外感后出现眼睑及下肢浮肿，为在表风邪未完全解散而致，根本病因为正气不足，表邪不足以完全驱散，因此治疗中兼顾标本，以风池、列缺泻法以散在表之邪，取肺俞、中脘、水分，意在培补脾肺二脏兼以化体内水湿，取土生金之意，水上之源得充，水液输布恢复其常，治疗 1 次下肢肿胀未见好转，考虑患者本虚为主，在上之风邪已去，故去风池、列缺，加中脘、下脘、气海和关元以培元固本、补益五脏。其中中脘、下脘、气海和关元四穴合称"引气归元"，中、下脘二穴均属中焦脾胃，具有调理中焦气机升降之功，肺经乘脾经上达的精微质而发挥水液代谢的功能，针刺中脘、下脘有土生金的含义，气海为气之海，关元为丹田气聚之处，二者合用可培元固本，此四穴有以后天脾胃之气养先天元气的功效，类似封髓丹中炙甘草、砂仁、黄柏之功用，五脏六腑之精得以归元，下焦之火得以充养，则下肢肿胀可消，睡眠改善，元气得养，疲劳自消。

六、临床体会

《素问·汤液醪醴论》记载：治水三法为"开鬼门、洁净府、去菀陈莝"，指出治疗水液病以发汗、利小便、通滞祛瘀为主，以泻为主，目的是宣发经气、通利腑气，多用于因外邪侵袭而导致腠理不开、水道不畅而引起的水肿，现代医学中多采用小剂量利尿剂治疗特异性水肿，其虽有"洁净府"之意，但疗效不稳定，有停药后易复发之弊，因此攻下逐水之法常可用于气血充盛之人，治疗阳水疗效显著，但若用于气血不足、脏气虚衰而致水不归经之人，易伤人体元气，阳气耗伤，亏损阴液，容易加重病情，犯虚虚实实之误。借鉴该法治疗水肿，若患者出现因虚致实之象，标实较著，针刺前期当以泻法治标，攻逐水饮为主，可根据辨证类型采用子母经泻法进行针刺选穴，标邪已去，以补益治本为主。

第十九节　阳　　痿

一、概述

阳痿，又称勃起功能障碍，最早见于《黄帝内经》，称为"阴痿""筋痿"，是指在有性欲要求时，阴茎不能勃起或勃起不坚，或者虽然有勃起且有一定程度的硬度，但不能保持性交的足够时间，因而妨碍性交或不能完成性交。西医学认为，本病可由多种原因引起，如性神经官能症、糖尿病性神经炎、抑郁性精神病、某些内分泌病变、某些脊髓病变等。临床多见于性神经官能症及动脉硬化症患者。

二、病因病机

阳痿又称阴痿，肾主前后二阴，主生殖。肾脏不足，命门火衰，宗筋不得荣养则阴茎不举，色欲过度、房事不节或先天肾气不足或复犯房事之禁等均可引起，阳气不足、命门火衰引起阳痿最为多见，故《景岳全书》云："凡男子阳痿不起，多由命门火衰……火衰者十居七八，而火盛者仅有三成。"劳心过度，暗耗心脾，气血不足以致肾气亏虚亦为常见原因。除此外，惊恐伤肾，过食肥甘厚味，嗜饮醇酒浓茶，湿热内生亦为原因之一。上述众因，均可导致经脉不通，气血失荣宗筋。常与肾足少阴、任脉等经脉有关。

三、临床表现

阴茎痿而不举，或举而不坚，无法行于房事。常伴有阴冷，腰膝无力酸软，耳鸣耳聋，牙齿松动，形寒肢冷或心悸气短，失眠多梦，形瘦神疲等。

四、治疗方法

1.取穴：关元、肾俞、命门、太溪、三阴交、曲泉。

2.配穴：肝郁气滞配太冲、内关；湿热下注配阴陵泉；肾阳不足配命门；心脾亏虚配心俞、脾俞、足三里；惊恐伤肾配志室、胆俞；失眠多梦配内关、神门、心俞；食欲不振配中脘、足三里；腰膝酸软配命门、阳陵泉。

3.操作方法：以细火针点刺肾俞、心俞、脾俞、命门、志室、胆俞、太溪、三阴交、阴陵泉、曲泉、太冲、内关、神门、足三里 0.1~0.2 寸，关元及中脘可刺 0.3 寸烧针后急刺疾出，亦可使用毫火针疗法。

五、病案举例

例 1：张某，男，26 岁。数月前阴茎不举，不能性交。平素精神易于紧张，数月前新婚。女性对性生活过于紧张，心理恐惧。患者唯恐性交不行，心理负担过重以致新婚之夜阴茎勃起不能，以后则发生阳痿病症，不能同房，一般状况好，食眠均正常，体质尚好。舌苔薄白，脉弦细。

治疗：取关元、大赫、三阴交、内关，均以细火针点刺。隔日治疗 1 次，辅以言语开导。一诊后，病人精神紧张稍有放松，当夜感到阴茎有所勃起。三诊后诉阴茎勃起较坚，当夜性交成功。以后巩固疗效，原方原法不变，后来人报喜，其病症数月未犯，女性已怀孕 4 个月。

例2：李某，男，70岁。主因阳痿4年来诊。患者4年前因丧妻出现阳痿，阴茎勃起无力。近日再婚，发现阴茎完全不能勃起，伴早泄明显。患者体健，大便调，夜尿频。面红润，舌苔薄白，脉沉缓。

治疗：取关元、大赫、三阴交，均以细火针点刺，隔日治疗1次。三诊后，患者感到精神开始好转，晨起醒后阴茎自动勃起，但举而不坚。四诊后自述精神好，阴茎勃起较为自如，能够性交成功。且早泄亦有好转。巩固治疗数日，结束治疗。

按： 阳痿又称阴痿，是男性病科最常见症状，也是针灸治疗效果较好的病种。多发生于青壮年。本病的发生多与心、脾、肾三脏有关，尤以命门火衰者居多，其次是劳伤心脾、气血不足者。本病虚证居多，实证偏少。由于针灸临床根于经络腧穴系统，因此治疗本病要结合脏腑气血学说，从经络俞穴角度综合认识理解。《素问·痿论》云："思想无穷，所愿不得，意淫于外，入房太甚，宗筋弛纵，发为筋痿。"《黄帝内经素问集注》云："前阴者，宗筋所聚……入房太甚则宗筋弛纵，发为阴痿。"准确地说明阴茎属宗筋，本病与筋有明确关系。在治疗中既要考虑到心脾肾，也要考虑到经络中的足少阴、任脉、足少阳、足厥阴等经脉。

六、临床体会

本病虽以虚证为多，实证为少，但治疗上并不能完全将虚实截然分开，这是针灸治疗的特点。无论发病原因如何，或虚或实。发病之病机总为气血瘀滞于内，肾阳不足，宗筋不荣。因此，通调少阴、任脉等经脉则为常规大法。腧穴多选用大赫、中极、关元等，并据气血虚实酌情选用三阴交、内关、环跳等腧穴。关元以填精补阴，温阳通脉，治疗中强调针感要窜至会阴或阴茎。大赫、中极为局部用穴，辅助关元增加效力。三阴交以养阴血，鼓舞后天脾胃，气血得充，五脏得以调养。内关、环跳枢转阴阳之气，调和诸脉，使宗筋得养。病例1是治疗本病的典型病例，患者年龄正壮，虽有阳痿，亦可经数次治疗得以痊愈，实属治疗本病的常规。病例2年逾七旬，已属"肝气衰，筋不能动，天癸竭、精少，肾脏衰，形体皆极"耄耋之年。但经过针灸治疗，其性生活竟能返少如春。此病例提示：针灸治疗本病，除能解除病人疾苦外，可能尚有益寿延年的作用，应进一步进行深入研究。

第二十节　遗　　精

一、概述

遗精是指不因性活动而精液自行频繁泄出的病证。因梦而遗称为"梦遗"，无梦而遗称为"滑精""滑泄"。上述两症在临床常可同时存在，不能截然分开。遗精过频或久而不愈则会使人精神萎靡、头晕乏力及腰膝酸软，严重影响患者身心健康。现代医学认为，本病的发生与神经功能紊乱、生殖系统炎症及不良生活习惯等因素有关，其发病机制尚未完全阐明。目前，西医治疗遗精主要采用雌激素、维生素及抗炎药等方法，缺乏有效手段，且易导致不良反应。

二、病因病机

祖国医学认为精之主宰在心、藏制在肾、疏泄在肝，故遗精发病机制复杂，可由君相火旺、劳神过度及欲念不遂等因素所致，最终发展为肾失封藏、精关不固，以新病梦遗虚少实多、久病滑精虚多实少为典型特征。

三、临床表现

梦遗以青年居多，睡眠中阳高易举，复值性梦则易精泄，久遗不止，次数繁多者可致头晕耳鸣、精神不振、腰酸膝软、心悸健忘等症。滑精以体质虚弱者居多，滑泄不分昼夜，遇色动念精液则出。常有精神萎靡，形瘦神疲，失眠多梦，心悸心慌，伴发阳痿等。临床上两症均以虚证多见。

四、治疗方法

1. 取穴：关元、气海、三阴交（双）、曲骨。

2. 配穴：心肾不交配心俞、太溪、神门；湿热下注配中极、阴陵泉；肾气亏损配气海、命门；阴虚火旺配神门、太溪、太冲。

3. 操作方法：以细火针点刺曲骨、心俞、太溪、神门、命门、三阴交（双）、太冲、阴陵泉 0.1~0.2 寸，关元、气海、中极可刺 0.3 寸，烧针后急刺疾出。

五、病案举例

王某，男，28岁。梦中遗精2年多。约2年前，出现梦中遗精，屡发不止，最短每夜1次，最长4d1次。头昏脑涨，白天工作学习精力不能集中，自觉形愧。曾服中药未效，一般情况好，纳可，尿常，大便干结2d一行，夜梦纷纭。神疲，舌苔薄白。脉沉细。

治疗：主穴选用关元、气海、三阴交（双）、曲骨，配穴选用心俞、肾俞，均以细火针点刺，隔日治疗1次。三诊后，患者诉夜梦开始减少，夜间休息较好，精力有所恢复。五诊后诉遗精开始好转，自治疗开始仅遗1次。经10余次治疗，患者夜梦消失，睡眠充实安稳，遗精完全消失，精力充沛，诸症皆消。

按：遗精是临床常见症状，以青年男子尤其未婚者居多。若偶有夜间梦遗则属精满而溢。如《素问·上古天真论》曰："男子二八肾气盛，天癸至，精气溢泻。"为正常生理现象，不能以病相论。若遗精过多，出现其他不适症状，以致婚后仍频繁出现则为病态。

六、临床体会

从理论上讲，梦遗有多种辨证，但临床针灸治疗仍以交通心肾为大法。故常用心俞、肾俞以鼓舞脏腑经气，交通心肾两脏，可使心肾相交，水火既济。具有安神益肾之功，临床往往取效。滑泄较梦遗为重，往往滑泄不禁，不分昼夜，遇色动念则易精出，其病多为肾气不足，阳气衰败，病情较为严重，治疗原则需先止住滑泄，然后慢慢调理正气，方能根除病患。故其大法为急则治标，缓则治本，且守方而治，灸重于针。

第二十一节　癫痫（痫证）

一、概述

癫痫俗称"羊痫风"，是一组由多种原因导致的脑部神经元高度同步化，常具有自限性的异常放电所致的临床综合征，具有发作性、短暂性、重复性和刻板性的特点。中医属于"痫证"范畴。临床上以不同的发作表现分为大发作和小发作。大发作时的特征为猝然仆倒，不省人事，手足抽搐，口吐涎沫，两目上视，喉中发出类似猪、羊等畜的叫声。移时苏醒，饮食起居类如常人。小发作时瞬间神志模糊或意识丧失，可表现为突然两目直视，如无所见，一时性的失神，或口角牵动、吮咀或手中所持物品突然坠落等。西医学认为癫痫为一组临床综合征，由于脑部兴奋过高的神经元过量放电而引起阵发性大脑功能紊乱所致。可由多种原因引起，如脑囊虫病、脑肿瘤、全身代谢性疾病等。最常见的为原发性癫痫。

二、病因病机

本病既有先天肾精不足，脑髓失养，亦有后天诱发因素。正如《素问·奇病论》所云："人生而有病巅疾者，病名曰何？安所得之？岐伯曰：病名为胎病，此得之在母腹中时，其母有所大惊，气上而不下，精气并居，故令子发为巅疾也。"积痰、肝风、郁火皆可成为诱发因素。脾失健运，聚湿生痰，五志过极化火炼液成痰，或肝风内动，风痰相煽，扰乱神明，引发癫痫；暴受惊恐，惊则气乱，气机失调，心神失养而发病；头部外伤，瘀血阻络，脑窍失养而发病。病位在脑，与肝心脾肾有关，因肾藏精生髓充养脑海，故与肾脏关系最为密切。

从经络角度看，本病与督任二脉关系密切。《奇经八脉考》云："督脉别络，上额与足厥阴同会于巅，入络于脑。"《灵枢·海论》云："脑为髓海，其输上在于盖，下在风府。"《针灸大成·卷七》载："督脉主消渴，饮水无度，水气遍身肿。失笑无时，癫痫语不识尊卑，乍哭乍喜，中风口噤，牙关不开。"任督二脉一源二歧，经气相通，《针灸逢源·卷四》谓"任脉别络膏之原，治心惊悸癫痫狂病"，故任、督二脉与癫痫关系紧密。本病病位虽在脑，但与肾脏及任、督二脉最为相关。

三、临床表现

癫痫的大发作多比较典型：突然倒地，四肢抽搐，口吐涎沫、喉中作声或尖叫，两目上吊等。发作时间长短不一，少则数十秒，多则数小时。发作间隔时间不等，有每日发作数次，有数日、数周、数月发作1次。小发作的发作症状较轻，多表现为木然无知，不动不语，不闻不见，或两目上翻，或口角抽动，或手中物件突然坠落等。发作时间大多很短，常在数秒之内，也可瞬间而过，随即恢复知觉意识。无论是大发作还是小发作，神志意识丧失是癫痫病的首要特征。无论大发作还是小发作，经久不愈可导致记忆力减退、精神萎靡、表情呆板、动作迟缓等。

四、治疗方法

1. 取穴：大椎、四神聪、腰奇、肾俞。

2. 配穴：风痰闭阻型加风池、丰隆穴；痰火扰神型加大陵、内庭穴；瘀阻脑窍型加百会、膈俞穴。气血两虚症状明显者加用中脘、气海、关元、足三里穴；肝肾阴虚症状明显者加用肝俞、肾俞穴；若脾虚不运者加用中脘、脾俞穴。

3. 操作方法：以细火针点刺大椎、腰奇、肾俞、大陵、丰隆、内庭、膈俞、肝俞、足三里、脾俞 0.1~0.2 寸，气海、关元、中脘可刺 0.3 寸，风池、百会、四神聪可点刺 0.05~0.1 寸，烧针后急刺疾出，除风池穴外亦可使用毫火针疗法。

五、病案举例

例 1：王某，男，24 岁。主因阵发性抽搐，口吐白沫，牙关紧闭数年来诊。患者数年前因突然昏倒，全身抽搐，口吐白沫，小便失禁等，诊为癫痫大发作，每日发作 1~2 次。每次发作约 2min 即止，醒后头痛、乏力。数年来一直服用苯妥英钠及中药涤痰剂，效果甚差。至今每日发作 10 余次，不能参加工作。面黄，精神尚好，舌苔白，脉细滑。

治疗：以细火针点刺大椎、腰奇、四神聪、肾俞穴，隔日治疗 1 次。二诊时病人诉自针后精神好转，发作症状程度减轻。五诊时诉精神好，症状明显减轻，发作次数减少，每次发作前的感觉明显减弱。九诊时诉大发作已停止，仅有瞬间而过的小发作，发作次数明显减少为 3d 发作 1 次。自述精神好，纳佳，心情舒畅。治疗 1 个月后，病人诉已有近 1 周癫痫未发作，精神较好。效不更方，穴法不变，巩固治疗 2 个月治愈。2 年后随访，症状未复发，已胜任工作。

例2：龚某，女，19岁。主因癫痫发作6年来诊。患者6年前发生癫痫，发作较有规律，每晚发作1次。发作前先有周身抖动，数十秒后神志不清，抽搐，口吐白沫，两目上吊，喉中痰鸣，数分钟后苏醒。苏醒后感到周身乏力、头晕、嗜睡、纳呆，大便每日一行，夜尿频，月经尚可，时有腰痛。面红，精神尚好，舌苔白腻，脉沉细。

治疗：以细火针点刺大椎、腰奇、心俞、肾俞，隔日治疗1次。三诊时病人诉自第二次治疗后症状未发作，乏力好转，夜寝仍不安，多梦，针治穴法不变。七诊后病人诉第二次治疗以来仅发作1次，且发作时的症状较前明显减轻。夜尿较频，脉沉细。上穴法不变，加照海予捻转之补法。十诊后癫痫未再发作，针法不变，巩固治疗2个月。半年后随访，症状未再复发，临床治愈。

按： 癫痫，古称"痫"或"痫证"。首见于《内经》，如《素问·大奇论》《灵枢·经脉》等，之后历代均有论述。其病症与西医学的癫痫病相同。就病因而言，其病产生的原因多与风、火、痰、虚有关；就症状产生的程度与形式来讲，分为大发作和小发作；就病在经络而言，多与督脉、任脉、太阳、少阴有关。

六、临床体会

在临床辨证中，癫痫病的辨证有多种多样，应用针灸方法治疗本病与服用药物治疗有所不同，对本病的认识也略有不同。笔者把癫痫病从根本上分为虚实两大类：实证者，体质强，患病时间短，以大发作为主。病因以痰、火、风为论。治疗以大椎、腰奇、四神聪为主穴，施用泻法。神志不清伴有抽搐者加用水沟，予强刺激法；经常发作者加用合谷、太冲，予中等刺激量。虚证者，体质较弱，患病时间较长，以小发作为主，病因多以气血两虚、肝肾阴亏为论。治疗以大椎、腰奇为主穴。气血两虚症状明显者，多加用中脘、足三里；肝肾阴虚症状明显者，多加用肝俞、心俞、肾俞，均用轻刺激量；若中土不运，痰浊内生者可加用中脘、丰隆；小发作仅以吸吮、口角抽动、润目等面部症状为主症者，多加用阳明局部腧穴，如颊车、地仓等。上述各类病症久治不愈，发作次数频繁者，可加用长强，虚则补之，实则泻之。治疗癫痫病，应首选大椎、腰奇。此二穴合用具有镇静安神、醒脑开窍、蠲痰定志之作用。无论虚实均可作为治疗癫痫的基本方穴。主要掌握偏于实证者应以泻法操作，偏于虚证者应以补法操作，酌情给予相应的刺激量。

第二十二节　癔病（脏躁）

一、概述

脏躁病名由汉代张仲景在《金匮要略》中首次提出，是指妇人无故悲伤欲哭，不能自控，精神恍惚，忧郁不宁，呵欠频作，甚至哭笑无常的典型症状。脏躁是一种具有多种临床表现的神志异常疾病，常见于青年女性。西医学认为癔病是神经官能症之一，主要表现为情感、运动、感觉等方面的障碍。

二、病因病机

"脏躁"作为病名始见于张仲景《金匮要略·妇人杂病脉证并治》："妇人脏躁，喜悲伤欲哭，象如神灵所作，数欠伸，甘麦大枣汤主之。"然古代医家对脏躁之认识可推至《内经》时期，"心藏脉，脉舍神，心气虚则悲，实则笑不休"，已提出心气的虚实与情志变化的关系。本病多因情志不畅，木郁不疏，气机失调而引起脏腑不和、经脉失调。心喜静，肝喜达。若因忧思恼怒、情志不畅等七情所伤，必将导致心神不宁、肝郁不达。心神不宁神气必乱。郁怒内结，肝失疏泄。若忧思不解，肝气不舒可导致横逆犯脾，痰浊内生，上扰清窍而致神志不明。若心气受扰，日久必致营血不足，心神失养则更加烦乱不宁。

三、临床表现

本病女性居多，临床表现复杂多样，常有复发，且每次发作其症类似，情志异常表现为最多见，如无故嬉笑、悲泣、歌唱、呻吟、缄默不语、呆坐不动等。亦可见于突然失语失聪、睁目不见、吞咽困难、呼吸困难以及突然出现肢体疼痛、麻木、瘫痪等。常见分型如下：

肝郁气滞型：情志不遂，肝气郁结，气机失于条达，气滞而致全身不适，疼痛，症见嗳气泛酸，善怒少寐多烦，伴胁痛，口苦，舌苔薄黄，脉弦数。

心脾两虚型：心悸不宁，善惊易恐，面色少华，头晕目眩，神倦，气短少寐多梦，舌质淡红，脉细弱，无力。

痰火上扰型：素体痰盛，痰气郁结，躁狂多动，面色垢赤，喧扰不宁，多怒，无理争辩，舌苔黄腻，脉滑数。久则郁火伤阴，烦躁善惊，少寐，形瘦神倦，舌红少苔，脉细数。

四、治疗方法

1. 取穴：心俞、肝俞、肾俞、内关、足三里、三阴交、合谷、神门等。

2. 配穴：肝郁气滞加太冲，心脾两虚加百会、太溪，痰火上扰加膻中、丰隆。

3. 操作方法：以细火针点刺心俞、肝俞、肾俞、内关、神门、太冲、太溪、膻中、足三里、三阴交、合谷、丰隆 0.1~0.2 寸，百会刺 0.05~0.1 寸，烧针后急刺疾出，亦可使用毫火针疗法。

五、病案举例

例 1：吕某，女，23 岁。主因全身抽搐 9 个小时来诊。患者昨晚因吵架气恼，胸闷不舒，自觉气滞于内，少言不语，不能入睡。至凌晨 4 时开始流泪无声，伴有抽噎。胸中苦满，嗳气有声，气郁不舒，头痛如裂，咽喉不利，欲咽不能，时发四肢抽搐。呼吸不畅，叹息不止，四肢时有抽搐。舌苔黄厚，脉沉弦有力。

治疗：以细火针刺点刺治疗方法中所选穴位。初诊施用火针后，病人感到胸中气郁稍有通畅，四肢抽搐缓解。嘱回去后将心放宽，好生休息。二诊来时诉抽搐未发，睡眠尚好，胸闷口苦得解，咽喉通利，余症均减。唯头痛仍有，且不思饮食，针法不变。三诊来时除身倦、稍有头痛外，余症均消，以细火针点刺心俞、内关、合谷、太冲。再针治 1 次，诸症悉平。

例 2：赵某，女，14 岁。主因左上下肢不能动 1 个月来诊。患者 1 个月前在学校突发原因不明的哭笑无时、言语结乱，随即出现不能站立行走。经外院诊为"癔瘫"，经治效果欠佳来诊。病人烦躁不安，语言似欠流畅，易于惊惕，回答问题尚准确，双腿无力，不能行路，不能拾起，双上肢活动正常。面色萎黄，双腿不能站立，不能迈步行走。舌苔薄白，脉弦细。查体：神志意识清晰，意向性语言欠流畅。颅脑神经正常。四肢肌张力正常。双下肢意向性肌力减弱。四肢生理腱反射正常、对称。未引出锥体束征，双侧感觉对称。

治疗：以细火针刺点刺心俞、哑门、大椎、神门、大陵、内关、隐白、中脘。一诊治疗后，患者语言流畅，感到下肢有力，可以抬起。渐可下地经家人搀扶行走。二诊后，患者可自己行走，语言转利，精神平和。再诊一次巩固疗效，嘱保持稳定情绪，避免复发。

按：癔病是神经官能症之一。患者以年轻女性为多，绝大多数患者在精神因素刺激后发病，多呈阵发性发作。临床症状复杂多样，主要症状可类似其他疾病表现。其发作主要分为精神障碍与躯体功能障碍两大类。发病症状可表现为：大哭大笑、昏厥、唱歌、失语、失明、失聪、瘫痪或肠鸣腹胀等内脏自主神经功能紊乱。若不能给予积极适当的治疗，可导致其症反复发作，久治不愈。中医学认为本病是种比较复杂的疾病，与内脏、气血、精神有着十分密切的关系，其病可表现为多种多样。并根据表现部位、性质及症状不同分为"奔豚气""梅核气""厥证""郁证"等不同类型。就其病因病机而言以气郁恼怒、肝郁不舒最为多见，也有脾虚痰阻、营血不足等，不尽相同。

六、临床体会

笔者认为虽本病产生原因甚多，临床变化多端，但究其根本而言，是"气"和"郁"。而气郁之病因导致的最根本的病机是"郁而不通""气机逆乱"。正是由于这种郁而不通、气机逆乱，才会导致周身气血失调、脏腑不和、精神不宁、经脉不通等各种临床表现。就脏腑气血而言，气郁不畅肝脏首当其冲，气郁于内、肝失疏泄，气机不能条达而致肝阴不足，心脾失养，肝郁不舒，横逆犯土而出现相应症状。

就经络而言，手足厥阴循行乃"历络三焦"，"循胸"，"出胁"，"属肝络胆，布胁肋"，"上注肺"。说明厥阴之脉对气血通行，阴血濡养脏腑、筋脉有着重要意义。由于厥阴脉循行与胁、肋、胸、目、咽等部位有关，因此，厥阴经脉不畅则上述部位容易出现各种症状。正如厥阴经病候所述：心痛、胸闷、心悸、心烦、掌心发热、胸满、呃逆等。

鉴于上述特点，笔者治疗脏躁首选内关穴以平肝理气、疏通气机、通调经络。使厥阴调畅，气血得和。然后根据脏躁的不同症状表现及不同性质、病机酌情选用其他腧穴，如突发昏厥，加用水沟、素髎；胸中满闷、气郁严重，加用合谷、太冲、膻中；情志不畅、少言不语，加用大椎、哑门；心志不遂、言语错乱，加用神门、心俞、大陵；喘息样发作、胸中不畅，加用天突、膻中；癔瘫不起、萎弱无力，加用环跳、合谷、太冲等。

由于本病是精神因素而致的高级神经中枢功能失调的疾病，在治疗过程中，笔者常常给病人以必要的安慰鼓励，使病人建立起信心。充分利用患者的视、听等感觉器官沟通外界信息，提高他们的信念，从根本上治愈本病。

第二十三节 郁 证

一、概述

郁证属于中医情志病范畴，散见于古医籍中癫狂、脏躁、百合病、惊悸、怔忡、不寐等疾病。郁证是由于情志不舒、气机郁滞所引起的一类病证，主要表现为心情抑郁、情绪不宁，或易怒善哭以及咽中如有异物梗阻、失眠等各种复杂症状，包括西医学的抑郁症、适应障碍、抑郁反应、心境恶劣、抑郁状态、抑郁性神经症、更年期忧郁症、癔病等，郁证患者的心情抑郁与其处境不相称，可以从闷闷不乐到悲痛欲绝，甚至发生木僵，也可伴有躯体不适、睡眠障碍等症状，严重者伴有自杀倾向，或出现幻觉、妄想等精神病性症状。

二、病因病机

《内经》中有较多关于情志致郁方面的论述。如《素问·阴阳应象大论》云："人有五藏化五气，以生喜怒悲忧恐"；"怒伤肝、喜伤心、思伤脾、悲伤肺、恐伤肾"。可见郁证的病因病机与七情不遂，引起脏腑功能失调有关。笔者认为本病分虚实两类，虚者包括阴阳气血之虚、心经自虚、其他脏腑正虚不能奉养实者乃邪扰于心而神不安，其邪包括六淫、七情、不内外因及内生之邪。综上所述，郁证的基本病机可以概为肝失疏泄、脾失健运、心脑失养及脏腑阴阳气血失调，病理产物不外乎郁、火、痰、气、癖等。

三、临床表现

肝阴郁结证：精神抑郁，情绪不宁，胸部满闷，胁肋胀痛，痛无定处，脘闷嗳气，不思饮食，大便不调。苔薄腻，脉弦。

气郁化火证：性情急躁易怒，胸胁胀满，口苦而干，或头痛、目赤、耳鸣，或嘈杂吞酸，大便秘结。舌红，苔黄，脉弦数。

血行郁滞证：精神抑郁，性情急躁，头痛，失眠，健忘，或胸胁疼痛，或身体某部有发冷或发热感。舌质紫暗，或有瘀点瘀斑，脉弦或涩。

痰气郁结证：精神抑郁，胸部闷塞，胁肋胀痛，咽中如有物梗阻，吞之不下，咯之不出。苔白腻，脉弦滑。

心阴亏虚证：心悸、健忘、失眠、多梦，五心烦热，盗汗，口咽干燥。舌红少津，脉细数。

心脾两虚证：多思善疑，头晕神疲，心悸胆怯，失眠健忘，纳差，面色不华。舌质淡，苔薄白，脉细。

肝阴亏虚证：眩晕，耳鸣，目干畏光，视物昏花，或头痛且胀，面红目赤，急躁易怒，或肢体麻木，筋惕肉瞤。舌干红，脉弦细或数。

心神惑乱证：精神恍惚，心神不宁，多疑易惊，悲忧善哭，喜怒无常，或时时欠伸，或手舞足蹈，怒骂叫号等多种症状。舌质淡，脉弦。

四、治疗方法

1. 取穴：神庭、本神、四神聪、印堂、内关、神门、太冲、膻中、安眠、三阴交、百会、太溪、蠡沟、中脘、足三里、少府。

2. 操作方法：以细火针点刺神庭、本神、四神聪、百会、膻中、印堂、少府 0.05~0.1 寸，内关、神门、太溪、太冲、三阴交、蠡沟、安眠、足三里 0.1~0.2 寸，中脘可刺 0.2~0.3 寸，烧针后急刺疾出。

五、病案举例

信某，男，38岁。主因胸闷1月余来诊。患者1个月前在无明显诱因下出现胸闷，伴心烦易怒、头胀闷感、失眠，此外反复出现胸部及胃部明显不适，胃纳差，进食后恶心感强烈，曾在社区医院诊断为慢性胃炎进行治疗，症状未见明显改善，后又在外院呼吸科、消化科及精神科等科室求诊，诊断为焦虑性抑郁症，药物迭进，未见显效。因症状反复，遂来我院针灸科寻求治疗。自述自成年起，时而有以上症状出现，未经系统治疗，病情时轻时重。初诊：患者体型明显消瘦，舌质红、苔薄黄，脉弦略数。

治疗：神门（双）、百会、内关（双）、太溪（双）、合谷（双）、太冲（双）、足三里（双）、中脘。用上法针刺，隔日1次，神门、百会，取其宁心安神之义；内关配以合谷、太冲开四关，宽胸解郁，醒脑开窍；足三里、中脘健脾益气；太溪清热养阴。细火针点刺治疗5次后，患者自言症状有所好转，胸及胃部不适感明显减轻，但仍有堵塞感集中于胸骨下方（即鸠尾穴处）。笔者先用细火针点刺鸠尾穴0.1寸，针尖30°向下斜刺，再细火针常规点刺神门、百会、内关、期门、合谷、太冲、足三里、中脘，其他治疗方法同前。隔日患者再来治疗，喜言鸠尾处已无异样感。坚持治疗3个周期后，患者症状明显好转，可不用复诊。

按：根据患者出现的胸闷、心烦易怒、头胀闷、失眠等临床现象，结合外院诊断治疗结果，可辨为郁证；舌质红、苔薄黄，脉弦略数，属气郁化火证。针灸治则以疏肝达气、调养心神为主。笔者常规取穴包括心经原穴神门、心包经络穴内关、肝经之募穴期门，远端配合四关穴太冲、合谷等，根据患者气郁化火之象，加内庭、支沟、太溪等清肝泻火，结合患者体形消瘦、胸胃部不适、纳差等症状，加中脘、足三里健脾和胃。因患者体型明显消瘦，胸肋骨嶙峋，出于安全和医患关系考虑，前期未加入鸠尾。后经多次治疗，症状虽有所缓解，但觉堵塞感集中于胸骨下方（即鸠尾穴处），笔者出于对鸠尾之腧穴特殊重要性考虑，加用鸠尾，患者为壮年男性，气血尚盛，邪实为主，故鸠尾行泻法，以期通其经脉，调其气血，平衡阴阳，行气宽胸，和营安神。

六、临床体会

郁证作为一类常见的精神类疾病，中医认为脏腑功能失调是引起郁证的主要原因，具体表现为肝心脾肾的失调，导致气机不畅、神智不安等一系列精神神志症状。在治疗上，采用针灸疗法调节脏腑功能紊乱或脑部神志功能，从而达到缓解、治疗郁证的目的。据五脏与五志相互影响，在针灸治疗郁证中也强调辨病与辨证相结合，尤其焦虑症中精神性焦虑是导致躯体焦虑的主因，故应先改善精神焦虑，辨病与辨证相结合，才能有效地治疗焦虑症。根据五行相生相克原则，针灸通过调畅气机、疏肝解郁、平肝降火、健脾益气、化湿通络、固本培元等来调节五脏的功能，从而达到治疗抑郁症的目的。中医对郁证病因、病机、辨证分型全面，针灸对郁证治疗的理法方穴选择灵活、治疗方法多样且无明显不良反应。且经络系统是多层次、多功能、多形态，通过针刺穴位，可影响脏腑间的生理功能，从而产生整体调节作用达到治疗抑郁的目的，针灸治疗郁证已成为当今临床治疗抑郁症的一种重要治疗手段，希望更多的学者及临床工作者深究针灸对郁证的治疗，以此提高针灸治疗郁证的疗效。

第二十四节　不　　寐

一、概述

不寐指以不能入睡，或入寐则醒，或醒后不能再眠的症状。西医学认为本症多并发于其他疾病中，以神经衰弱为多见。因居住条件之过冷过热，睡前饮茶、咖啡等兴奋性饮料及其他不构成病态的偶然失眠不在此列。

二、病因病机

《千金要方·心脏脉论》云："五脏者，魂魄宅舍，精神之依托也。"不寐的病机关键是五脏失调，且与心、肝、脾、肾关系最为密切。心主血脉，主神。脾为气血生化之源。肾水上济心火，水火相济。故失眠不寐多与心、脾、肾三脏有关。胆主决断、肝主疏泄，故失眠不寐又与胆肝关系密切。胃为中土，主腐熟食物，易于积内化热，与失眠不寐也有关系。

三、临床表现

心肾不交型：难以入睡或彻夜不眠。多伴头晕耳鸣，潮热盗汗，五心烦热，健忘多梦，腰膝酸软，或遗精，阳强。

心脾两虚型：不易入睡，多梦易醒，面色少华，身体倦怠，气短懒言，心悸健忘，或食少便溏。

肝火扰心型：不寐多梦，甚则彻夜不眠，急躁易怒，伴头晕头胀，目赤耳鸣，口干而苦，不思饮食，便秘溲赤。

痰热扰心型：心烦不寐，胸闷脘痞，泛恶嗳气，伴头重，目眩。

四、治疗方法

1. 取穴：印堂、百会、上星、内关、神门、足三里、四门穴（天枢、中脘、气海）。

2. 配穴：心肾不交配心俞、肾俞；心脾两虚配心俞、脾俞；肝火扰心配行间；痰热扰心配劳宫、丰隆；心胆气虚配心俞、胆俞。

3. 操作方法：以细火针点刺印堂、百会、上星 0.05~0.1 寸，足三里、内关、神门、肾俞、心俞、脾俞、行间、丰隆、胆俞、劳宫 0.1~0.2 寸，天枢、中脘、气海可刺 0.3 寸，烧针后急刺疾出，亦可使用毫火针疗法。

五、病案举例

患者，女，50 岁。主因眠差 3 年，加重半月来诊。患者形体消瘦，面色萎黄，平素操劳较多，3 年前逐渐出现眠浅易醒、醒后难以复睡、早醒、多梦等症状，自行间断睡前服用艾司唑仑 1mg 辅助睡眠。半月前因疲劳后出现症状加重，自述每夜似睡非睡，每日睡眠时间 4h 左右，日间精神困倦、面色萎黄、乏力，时有头晕、心悸，纳差，二便尚可。舌淡苔白略腻，脉细。

治疗：以细火针点刺心俞、脾俞、膈俞、足三里，每周 2 次；配合毫针针刺百会、神庭、四神聪、神门、内关、三阴交、中脘，每周 5 次。治疗 2 周后，自诉睡眠质量提高，眠中觉醒减少，梦少，日间精力较前充沛。继续针刺治疗 4 周后，食欲改善，面色较前红润，睡眠较前深沉，已停服艾司唑仑。针刺治疗 2 月后，每晚可睡 6~7h，日间精力充沛。

按：患者以眠差来诊，面色萎黄、头晕心悸、纳差，且日常劳累较多，观其症状体征，属于心脾气血两虚证。脾气亏虚，气血化生乏源，营血虚滞，无以养心，神无所养，故夜间入睡困难、眠浅易醒，日间疲惫乏力。因其虚象为著，故选择火针温通法以激发正气、补益气血，治疗取心俞、脾俞、膈俞、足三里健脾养心，配合毫针刺百会、神庭、四神聪、神门、内关、三阴交等穴，共奏养心安神、健脾和胃之功。

六、临床体会

失眠属于中医学"不寐""不得眠"范畴，《千金要方·心脏脉论》云："五脏者，魂魄宅舍，精神之依托也。"不寐多为情志所伤、饮食不节、劳逸失调、久病体虚等因素引起脏腑机能紊乱，气血失和，阴阳失调，阳不入阴而发病。病位主要在心，涉及肝胆脾胃肾，病性有虚有实，且虚多实少。针灸可调节脏腑气血，广泛用于失眠的治疗，但多用毫针，取其镇静、安神定志之功。《针灸聚英》云："针假火力，无邪则温补。火不虚人，以壮人为法也。"火针将无形之热赋予有形之针，其温补之力通过穴位渗达于脏腑经络之中，激发正气，温养脏腑，使虚证得补，寒证得消，使机体重回阴平阳秘状态，其兼具针刺和火热刺激的特点，温补热益，又有通行之功，故温中有通、补中有行，可调理五脏，而无纯补无泻、壅滞格拒的弊端。

第二十五节　梅　核　气

一、概述

梅核气是指咽喉部自觉有异物梗阻感，吐之不出，咽之不下，时发时止，但不妨碍进食的一类疾病。梅核气又称"梅核风""梅核""炙脔""喉节"等，多因情志不遂，肝气郁滞，痰气互结，停聚于咽所致，现代医学称为咽异感症、咽部神经官能症、咽癔症、癔球症等。目前西医治疗手段上尚无特异的治疗药物，疗效欠佳，多采用心理干预、抗焦虑、抗抑郁、镇静药物、营养神经等治疗，或针对患者出现的全身症状进行对症支持治疗。中药辨证内调脏腑等方法虽有一定疗效，但疗程久、易反复；射频、激光等物理疗法效果较好，但对操作技术要求高且所用设备价格昂贵，不易普及。在临床工作中发现，火针治疗梅核气有疏通经络、软坚散结、活血祛瘀之功，且操作简便，价格低廉，治疗后不易复发，是治疗梅核气的绿色疗法。

二、病因病机

梅核气主要因情志不畅，肝气郁结，循经上逆，结于咽喉或乘脾犯胃，运化失司，津液不得输布，凝结成痰，痰气结于咽喉引起。

三、临床表现

自觉咽部常有异物感，其状诉说不一，多表现为树叶粘贴感、虫爬感、痰堵感、球状物感，欲吐不出、欲咽不下，或上下移动，或固定不动，部位多在口咽与胸骨上窝之间，咽无疼痛，空吞咽时异物感尤为明显，进食时反而消失，无饮食障碍。

四、治疗方法

1. 取穴：阿是穴（咽后壁）、廉泉、天突、膻中等。

2. 操作方法：患者取坐位，头后仰靠墙面，穴位常规消毒，细火针烧到白赤，嘱患者持续发出"啊"的声音，并迅速在患者咽后壁点刺，点刺不留针，刺入深度为 0.1~0.2 寸，咽后壁点刺后嘱患者将血水吐出，快速点刺廉泉、天突、膻中穴 0.2~0.3 寸，针孔出血的用消毒棉签按压片刻，嘱患者 3d 内火针针孔不沾水。疗程每周 1 次，5 次治疗为 1 个疗程，连续治疗2 个疗程后观察疗效。

五、病案举隅

何某，女，39 岁，主因咽部异物感 1 月余，于 2019 年 8 月 26 日就诊于医院针灸科门诊。刻诊：患者自述 1 月前与同事争吵后出现咽部异物感，吐之不出，咽之不下，时轻时重，未予治疗，无进食梗塞，无胸痛，伴咽干口苦，少痰，伴胸闷，食纳可，夜寐一般，二便调。舌苔白腻，脉弦滑。既往体健，平素性情郁闷。体检检查：咽部无充血及水肿，双侧扁桃体不肿大。血压为 128/80mmHg，心电图示窦性心律。西医诊断：咽异感症；中医诊断：梅核气（痰气交阻证）。治疗原则：通任调气，解郁化痰。操作方法：患者取坐位，头后仰靠墙面，穴位常规消毒，细火针烧到白赤，嘱患者持续发出"啊"的声音，并迅速在患者咽后壁点刺，点刺不留针，刺入深度为 0.1~0.2 寸，咽后壁点刺后嘱患者将血水吐出，快速点刺廉泉、天突、膻中穴 0.2~0.3 寸，针孔出血的用消毒棉签按压片刻。患者治疗 1 次后自觉异物感减轻，治疗第四次后患者诉异物感基本消失，无咽干口苦。2 月后随访，异物感未再发作。

六、临床体会

梅核气属中医内科"郁证"范畴。本病的病机为气机不畅导致的神失所养，痰气交阻。其基本病机为气机阻滞，在此基础上或有气郁化火，水道不利而生痰，肝木太过克脾土而致运化失司、水湿内停等诸多变证。《脉症治方·卷之四》云："气郁则开之……痰郁则消而导之。"对于痰气交阻所致的情志病，则取二者相合之法，而诸郁又以气郁为先，故解郁贵以调气，气行则郁自散，气和则病无由生，中气即气机升降之枢纽，可取任脉穴位斡旋中州。廉泉可生津化痰，降逆散结，与气海相伍，将津液引于上，咽部之痰得以稀释而随逆气归于下。天突合于丰隆可利咽喉、化痰浊，与廉泉相伍，可使咽部气血得畅，梗塞自解。膻中调神志，畅气机，使得神得所主，意有所御，胸部之气升降有序；火针在局部施治既起到针刺作用，又可以使热力直达患处，有疏通经络、软坚散结、活血祛瘀之功，在有效缓解咽部异物感、咯痰的基础上，还可有效改善饮食、堵闷感、情绪等方面，使患者的生活质量得以提高，简便廉效，且无不良反应，值得临床推广学习。

第二十六节　股外侧皮神经炎（麻木）

一、概述

股外侧皮神经炎又称感觉异常性股痛症，是多种原因引起股外侧皮神经损害的以大腿前外侧皮肤感觉异常或有疼痛的综合征。属中医"肌痹""皮痹"范畴，现代医学认为，股外侧皮神经源于第二、三腰神经前支的后股，从腰大肌外侧缘斜向外下方，横过髂肌至髂前上棘或至其内侧，经腹股沟韧带深面至股部，穿缝匠肌后依次穿出阔筋膜和浅筋膜，分布于大腿前外侧皮肤。本病多由股外侧皮神经在髂前上棘内侧经过腹股沟韧带处的骨纤维管或穿出阔筋膜处被卡压所致，常见于中老年肥胖男性、妊娠期女性及紧身着装者。

二、病因病机

股外侧皮神经炎的病变部位属于足少阳胆经与足阳明胃经循行之所过，属于中医学中"皮痹""肌痹"等范畴。《素问·痹论》曰："风、寒、湿三气杂至，合而为痹。"《类证治裁·痹证》曰："诸痹，良由营卫先虚，腠理不密，风寒湿趁虚内袭。正气为邪阻，不能宣行，因而留滞，气血凝涩，久而成痹。"本病病因繁杂，多为气血亏虚，营卫不固，外感风寒湿邪，使气血运行不畅，肌肤失濡，筋脉痹阻，滞而为病。

三、临床表现

多为单侧大腿前外侧的感觉异常，如蚁走感、烧灼感、麻木或针刺感等，或有局部感觉过敏、感觉缺失，行走和站立时加剧，一般为慢性或亚急性起病，多见于青壮年。

四、治疗方法

1. 取穴：阿是穴（病变皮损处）。
2. 操作方法：在股外侧皮神经支配区域选择针刺点，每次选 3~5 个点，每个点间隔 1.5cm 左右；患者取侧卧位，患肢在上，清洁皮肤并常规消毒后，将粗火针在酒精灯外焰加热针体，直至针尖烧至红白后，迅速准确地刺入已经选好的针刺点，刺入深度 0.2~0.3 寸。3d 治疗 1 次，5 次为 1 个疗程，休息 1 周后进行下一个疗程，治疗 2 个疗程后观察疗效。

五、病案举隅

韩某，女，33 岁，2017 年 6 月 12 日初诊。主诉：左侧大腿前外侧麻木伴疼痛半年余，加重 2 周。现病史：患者近半年来无明显诱因出现左侧大腿前外侧皮肤麻木，甚则疼痛，麻木及疼痛时伴有灼烧感，未系统诊治。近 2 周自觉劳累乏力，左大腿前外侧皮肤感觉减退。舌淡，苔白腻，脉沉细。查：左侧大腿前外侧皮肤有一片约 20cm×15cm 痛觉、温觉减退。既往腰椎间盘突出症 3 年余。中医诊断：皮痹；西医诊断：股外侧皮神经炎。嘱患者取仰卧位，左大腿前外侧患处皮肤常规消毒，使用粗火针治疗 1 次后，查感觉减退范围大概为 15cm×12cm，治疗 6 次后，患者自述左侧大腿前外侧皮肤敏感度增强，异常感觉明显减弱。2 个疗程结束后，患者自述异常感觉消失，基本痊愈。治疗结束 2 月后随访未复发。

六、临床体会

股外侧皮神经炎的病变部位属于足少阳胆经与足阳明胃经循行之所过。本病病位表浅，火针的刺激点为皮肤的浅表层，当属"浮刺""半刺"之列，以取皮气，治"肌急而寒者也"。火针在局部施治既起到针刺作用，又可以使热力直达患处，起到温经通络、活血化瘀、祛风散寒的作用。故火针治疗股外侧皮神经炎可以改善局部血液循环，消除周围炎症，恢复神经机能，达到正常的生理平衡。

第二十七节　周围性面神经炎（面瘫）

一、概述

周围性面神经炎，中医亦称之为"口癖""口歪""口眼歪斜"等。西医治疗主要是使用激素减轻面神经水肿、缓解神经受压，维生素 B 族药物促进神经髓鞘的恢复或使用抗病毒药物治疗、物理治疗和自我面肌按摩及功能训练，但部分患者仍遗留有不同程度的后遗症。火针治疗面瘫根据病情进行阴阳寒热、表里虚实辨证，从而选择相应腧穴，以求阴阳平和，得到广泛认可。火针是以"温通法"温养经脉与血液，减轻面神经水肿，从而改善面部血液循环，促进面部肌肉运动功能的恢复。

二、病因病机

周围性面神经炎是因受寒、病毒感染等因素引起面神经缺血水肿，导致面部感觉、运动障碍；其病机为脉络空虚，卫外不固，风寒或风热之邪乘虚侵袭面部经络，导致气血瘀滞、经筋功能失调。

三、临床表现

临床主要表现为病侧额纹消失，眼睑不能闭合、多泪，鼻唇沟变浅，口角下垂，不能皱眉和鼓腮，吹口哨时漏气，喝水时易漏水，食物常滞留于病侧齿颊之间等，还可伴有听觉改变、舌前味觉减退及唾液分泌障碍等症状。部分患者因面神经受损程度较重导致病情迁延难愈，后期出现面肌痉挛、鳄鱼泪、联带运动、倒错等表现。

四、治疗方法

1. 取穴：地仓、迎香、颊车、四白、阳白、翳风等。
2. 操作方法：常规消毒后，用止血钳夹持点燃95% 酒精浸泡过的棉球，将 0.5mm 细火针针身烧至白亮后，迅速点刺地仓、迎香、颊车、四白、阳白、翳风等穴位，进针 0.3~0.5 寸，出针后予以按压，隔日火针治疗 1 次。5 次治疗为 1 个疗程。

五、病案举隅

黄某，男，46 岁。主因右侧眼睑闭合不利伴口角歪斜、流涎 2 月余。2 个月前患者与他人争吵后又冲凉，后自觉右侧面部板滞，次日出现右侧额纹消失，抬眉欠佳，眼睑闭合不全，口角歪斜偏向左侧，口角流涎，鼓腮吹气不能。于银川多家医院针灸、拔罐治疗，面部症状仍未见明显改善。2021 年 9 月 17 日就诊于医院针灸科门诊。刻诊：右侧额纹消失，不能抬眉，右侧眼睑下垂，眼睑闭合不全，口角偏向左侧，口角流涎，鼻唇沟变浅，鼓腮吹气不能，二便正常，饮食可，夜寐安。舌质暗淡，苔薄白，脉细。中医诊断：面瘫（痰瘀阻络证）；西医诊断：右侧面神经炎。治疗原则：化痰活血，通络止痉。操作方法：常规消毒后，用止血钳夹持点燃95% 酒精浸泡后的棉球，将 0.5mm 细火针针身烧至白亮后，火针留针地仓、颊车、阳白，进针 0.3~0.5 寸，出针后予以按压，隔日火针治疗 1 次，每周 3 次毫针针刺配合火针治疗，经治疗 3 个月后，现患者病情显效，仅仔细观察方能看出面部轻微运动功能减弱。

六、临床体会

周围性面神经炎的发生与劳逸失调、正气亏虚、风寒及风热乘虚直入等因素相关。日久失治，正虚邪存，经筋失养可致顽固性周围性面瘫。火针是一种兼具针和灸双重作用的治疗手段，既保持原有针的刺激又赋予了温热刺激，从而行气活血、温通经络，改善气血运行。采用火针治疗周围性面瘫，即以温通法振奋阳气、祛除寒邪，从而温通经脉，促进血液的运行濡养筋脉，使面部瘫痪肌肉的功能得以恢复，并达到无邪则温补、有邪则胜邪的作用。手三阳经和足阳明经经脉与头面部关系极为密切，故针灸治疗面瘫常选用在其经上腧穴。火针针刺常选取阳明经穴位，一方面由于面部肌肉运动功能丧失归属于阴，阳明经可激发阳气；另一方面足阳明经循行于头面部，遂按经取穴，从而疏通阳经经络，温经散寒，加上火针本身的温热效应，以助激发人体经气，推动气血运行，进而改善面部活动不利症状。

第二十八节　面　肌　痉　挛

一、概述

面肌痉挛为无颅脑器质性病变的周围神经病；可归于"面风""胞轮振跳""瘛疭"等范畴。精神紧张、过度疲劳及睡眠不足可使病情加重，入睡时停止发作。少数面肌痉挛可为面神经炎的后遗症。西医关于面肌痉挛的病因及病理机制的认识尚不明确，治疗多采取口服药物、注射 A 型肉毒素、微血管减压术等方法，上述治疗方法虽有一定效果但存在多种问题，或药物不良反应大，或疗效不确切、适用度低，或手术风险高、患者不易耐受，或患者经济负担重；中医临床可采用火针疗法，其起效快、无不良反应，治疗效果显著。

二、病因病机

中医学在长期的临证过程中，对面肌痉挛的病因病机的认识还未统一，有各自独到的见解，形成百家争鸣的局面，目前多数研究主要从风、痰、虚、瘀四种病理因素，以及从肝胃二经、肝风内动等不同角度解释面肌痉挛的发病。但总的来说，其病因可概括为：外邪侵袭、内风窜动、情志内伤等几类。主要病机为风盛则动，因情志失调，肝郁气滞，郁而化火，肝风内动，或是阴血亏虚，无以濡养筋脉，虚风内动，或因风寒热邪外袭，扰动筋脉；也可因热邪亢盛，伤于营阴，筋失濡润，出现面肌拘挛抽搐。本病与肝、脾、胃密切相关，面肌痉挛的病机大多为本虚标实，虚实夹杂。

三、临床表现

指一侧或两侧面部肌肉（包括眼轮匝肌、表情肌及口轮匝肌）反复发作的阵发性、不自主的抽搐，多于紧张或情绪激动时加重，甚则出现睁眼困难、口眼歪斜、耳内抽动样杂音等，本病好发于中老年人群，女性略多于男性。

四、治疗方法

1. 取穴：痉挛处阿是穴，如痉挛在上眼睑处取攒竹、丝竹空，下眼睑处痉挛取四白，面颊处痉挛取颧髎，口周处取地仓。

2. 操作方法：患者取仰卧位，穴位局部常规消毒，采用细火针，火针用酒精灯烧至红透变白后点刺痉挛处两三个阿是穴，垂直刺入 0.1~0.2 寸，迅速出针，火针点刺法宜浅刺，针刺后用棉球按压。前 2 周每日针 1 次，治疗 5d 后休息 2d，连续治疗 2 周，共针 10 次；从第三周开始，改为隔日针 1 次，每周 3 次，再针 10 次。痉挛止即停用火针。

五、病案举隅

高某，女，48 岁。主诉：近 10 年内发生面瘫 3 次，经针刺药物治疗获愈。半年来反复出现左侧面部、睑部、口角部肌肉不自主跳动。近来眼睑及口角部跳动幅度增大，入眠则止，偶伴有耳鸣，面部紧涩，情绪波动时症状加重。严重时睁目困难，口角向左牵拉。舌淡、苔白，脉细弦滑。中医诊断：面瞤（肝郁气滞证）；西医诊断：面肌痉挛。治疗原则：疏肝解郁，活气行血，养血荣筋。取穴：阿是穴、角孙、头临泣、丝竹空、颧髎、地仓。刺法：患者取仰卧位，穴位局部常规消毒，火针用酒精灯烧至红透变白后点刺痉挛处阿是穴及面部穴位，垂直刺入 0.1~0.2 寸，迅速拔出，火针点刺法宜浅刺，针刺后用棉球按压。隔日治疗 1 次。一诊后觉面部轻松有舒展感。三诊后面部跳动次数减少。五诊后跳动呈大间歇状态。十诊后跳动停止，面部形态正常，临床痊愈。

六、临床体会

面肌痉挛是一种慢性、进行性神经肌肉疾患，患者伴发有明显的焦虑、抑郁及躯体化倾向，并同时可能带来社交恐惧、人际关系等问题。火针治疗面肌痉挛通过点刺局部，可温通经脉、行气活血，改善面部血液供给，使肌肤得到濡养，则抽搐自止。用细火针，操作关键为"红、准、快"。其中"准"是此针法的核心，"红"和"快"是疗效的保证。刺激穴位或局部，加快局部气血运行，增加局部血供，即温通经络，活血化瘀，采用火针"温通"的作用，达到调和气血，筋脉得血养，缓解经筋痉挛症状，此为火针治疗之本。火针还可开门祛邪，从而消除病因。邪气外出，面部经络畅通，经筋才能得以濡养。故在临床上火针治疗面肌痉挛可迅速达到解痉止挛的目的。

第二十九节　头　　痛

一、概述

头痛是因外感或内伤诸因，致使脉络细急或失养，清窍不利所引起的以病人自觉头部疼痛为特征的一种常见病证，也是一个常见症状，可以发生在多种急、慢性疾病中，有时亦是某些相关疾病加重或恶化的先兆。发病率高，易反复发作，迁延难愈，严重影响患者的生存质量。祖国医学对头痛冠之以不同的名称，如偏头痛、头风、脑风、首风、真头痛、雷头风、巅顶痛等，与现代医学的偏头痛、血管神经性头痛类同。西医治疗包括药物治疗和非药物物理治疗两部分，花费高，疗程长，病情容易反复。多年的临床实践证明，火针治疗头痛可以改善大脑皮层调节作用，影响头部血管的收缩功能，强通经络而止痛。

二、病因病机

头痛从病因角度看，无外乎外感与内伤两方面。外感主要指感受风邪侵袭，内伤则以脏腑功能失调为本，痰、瘀形成为标。从病机角度看，头痛的发生以脏腑功能失调为主导，多种原因致风、痰、瘀作用于人体而形成。

三、临床表现

以头痛为主症，一侧、双侧或全头部疼痛。呈跳痛、灼痛、胀痛、重痛、针刺痛等，甚则伴恶心呕吐，难以忍受。

四、治疗方法

1. 取穴：阿是穴、率谷、风池、百会、神庭、天柱。
2. 操作方法：患者取仰卧位，穴位常规消毒，选用细火针烧红后迅速点刺穴位，头部阿是穴、率谷穴要求平刺进针 0.3~0.5 寸，风池穴直刺进针 0.1~0.2 寸，随即迅速出针，用碘伏棉球按压片刻，嘱患者 24h 内火针针孔不沾水。疗程：每日 1 次，每 5 次治疗后休息 2d，5 次治疗为 1 个疗程，连续治疗 2 个疗程后观察疗效。

五、病案举隅

吴某，女，46 岁，2015 年 1 月 9 日就诊。间断枕后头痛 3 个月。患者 3 个月前因与同事外出滑雪受寒后当夜出现右颞侧及后枕部疼痛，呈压迫样疼痛，后枕部严重，连及颈项部收紧感，当夜呕吐 1 次，呕吐后疼痛减轻，自以为受寒后感冒，未予重视，后一直自觉后枕部胀满感，吹风后疼痛，得暖后可缓解，1 周前患者晨起外出受寒后再次出现枕后部疼痛，伴头晕不适，恶心呕吐 1 次，吐后疼痛略减轻，自服感冒清热颗粒等药物，后稍缓解，但仍见枕后部持续重痛感来诊。无发热，枕后部疼痛，有沉重感，无恶心呕吐，无头晕，无颈部不适感，舌淡，苔薄白，脉沉细。有磺胺及青霉素过敏史。查体示神清，颈软无抵抗，余神经系统查体未见异常。头颅 CT 未见异常。中医诊断：头痛（风寒袭络）；西医诊断：枕神经痛。治法为祛风散寒，温经通络。取局部阿是穴行火针点刺。患者治疗 1 次后自觉枕后部重胀感好转，治疗第二次后患者自觉后枕部疼痛基本消失。治疗第三次后患者诉未再感觉枕后部不适。火针治疗 5 次后，痛未再发作。

六、临床体会

头痛的诱因繁多，发病涉及多个病理环节。多因外感风寒湿邪，或因气郁、痰火、瘀血内生之邪，阻于脉络，导致脉络气血凝滞不通，不通则痛。火针又称"燔针"，是将一种特殊材料制成的针在火上烧红后迅速刺入人体一定穴位的治疗方法，能使热量直达病所，激发人体阳气，增强经络的气血运行，起到扶正助阳、温通经脉、活血通络止痛的作用。《灵枢·经筋》中"治在燔针劫刺，以知为数，以痛为腧"原则，选取头部率谷、风池、局部阿是穴配合火针治疗以激发经气，助气血运行，调整头部血管舒缩功能障碍。

第三十节 三叉神经痛（面痛）

一、概述

三叉神经痛，是常见的脑部神经系统疾患，中医学无相类似病名，通常将其归属于"面痛""眉棱骨痛"或"偏头痛"等范畴。三叉神经痛是指三叉神经分布区反复发作的短暂而剧烈的疼痛，多为单侧，以刺痛、放射性、烧灼样抽掣疼痛为主。因此被称为折磨人的"天下第一痛"，是一个严重影响患者生活质量的疾病，目前临床治疗方法主要有药物、射频热凝、手术治疗等，虽有一定疗效，但多有这样或那样的副作用，易复发，难根治。中医治疗以中药和针灸为主，其中火针疗法治疗本病有良好的治疗效果，尤其针灸疗法因其无不良反应、疗效好越来越受到广泛关注及认可。

二、病因病机

三叉神经痛是风寒之邪袭于阳明筋脉，寒性收引，凝滞筋脉，血气痹阻，遂致面痛。每因气候骤变，或遭风邪而头痛发作；或因情志激动，则肝胆之风循经上扰，亦可致头痛；或因风热毒邪，血气素亏，髓海精气不充，每因操劳或用脑过度而致，浸淫面部，影响筋脉气血运行而致面痛。临床上以第二支、第三支发病较多，本病可分为原发性和继发性两种。

三、临床表现

三叉神经痛发作突然，呈阵发性放射性点击样剧痛，如撕裂、针刺、火灼一般，患者极难忍受。每次疼痛时间很短，数秒钟至数分钟后自行缓解，但连续在数小时或数天内反复发作。疼痛部位以面颊上下颌部为多，额部较为少见。疼痛常可因吹风、洗脸、说话、吃饭等刺激而发作。

四、治疗方法

1. 取穴：辨证取穴，按疼痛部分配穴：上额支疼痛取攒竹、阳白、太阳、鱼腰；颧支疼痛取四白、下关、颧髎、巨髎；下颌支疼痛取地仓、颊车、承浆、翳风。

2. 操作方法：患者取仰卧位，在穴位局部用75%酒精消毒后，使用细火针，在酒精灯上烧红后快速进针，进针0.1~0.2寸，进针后即刻出针，不留针，针毕局部涂万花油以防烫伤，针刺时注意避开血管。每疗程用火针针刺2次，每次间隔3d。

五、病案举隅

马某，女，58岁。主诉：右侧颜面部疼痛3个月，加重半个月。患者3个月前洗头后吹风出现右侧颜面部疼痛，疼痛剧烈，有烧灼感，洗脸时疼痛加重，反复发作，曾在某医院神经内科诊断为三叉神经痛，口服卡马西平（具体剂量不详）后疼痛缓解。半个月前洗澡后到窗口关窗，疼痛复发，口服卡马西平（具体剂量不详）后疼痛不缓解。现右侧颜面部疼痛反复发作，牙龈处疼痛明显，呈刀割样，疼痛牵引右侧眉棱骨处，颜面微肿胀，洗脸、咀嚼或咳嗽时疼痛加剧，纳差，寐差，余无不适。舌淡红，苔白厚，脉弦缓。体格检查：生理反射存在，病理反射未引出，心肺未见异常。血压及眼底检查均正常。西医诊断：三叉神经痛；中医诊断：面痛（风痰阻络型）。治则：祛风化痰，通络止痛。操作方法：取穴鱼腰、下关、四白、颧髎、颊车、承浆等。局部穴位常规消毒后，将火针烧至白炽，运用腕力将针尖快速、精确、垂直刺入穴位，速进疾出，进针深度为 0.1~0.2 寸，针刺后嘱患者勿沾水，避免感染。治疗 1 次后，患者当晚发作时颜面部疼痛程度骤减。治疗 7 次后，颜面部疼痛减轻过半，且发作频率下降，洗脸、咀嚼时不再诱发疼痛，右眉棱骨处疼痛消失。治疗 12 次后，面部疼痛基本消除，且 2 个月后随访，患者疼痛未发作。

六、临床体会

三叉神经痛多与风、火、痰、瘀等病理因素有关，导致面部经络气血运行障碍所致。火针具有针和灸的双重作用，可增强阳气，激发经气，达到通经止痛、温运气血的作用。火针疗法治疗三叉神经痛具有良好疗效，因火针以患病部位为主，所以，有急则治其标之义。火针疗法具有温经通络、活血止痛的功效。火针热力透达，可疏通经络中壅滞的气血，无论是风寒、风热之邪侵袭经络，或气郁化火阻滞经络气机，火针因其性剽悍，有很强的疏散气机作用，使气血运行通畅，局部筋脉得血养柔而不拘，起到活血祛瘀止痛的效果。

第三十一节　中风后遗症（附：肩手综合征）

一、概述

中风，现代医学又称"卒中""脑血管意外"，是一种突然起病的脑血液循环障碍性疾病。脑血管疾病患者因各种诱发因素引起脑内动脉狭窄、闭塞或破裂而造成的急性脑血液循环障碍。中医之中风是指患者突然昏仆，不省人事，伴有口角歪斜、言语不利、半身不遂的一类疾病，分为中经络、中脏腑。中医中风病因复杂、证型多种多样，不同时期证候特点处于不断变化当中。中风后期患者易发生后遗症的情况，严重影响患者的日常生活。中风后遗症种类较多，如偏瘫、感觉和运动功能障碍、认知和精神障碍、言语功能障碍、吞咽功能障碍、运动性失语，以及其他症状如头痛、眩晕、恶心、耳鸣、步伐不稳等。目前，西医疗法主要给予营养神经、镇痛、改善局部微循环等药物治疗，并辅以现代康复疗法，给个人、家庭、社会带来沉重的负担。火针作为一种历史悠久的治疗方法，温运气血则瘀血自消，温阳化气则气顺血行，散寒祛湿则血不凝，火针疗法治疗中风后遗症具有简、便、验、廉等优势，在操作方法、应用范围、治疗效果等方面均显示出独特之处。

二、病因病机

从病机而言，中风后遗症多属本虚标实，本虚为元气亏虚，标实多为瘀血、痰浊，且久病入络。治疗时以培补元气为主，兼理气化痰、祛瘀通络以调元，补调结合才能使元气正常发挥作用，还可祛邪外出，无闭门留寇之弊。

三、临床表现

（一）出血性脑卒中

1.肢体功能障碍：主要表现偏瘫侧感觉和运动功能障碍。

2.认知和精神：较大范围或多次复发的脑出血，可留有精神和认知障碍如人格改变、消极悲观、郁抑寡欢、精神萎靡、易激动等。

3.言语功能障碍。

4.吞咽功能障碍。

5.其他症状：头疼、眩晕、恶心、失眠、多梦、注意力不集中、耳鸣、眼花、多汗、心悸、步伐不稳、颈项酸痛疲乏、无力、食欲不振、记忆力减退、痴呆、抑郁等。

（二）缺血性脑卒中

1.偏瘫，是最常见的脑血栓后遗症。一侧肢体肌力减退、活动不利或完全不能活动。常伴有同侧肢体的感觉障碍如冷热不知、疼痛不觉等。有时还可伴有同侧的视野缺损。

2.失语。运动性失语表现为病人能听懂别人的话语，但不能表达自己的意思。感觉性失语则无语言表达障碍，听不懂别人的话，也听不懂自己所说的话，表现为答非所问，"自说自话"。命名性失语则表现为看到一件物品，能说出它的用途，但却叫不出名称。

3. 较大范围或多次复发也是脑血栓后遗症的症状。可留有精神和智力障碍：人格改变、消极悲观、抑郁寡欢、精神萎靡、易激动等。

4. 其他症状。头疼、眩晕、恶心、失眠、多梦、注意力不集中、耳鸣、眼花、多汗、心悸、步伐不稳、颈项酸痛疲乏、无力、食欲不振、记忆力减退、不能耐受噪声等。

四、治疗方法

1. 取穴：

（1）中风后偏瘫：采用经穴与阿是穴相结合的方法。上肢偏瘫者取肩前、肩贞、尺泽、天井、大陵、阳池、鱼际、后溪、内八邪、外八邪；下肢偏瘫者取血海、梁丘、阴陵泉、阳陵泉、三阴交、悬钟、照海、申脉、环跳。其余症状随症选穴，每次治疗选 8~19 个穴位。

（2）肢体末端肿胀：取阿是穴，即静脉曲张最明显之处。

（3）中风后足内翻：患侧足三里、条口、丰隆、承山、承筋、三阴交等穴以及小腿痉挛肌上多点点刺。

（4）中风后抑郁：多选取头部穴位，如四神聪、百会、神庭等，常配合应用八脉交会穴、原穴、背俞穴等特定穴及井穴等远道取穴。

（5）中风后便秘：双侧中脘、天枢、足三里、上巨虚、下巨虚等。

（6）运动后失语：百会、金津、玉液、印堂等。

（7）中风后尿失禁：肾俞、膀胱俞、大肠俞、会阳等。

（8）中风后呃逆：内关、攒竹、足三里、中脘、膈俞等。

2. 操作方法：患者取合适体位，穴位常规消毒，细火针烧到白赤，快速刺入穴位，点刺不留针，刺入深度为 0.2~0.3 寸，刺后针孔出血的用消毒棉签按压片刻，嘱患者 24h 内火针针孔不沾水。疗程：每日 1 次，每 5 次治疗后休息 2d，10 次治疗为 1 个疗程，连续治疗 2 个疗程后观察疗效。

五、病案举隅

黄某，男，45岁。因"左侧下肢乏力5年余"就诊。患者2016年9月6日无明显诱因出现一过性黑矇，左下肢无力，于当地医院就诊，测血压为160/100mmHg，行头颅CT示右额叶缺血性脑梗死。予相关对症支持治疗（具体不详），病情好转后出院，出院后定期于当地医院行扩张血管改善循环治疗，疗效一般。既往史：高血压病病史8年余，高脂血症病史4年余，西医给予降压、抗血小板聚集、调脂稳定斑块等对症治疗；有饮酒史，现已戒酒。现症见：左侧下肢乏力明显，活动不利，行走时需工具辅助，气短，神疲乏力。纳寐可，偶有便溏。舌暗苔白，脉弦细。西医诊断：脑梗死后遗症；中医诊断：中风后遗症（气虚血瘀证）。治宜益气健脾，化瘀通络。操作方法：取血海、梁丘、阴陵泉、阳陵泉、三阴交、悬钟、照海、申脉、环跳等。局部穴位常规消毒后，将火针烧至白炽，运用腕力将针尖快速、精确、垂直刺入穴位，速进疾出，进针深度为0.2~0.3寸，针刺后嘱患者勿沾水，避免针刺部位感染。治疗3次后，患者感下肢乏力症状明显缓解。治疗8次后，左下肢活动可，可独立行走。

六、临床体会

中风，西医称为脑卒中，是一个全球性的健康问题。随着诊断和治疗技术的不断发展，中风病死亡率有所降低，但是不同程度的中风后遗症（如偏瘫、失语、吞咽障碍、抑郁、尿失禁等），仍然给个人、家庭、社会带来沉重的负担。中风后遗症随着病程的延长，气血运行不畅日久，痰浊瘀血凝聚渐深，阳气日衰，欲要达行气活血、祛痰通络之效，需要很强的刺激量，而通过普通毫针针刺之力难以达到。火针在以火烧针身至红后迅速刺入穴位，能够瞬间释放出能量，火热力最强，迅速有效地激发阳气，劫夺病邪，直接达到经络气血的强通。可谓重病重剂方可奏效。

附：肩手综合征

肩手综合征，也称"反射性交感神经营养不良综合征"，是中风后常见的并发症之一。常见于中枢性上运动神经瘫痪患者，主要表现为患侧上肢水肿、皮肤潮红、皮温上升、肩手疼痛、肩关节脱位、关节活动受限及手指屈曲活动受限等，临床将肩手综合征分为三期：Ⅰ期表现为手部肿胀、色泽改变，肩、手部有疼痛性运动障碍；Ⅱ期表现为肩、手部疼痛性运动障碍减轻、肿胀和色泽改变部分减轻或完全消失，开始出现肌肉萎缩；Ⅲ期表现为手、肩部呈营养不良性改变，肌肉萎缩明显，关节活动受限、挛缩。脑卒中后肩手综合征属中医学中风、痹证、痿证等范畴。病机是肝肾不足，肾精亏虚不能生髓充骨；肝血不足不能濡养筋脉；气滞血瘀，不通则痛，肌肉挛缩疼痛；脾气不足，水湿内停，水液泛溢肌肤，患手肿胀属本虚标实，肝肾亏虚、气血不足为本，气滞血瘀、水湿内停为标。火针治疗肩手综合征取穴：患侧肩前、肩髃、肩贞、曲池、外关、八邪、水分、中脘等。治法：患者取合适体位，穴位常规消毒，细火针烧到白赤，快速刺入穴位，点刺不留针，刺入深度为 0.2~0.3 寸，刺后针孔出血的用消毒棉签按压片刻，嘱患者 24h 内火针针孔不沾水。疗程：每日 1 次，每 5 次治疗后休息 2d，10次治疗为 1 个疗程，连续治疗 2 个疗程后观察疗效。火针有助阳益气、解除麻木、运行气血、解痉止挛之功。从现代医学角度来说，火针疗法可以改善大脑皮层调节的作用，火针在治疗肩手综合征方面可温经活血、化瘀止痛，气至病所，有效缓解病人的疼痛及改善运动功能。

第三十二节　慢性前列腺炎（淋证）

一、概述

慢性前列腺炎是一种以排尿异常、骨盆区域广泛疼痛和不适为主要临床表现的疾病。慢性前列腺炎是严重危害成年男性健康的常见泌尿生殖系良性疾病，国内发病率 2.0%~46.63%，青壮年男性是主要发病群体。

中医古文献中，虽无慢性前列腺炎的病名，但多有关于其临床症状、体征的描述，据其尿频、尿急、尿痛、尿道"滴白"及骨盆区广泛疼痛等症状，可归属于"白淫""淋证""精浊""白浊"等病的范畴。最早记载"白淫"病名的是《素问·痿论》，《金匮要略》等亦较早有关"淋证"的描述，《诸病源候论》《丹溪心法》等也有"白浊"的病名,"精浊"之名亦有见于《景岳全书》。

二、病因病机

慢性前列腺炎在传统中医理论中属于精浊范畴,其主要原因是由湿热引起,经久不愈。湿热之邪长期不清,瘀于体内,一则耗伤正气,二则精道气滞血瘀,久病导致情志不舒,肝气瘀滞,气滞则血瘀,郁久化热,内扰精室,故后期多为虚实夹杂。

三、临床表现

(一)排尿症状

患者常表现尿频、尿急、尿痛,排尿时尿道灼热或疼痛,夜尿增多,排尿不畅,尿线无力或尿线分叉,尿末滴沥,尿末或大便时出现尿道滴白。上述症状时重时轻,反复发作。

(二)疼痛

患者常出现会阴部、下腹部、腹股沟区、大腿内侧、阴茎、阴囊、腰骶部疼痛、坠胀痛、酸痛或剧痛。可一处或多处出现疼痛,也可在不同部位交替出现疼痛,严重程度不一,反复发作。

(三)精神症状

患者常表现为焦虑、抑郁、紧张、恐惧,出现明显精神心理和人格特征改变,严重者多疑,甚至有自杀倾向。也可出现性欲减退,痛性勃起,射精痛,甚至勃起功能障碍。

四、治疗方法

1. 取穴:肾俞、次髎、中极、曲骨、三阴交。

2. 操作方法:所取穴位皮肤常规消毒,术者右手持火针,将针尖在酒精灯上烧至红亮后,迅速刺入穴位,随即拔出,深度为0.1~0.2寸,然后用干棉球压迫针孔,无须包扎,隔日1次,两组穴位交替使用,10次为1疗程。

五、病案举隅

李某某，男，41岁，工程师，2018年9月5日就诊。主诉：患前列腺炎1年多。近1月来病情加重，出现尿频、尿急、尿痛，腰骶部酸痛，下腹坠胀，大腿内侧不适，性欲减退等。前列腺液镜检：白细胞（++）；脓球（++）。诊断：前列腺炎。经泌尿外科采用中西药物治疗效果不佳，请我科会诊治疗。用上法治疗1次后，尿频尿急症状明显缓解。经5次治疗，自觉症状基本消失，前列腺液镜检脓球（-），白细胞少许。继续治疗5次，巩固疗效。随访半年未见复发。

六、临床体会

慢性前列腺炎在传统中医理论中属于精浊范畴，其主要原因是由湿热引起，经久不愈。湿热之邪长期不清，瘀于体内，一则耗伤正气，二则精道气滞血瘀，久病导致情志不舒，肝气瘀滞，气滞则血瘀，郁久化热，内扰精室，故后期多为虚实夹杂，治疗不当常病情加重。治疗上宜理气活血，滋阴清热，祛实补虚。火针疗法来源于《灵枢·官针》："焠刺者，刺燔针则取痹也。"是说火针即为"燔针""焠刺"，彭庆珊等通过火针临床应用研究证明其具有针刺和灸法的双重作用，既有对经络的刺激作用，又有灸法的温经通脉之效，能在更大的程度上刺激穴位，激发经络气血循环，温经助阳，增强人体阳气，调节脏腑功能，使寒湿尽去。故取病变所在膀胱经穴肾俞、次髎，再取任脉中极、曲骨和脾经三阴交治之。肾俞补肾壮阳，培元利水；中极为膀胱经募穴，可培补元气、清利湿热，近取曲骨、次髎以疏导经络，调和气血；三阴交为足三阴经之交会穴，可以调补三阴经气而固下元。诸穴合用，肾气充足，下元得固，湿邪蠲除，则前列腺之炎症可愈。

前列腺炎属难治性疾病，现代医学认为是因细菌逆行感染而致，多采用抗生素治疗，但不易取得速效。火针具有消炎、消肿、镇痛等作用，通过火针给经穴以温热而持久刺激，以改善局部血液循环，促进炎症的吸收而取得速效。

第三十三节 肥 胖 症

一、概述

肥胖是指机体总脂肪含量过多或局部脂肪含量增多及分布异常，是由遗传和环境等因素共同作用而导致的慢性代谢性疾病。目前，我国居民超重及肥胖问题不断凸显。2020 年《中国居民营养与慢性病状况报告》显示，城乡各年龄组居民超重及肥胖率持续上升，成年居民超重或肥胖已超过总人口 50%。2016 年著名医学杂志《柳叶刀》发表的全球成人体重调查报告显示，2014 年我国的肥胖人口数量已超过美国，跃居全球第一名。体重不只是身体肥胖或消瘦的反映，更是个体内部功能及组织代谢分泌的外在表现，是反映健康状况的重要指标。

我国传统医学对肥胖的认识早有由来。根据《灵枢·卫气失常》言："何以度知其肥瘦？人有肥、有膏、有肉。䐃肉坚，皮满者，肥。䐃肉不坚，皮缓者，膏。皮肉不相离者，肉。"宋代杨士瀛说："肥人气虚生寒，寒生湿，湿生痰，故肥人多寒湿。"叶天士说："夫肌肤柔白属气虚，外似丰溢，里真大怯，盖阳虚之体，惟多痰多湿。"金元时期李东垣《脾胃论》里对肥胖症机理的记载："脾胃俱旺，则能食而肥，脾胃俱虚，则不能食而瘦，或少食而肥，虽肥而四肢不举，盖脾实而邪气盛也。"以上记载，成为针灸医家认识和治疗肥胖症的基础。

二、病因病机

单纯性肥胖病的病因病机复杂，机体外感湿邪，或体内水液运化失常而形成湿浊，会阻遏清阳气机，造成代谢失常，身体的废物难以排出体外，人就越来越胖。《丹溪心法》云"肥人气虚生寒，寒生湿，湿生痰，……故肥人多寒湿"，"肥人多湿"，"肥人多痰"，均说明痰湿积聚会发为肥胖。《吕氏春秋·尽数篇》言"形不动则精不流，精不流则气郁"说明若形体少动，则精微物质不能运转，使气机郁结，引起痰湿脂浊积聚，从而导致肥胖的发生。总体上来说，肥胖症是痰湿内停导致的本虚标实的综合征。单纯性肥胖症的病因病机概括起来包括饮食不节，先天禀赋，内伤情志，脏腑虚弱，生活起居等因素。

三、临床表现

身体肥胖，以面颈部肥胖为甚，按之松弛，心悸气短，头身沉重，胸腹满闷，嗜睡懒言，口黏纳呆，小便如常或尿少，大便黏滞不爽，间或溏薄，身肿。舌胖大而淡、苔腻、边有齿痕，脉滑或细缓无力。

四、治疗方法

1. 取穴：采用辨证取穴，以脾胃经腧穴为主，辅以任脉经腧穴，偏于上腹部和上肢肥胖，以建里为中心，取中脘、梁门为主穴；偏于中腹部肥胖，以神阙为中心，取天枢、大横、水分、滑肉门为主穴；偏于下腹部和下肢肥胖，以石门为中心，取关元、水道、归来为主穴。胃肠实热加合谷、曲池、内庭、公孙；大便干燥加支沟；脾胃虚弱加中脘、脾俞；痰湿阻滞加足三里、丰隆、阴陵泉、上巨虚；真元不足加肾俞、关元、命门；气滞血瘀加太冲、血海。

2. 操作方法：所取穴位皮肤常规消毒，术者右手持火针，将针尖在酒精灯上烧至红亮后，迅速刺入穴位，随即拔出，深度为 0.2~0.3 寸，然后用干棉球压迫针孔，无须包扎，隔日 1 次，10 次为 1 疗程。

五、病案举隅

吴某，女，48 岁。身体肥胖 2 年。患者从事经营活动，经常赴宴聚餐，进食膏粱厚味。近 2 年来身体逐渐发胖，活动不便，稍增加活动即感劳累，胃纳馨，喜食甘香硬果，月经时少时多，睡眠佳，大便时干结。患者体态肥胖，舌质淡红，苔黄腻，脉象滑。体重 74kg，腰围（平脐）88cm。辨证当属痰湿阻滞证，以上法治疗 2 个疗程后，患者自觉衣带较前宽松，活动较前灵活，大便通畅。体重减至 72kg，腰围（平脐）84cm。继宗前法进治。治疗 30 次后，自感活动时轻松。过去不能穿的时装已能穿。体重降至 60kg，腰围（平脐）减至 78cm。嘱继续适当控制饮食。坚持体育锻炼以巩固疗效。

六、临床体会

中医学认为痰湿是一切肥胖的根源。《素问·奇病论》:"此肥美之发也,此人必数食甘美而多肥也。"肥美为什么会引发肥胖,《素问·经脉别论》:"饮入于胃,游溢精气,上输于脾,脾气散精,上归于肺。"因而肥胖引发多因脾不健运,运化失调,以致湿浊内阻产生病理性痰浊、水饮。脾与胃相表里,为升降之枢。脾主运化,输布水谷精微;胃主受纳,腐熟水谷,乃多气多血之经,与消化功能、能量和水盐物质代谢密切相关。针灸治疗肥胖从治疗痰湿开始,所以针刺选穴多以脾、胃经腧穴为主,可振奋阳气,调畅气机,通调上、中、下三焦。阳气旺盛,气机通畅,三焦通行、气化功能协调平衡,则可使水液代谢正常,水谷得以化为精微达到正常生理功能,不致滞留成为膏脂。火针是一种刺激量极大的针刺法。中医认为,火针能温经散寒、通经活络、软坚散结,促进机体代谢加快。尤其在治疗脾虚湿阻型肥胖方面效果较普通针刺方法显著。

第二章 骨 科 病 证

第一节　颈椎病（项痹病）

一、概述

颈椎病即颈椎退行性改变及其继发病理改变累及其周围组织结构（神经根、脊髓、椎动脉、交感神经、肌肉、韧带、关节等）出现相应的临床表现。颈椎病涉及颈椎间盘退行性改变、膨出、突出，颈椎骨质增生，韧带增厚、变性、钙化，刺激或压迫其周围的神经、血管、脊髓、肌肉等组织引起一系列的临床表现，是慢性颈痛的常见原因。仅有颈椎的退行性改变而无临床表现者则称为颈椎退行性改变。

中医学中该病被认为归属"痹证""痿证""颈肩痛"等范畴。如在《素问·痹论》里有记载："黄帝问曰：痹之安生？岐伯对曰：风、寒、湿三气杂至，合而为痹也。其风气胜者为行痹，寒气胜者为痛痹，湿气胜者为着痹也。"

根据受累组织和结构的不同，颈椎病分为：颈型（又称软组织型）、神经根型、脊髓型、交感型、椎动脉型、其他型（目前主要指食道压迫型）。如果两种以上类型同时存在，称为混合型。

二、病因病机

中医学认为本病病因病机主要是风寒湿邪侵袭，或劳损，或颈部姿势不良，或外伤，或颈肌痉挛导致邪气痹阻脉络，气血凝滞，经脉不通；或颈椎退行性病变，颈椎失稳，阻遏气机，气滞血瘀痰阻；经络失养，导致颈项疼痛，伴有肢体麻木而形成颈椎病。

三、临床表现

颈椎病主要症状以颈背部僵硬疼痛为主，可伴有颈项部活动受限，肩臂酸楚麻木，甚则出现四肢麻木无力，伴头晕、恶心、呕吐等症状，严重时甚至可表现为视物模糊、心动过速及吞咽困难等症状。

颈椎病临床中主要分为神经根型颈椎病、椎动脉型颈椎病、脊髓型颈椎病、交感神经型颈椎病以及混合型颈椎病五种类型，同时有两种或两种以上类型的颈椎病，称之为混合型颈椎病，临床中神经根型颈椎病最为常见。

神经根型颈椎病患者早期症状表现为颈部疼痛、发僵；并有上肢放射性疼痛或麻木，此疼痛和麻木可沿着受压神经根的走向放射；当头部或上肢姿势不当或突然牵扯患肢时，可发生较为剧烈的放射疼痛；皮肤可有麻木、过敏等感觉改变；病情严重时常感觉上肢沉重、无力、握力减退，有时可出现持物坠落。

椎动脉型颈椎病患者常可出现发作性眩晕、复视伴有眼震；有时伴恶心、呕吐、耳鸣或听力下降，这些症状通常与颈部位置改变有关；头颈处于某一特定位置时患者可发生下肢突然无力猝倒，但是意识清醒。

脊髓型颈椎病患者下肢多有麻木、沉重，行走时双脚有踩棉花感；并同时有上肢麻木、疼痛，双手无力、不灵活，难以完成写字、系扣、持筷等精细动作，持物易落；躯干部也可有感觉异常，患者常感觉在胸部、腹部或双下肢有如皮带样捆绑感。

交感神经型颈椎病主要有交感神经兴奋及抑制症状：交感神经兴奋症状以偏头痛、头晕，视物模糊、眼球发胀、眼睑下垂，耳鸣、听力下降，面部发麻，出汗异常、心律失常、心跳过速、心前区疼痛、血压增高及消化道症状为主；交感神经抑制症状则以头昏眼花，流泪，鼻塞，心动过缓，血压下降及胃肠胀气等为表现。

中医辨证分型：中风寒痹阻型可有遇寒加重等特征；气滞血瘀型则有跌仆损伤、动作失度的病史；肝肾亏虚型可有头晕耳鸣，腰膝酸软，遗精，月经不调等特征。

四、治疗方法

1. 取穴：颈夹脊穴、天柱、阳陵泉、申脉、后溪。

2. 配穴：风寒痹阻配风门、大椎；劳伤瘀血配膈俞、合谷；肝肾亏虚配肝俞、肾俞；上肢疼痛配曲池、合谷；上肢或手指麻木配少海、手三里；头晕头痛配百会、风池；恶心、呕吐配中脘、内关。

3. 操作方法：以75%酒精行常规皮肤消毒，取中粗火针，在酒精灯外焰加热至针体红白后，迅速在所选穴位上频频浅刺，深度0.1~0.2寸，每次烧针点刺7下，每穴点刺2次。

五、病案举隅

蒋某，男，50岁。颈项连及肩臂痛2年余。颈项转动时左上肢发麻2个月。每年遇寒凉季节发作频繁，伏案工作过久时则疼痛加重，服止痛药可以缓解。近2个月来，颈项偏转时左上肢发麻，夜间尤其，影响睡眠，止痛药已不见效，故来求诊。诊查：面色如常，脉细弦，苔白、舌质暗红。颈项两旁压痛明显，臂丛神经牵拉试验（＋），椎间孔挤压试验（＋），X线片：颈椎生理曲度变直，C4~6椎体边缘骨质增生，椎间隙退行性颈椎病。诊为颈椎病。辨证：气滞血瘀，经筋痹阻。以上法隔天治疗1次，经4周治疗后，临床症状消失。休息1周后复查，颈项压痛（－），臂丛神经牵拉试验（－），椎间孔挤压试验（－）。随访1年该患者无明显临床症状。

六、临床体会

火针是用火烧红的针尖迅速刺入穴内，以治疗疾病的一种方法。早在《灵枢·官针》中就记有："焠刺者，刺燔针则取痹也。"《伤寒论》中也论述了火针的适应证和不宜用火针医治的病候。《千金翼方》有"处疗痈疽，针唯令极热"的论述。火针具有温经散寒，通经活络，强筋壮骨作用。现代研究表明，火针既有热能刺激，又有温通作用，对痹证及软组织损伤具有较好的疗效。在阿是穴施火针，通过温热作用，可以松解周围粘连组织，起到消炎止痛的作用。

需要注意的是，在治疗的同时，患者需养成良好的生活习惯，适度做颈部康复操，通过锻炼加强颈椎周围肌肉和韧带弹性，加固颈椎的稳定性，改善颈椎功能，延缓其退变的过程；除此之外，还要注意颈部保暖，避免因受凉再次复发。

第二节 肩周炎（肩凝症）

一、概述

肩关节周围炎简称肩周炎，是肩关节周围肌肉、韧带、肌腱、滑囊、关节囊等软组织损伤、退变而引起的关节囊和关节周围软组织的一种慢性无菌性炎性反应，又称"五十肩""漏肩风"，属中医学"肩痹"范畴，具体又属"十二经筋病候"，病变部位在于肩部的经脉和经筋。中医古籍把肩部疼痛为主而功能活动正常或影响较轻的称为"肩痛"，而对肩功能活动障碍以致上肢不能活动的称为"肩不举"。《内经》早有"肩背痛""肩前臑痛"等的记载，魏晋·皇甫谧的《针灸甲乙经》首先把肩痛归属于痹证范围，提出了肩背痹痛和肩胛周痹的病证，故又称"肩痹"。

二、病因病机

本病多因年老体弱、肝肾亏虚、气血虚衰，兼劳损、外伤或风寒湿邪侵袭等，致肩部经脉气血不通或不荣，筋骨失于濡养，发为疼痛。其中正气亏虚是发病的内在基础，复感寒湿之邪或劳损、外伤是发病的重要外在条件。

本病病位在肩部，与肝、肾关系密切。年老体弱，肝肾不足。精血亏虚，不能濡养筋脉骨髓，筋骨失养，致骨质不坚、关节僵硬、肌肉萎缩；或复感外邪，风夹寒湿留连肩部筋骨、血脉，气血不通，致肩痛、屈伸不利；或外伤后，或劳损过度，伤及肩部筋骨，气滞血瘀，脉络不通，致肩部疼痛，活动受限。

三、临床表现

（一）症状

1.疼痛：患者常以肩周疼痛不适，活动受限，夜间尤甚为主诉。慢性起病者开始症状轻微，仅有肩部不适及钝痛，活动多时痛甚；少数患者可急性发病，疼痛严重，夜间更甚，影响睡眠甚至无法入睡，不敢患侧卧位。肩部受牵拉、震动或碰撞后，可引起剧烈疼痛，且疼痛可向颈部及上肢部扩散。

2. 关节活动障碍：肩关节各方向活动功能均可受限。如手臂不能上举、外展、内收、后伸、内旋、外旋活动等。肩周炎严重程度及各期持续时间上个体间有很大差异，有的较短，有的持续数年，平均病程 2~3 年。

（二）体征

1. 压痛点：本病可在肩关节周围找到疼痛位置明确的压痛点。压痛点广泛，显性压痛点集中在肩胛骨背面三肌附着处，潜性压痛点分布于头颈背部，亦可在肩峰下大结节及结节间沟处、前方的喙突、肩峰下肩袖间隙触及痛点。有时因并发上肢血液循环障碍或血管痉挛而出现手部肿胀、发凉和手指活动疼痛不适等。急性期因疼痛而不敢活动；慢性期关节粘连，肩关节主动或被动活动皆受限。肩部外展至一定程度有阻挡感，出现典型的"扛肩"现象，并可见肩胛肌、冈上肌、冈下肌及三角肌等肩部肌肉萎缩。

2. 运动功能障碍：患者被动做肩关节上举、外展、内收、后伸、内旋及外旋活动时可有不同程度的障碍。

四、治疗方法

1. 取穴：肩髃、肩髎、肩前、后溪、阳陵泉、三间、阿是穴。

2. 操作方法：以 75% 酒精棉签行常规皮肤消毒，医者两手及施术部位严格消毒后，医者一手持火针，另一手持酒精灯，将火针针体中下 2/3 置于酒精灯外焰上烧至针体通红，对准腧穴迅速垂直刺入 0.2~0.5 寸，再快速出针不留针，按照此法再针刺其他腧穴，每穴针刺完毕后，嘱咐助手用无菌干棉球立即按压针孔部位以减轻患者疼痛，也可在针孔处粘贴无菌敷料以防止感染。操作过程中要求红、准、快。操作完毕后嘱托患者若针孔处皮肤出现瘙痒、起泡、轻微红肿等情况时不要抓挠，3d 内避免沾水预防针孔处感染。每周治疗 3 次，每次治疗结束后至少间隔 1d，共治疗 2 周。

五、病案举隅

李某，女，52 岁。主诉：左肩关节疼痛伴活动受限 1 个月。患者 1 个月前无明显诱因出现左肩关节疼痛，活动受限，不能自行穿衣，梳头及摸背等动作均受限，VAS 评分为 9 分。查体：左肩关节外展 35°，前屈 80°，后伸 20°，内收 35°，内旋 35°，外旋 15°，前屈上举、外展上举无法完成，上梳于脑及反手于背均受限，肱二头肌腱长头有压痛，冈上肌、冈下肌轻压痛，大小圆肌压痛较明显，杜加征（－）。颈椎活动度可，颈部未见明显压痛，臂丛神经牵拉试验（－），椎间孔挤压试验（－）。左肩关节正位 X 线片示：左肩骨质未见明显异常。以上治法治疗 2 个疗程后，症状明显缓解，VAS 评分为 3 分，功能也明显改善，已能自行穿衣，疗效满意。

六、临床体会

火针疗法，古称"焠针""燔针"。最早记载见于《灵枢·官针》："焠刺者，刺燔针则取痹也。"《素问·调经论》中指出："病在筋，调之筋，病在骨，调之骨，燔针劫刺。"可见火针在古代运用之广。火针疗法是将加热的针体刺入腧穴，火热直接导入人体，通过腧穴、经脉，在人体内可以直接激发经气、促进血气运行，起到针刺及艾灸的双重作用，达到温通经络的作用。临床研究指出，用火针直接刺激病灶及反射点，能迅速消除或改善局部组织水肿、充血、渗出、粘连、钙化、挛缩、缺血等病理变化，从而加快循环、旺盛代谢，使受损组织和神经重新修复。也有研究表明，针体周围微小范围内病变组织被灼至炭化，可将病变组织破坏，激发自身对坏死组织的吸收，具有促进慢性炎症吸收的作用，使粘连板滞的组织得到疏通松解，局部血液循环状态随之改善。通过多次火针针刺肩关节周围腧穴，肩周经络得以疏通，促进肩部灼伤组织吸收，加快新陈代谢，从而达到治疗肩周炎的目的。

第三节　肩胛周围肌筋膜炎

一、概述

肩胛周围肌筋膜炎又称肩胛周围肌筋膜疼痛综合征、肌疲劳综合征等，是指在外伤、劳损、寒冷、潮湿等致病因素的作用下，肩胛部肌肉及筋膜等软组织出现渗出、水肿、纤维性变等病理改变。随着社会的发展，人们工作形式的改变，电脑及空调的使用，各种竞争日益激烈，迫使人们经常超负荷伏案工作，或加之感受寒凉、外伤等，肩胛肌筋膜炎发病率正逐年增高。该病容易迁延不愈，复发率高，如不能正确治疗，易导致颈椎的退行性改变。

二、病因病机

肌筋膜炎中医属于"痹证"的范畴。"风寒湿三气杂至合而为痹也"，外感风寒、湿邪或外伤、劳损等所致经筋气血凝滞不通，日久肌筋挛缩，凝缩成结。

三、临床表现

可有劳损、外感风寒或外伤治疗不当等病史。以体力劳动者多见。肩胛背部酸痛，肌肉僵硬发板，有沉重感，疼痛症状经常与天气的变化情况有关，阴雨天疼痛症状加重。肩胛背部压痛点部位较固定或范围较广，常可触到条索状的改变，活动常不受限。

四、治疗方法

1.取穴：肩髃、肩髎、肩贞、阿是穴。

2.操作方法：患者取俯卧位，充分暴露肩背部，沿两肩胛骨之间寻找压痛点、筋结或条索，自上而下，由内到外，先点后线逐一推移寻查，做好标记。以75%酒精棉签行常规皮肤消毒，医者两手及施术部位严格消毒后，医者一手持火针，另一手持酒精灯，将火针针体中下2/3置于酒精灯外焰上烧至针体通红，对准腧穴迅速垂直刺入0.1~0.2寸，再快速出针不留针，按照此法再针刺其他腧穴，每穴针刺完毕后，嘱咐助手用无菌干棉球立即按压针孔部位以减轻患者疼痛，也可在针孔处粘贴无菌敷料以防止感染。操作过程中要求红、准、快。操作完毕后嘱托患者若针孔处皮肤出现瘙痒、起泡、轻微红肿等情况时不要抓挠，3d 内避免沾水预防针孔处感染。每周治疗 3 次，每次治疗结束后至少间隔 1d，共治疗 2 周。

五、病案举隅

杨某，女，46 岁，会计，2018 年 11 月 8 日初诊。主诉肩胛背部反复疼痛 2 年余。近 2 周由于工作较忙，疼痛加剧，并向颈后及肩部扩散，遂来就诊。检查见右肩胛内上角及肩胛骨脊柱缘压痛明显，肌肉痉挛，可触及条索状物。诊断为肩胛背部肌筋膜炎。采用上法治疗 6 次，症状体征基本消失，随访 3 个月未见复发。

六、临床体会

肩胛肌筋膜炎的病理机制是由于该部位肌肉痉挛、筋膜增厚致使筋膜腔内压力和表面张力持续增高，牵拉、压迫了穿行其间的感觉神经而导致疼痛。治疗时，采用火针对肩胛肌筋膜炎患者局部软组织减张减压，避免了药物治疗的副作用，治疗效果满意。

第四节　强直性脊柱炎

一、概述

强直性脊柱炎常见于青壮年，主要侵犯中轴关节，临床表现主要为炎性腰背部疼痛，随着病程发展，可合并关节外病变，如葡萄膜炎、肺间质病变、肌腱端炎等，劳累、消瘦和低热亦是其常见全身表现；中晚期因关节破坏、融合，出现脊柱强直、畸形，活动严重受限，给患者带来极大的心理压力，严重影响患者生活及工作质量，增加患者家庭经济负担。

二、病因病机

《灵枢·周痹》:"痹者,风寒湿邪,杂合于皮肤分肉之间。"从古至今中医对痹证的病因认识皆为风寒湿三气杂至合而为邪,共同侵袭人体导致筋骨拘挛,屈伸不利。病机不外乎虚、邪、瘀三端,即人体自身禀赋,肝肾精血不足,督肾亏虚,加之风寒湿外邪侵袭导致筋脉失调,骨质受损。为本虚标实,肝肾督虚为本,风寒湿邪为标,发病日久形成痰瘀阻塞经络,最终导致疾病的发生和进展并且累及多个脏腑。

三、临床表现

强直性脊柱炎(AS)是临床常见的自身免疫类疾病,主要影响脊柱、骶髂关节,还可累及手指、膝关节以及眼、心、肺等器官。本病呈慢性、炎症性、隐匿性、反复性发展,是以腰背部或骶髂部疼痛,晨起或久坐后局部关节僵硬、活动后症状可改善为中心症状的症候群。

四、治疗方法

1. 取穴:百会、风府、大椎、陶道、身柱、神道、至阳、筋缩、脊中、悬枢、命门、腰阳关、长强、阿是穴。

2. 操作方法:患者取俯卧位,充分暴露肩背部,以 75% 酒精棉签行常规皮肤消毒,医者两手及施术部位严格消毒后,医者一手持火针,另一手持酒精灯,将火针针体中下 2/3 置于酒精灯外焰上烧至针体通红,对准腧穴迅速垂直刺入 0.1~0.2 寸,再快速出针不留针,按照此法再针刺其他腧穴,每穴针刺完毕后,嘱咐助手用无菌干棉球立即按压针孔部位以减轻患者疼痛,也可在针孔处粘贴无菌敷料以防止感染。操作过程中要求红、准、快。操作完毕后嘱患者若针孔处皮肤出现瘙痒、起泡、轻微红肿等情况时不要抓挠,3d 内不要洗澡预防针孔处感染。每周治疗 3 次,每次治疗结束后至少间隔 1d,共治疗 8 周。

五、病案举隅

陈某,男,28 岁,初诊:2019 年 3 月 14 日。主诉:骶髂部、腰背部疼痛逐渐加重 1 年余。现病史：患者自 1 年前搬家劳累后出现尾骶、骶髂部疼痛，后逐渐出现腰背部、足跟疼痛，渐致弯腰转身及夜间翻身均困难，晨起腰骶及脊柱僵硬感活动后可稍缓解，全身恶风寒，伴腰膝酸软，双下肢沉重乏力，在北京某医院风湿免疫科就诊，查：ESR：56mm/h；CRP：62mg/L；HLA-B27：阳性。骶髂关节 CT 示：双侧骶髂关节面不规整。骶髂关节 MRI 回报：骶髂关节炎。考虑为：强直性脊柱炎，予柳氮磺胺吡啶及双氯芬酸钠口服，病情稳定。到本科就诊时仍在服用柳氮磺胺吡啶 1g/ 次，2 次 /d；双氯芬酸钠 75mg/ 次，1 次 /d。患者自发病以来纳食可，喜温热饮食，睡眠可，二便调。既往体健，否认家族中类似病史。否认药物过敏史。舌淡暗，舌体胖大，边有齿印，苔薄白，脉弦细。中医诊断：大偻，肾虚督寒型；西医诊断：强直性脊柱炎。治则：补肾调督，祛风除湿，通经活络。取穴：督脉十三针百会、风府、大椎、陶道、身柱、神道、至阳、筋缩、脊中、悬枢、命门、腰阳关、长强、足三里、三阴交、太溪、环跳、阳陵泉。操作方法：先将细火针或中粗火针烧至通红后快速刺入穴位、阿是穴，深度 0.1~0.2 寸，速刺疾出，出针后用消毒干棉球重按针眼片刻；再采用毫针，督脉十三针向上斜刺 0.5~1 寸；风府向下颌方向缓慢刺入 0.5~1 寸；足三里、三阴交、太溪、阳陵泉直刺 1~2 寸，均采用平补平泻手法，留针 30min；环跳直刺 3~5 寸针感以放射至下肢为度，留针 30min，每周治疗 3 次。患者自 6 月开始已经停服柳氮磺胺吡啶。偶有足跟轻微疼痛，腰背部活动受限亦改善，余未述明显不适症状。

六、临床体会

强直性脊柱炎属于慢性进展性炎症性疾病，除腰、骶、背部疼痛症状外，可出现脊柱活动明显障碍，从而严重影响患者生存质量，属于临床难治之疾。本病以肾虚为本，火不暖土，则脾肾两虚，体内水液代谢失常，聚而成湿；在风寒湿等外邪的诱发下，内外因相合，督脉经气不利而发病。治疗当以补肾调督、通经活络为大法，再根据辨证选用不同的取穴及刺法，或祛寒除湿，或清热利湿。督脉十三针是金针大师王乐亭先生总结出的治疗脑和脊髓病变的处方，具有"疏通督脉、调和阴阳、补脑益髓、镇静安神"之作用。用火针点刺督脉十三针可温阳通督，疏通并濡养督脉，火针点刺命门、腰阳关可直接温肾助阳，阳气充足则邪无藏处，最终达到"扶正祛邪"的目的。

第五节　增生性脊柱炎

一、概述

增生性脊柱炎，也称之为"肥大性脊柱炎""老年性脊柱炎"，是一种常见的慢性进行性脊椎退行性疾病，临床表现为腰痛和活动受限，多见于中老年人，其基本病理特点为软骨退变、关节边缘及软骨下反应性增生。随着我国人口老龄化，腰椎增生性脊柱炎的发病率逐年升高，严重影响中老年人的生活质量，近年来由于人们工作、生活方式的改变，驾驶、伏案工作等坐立体位时间的增加以及户外锻炼的减少，该病亦呈现出年轻化趋势。

二、病因病机

中医传统医学在治疗腰椎增生性脊柱炎方面积累了丰富的经验，中医学将其归为"腰痛""痹证"等范畴，多因感受风寒湿邪、劳损、跌伤而致气血筋脉瘀滞，不通则痛，风寒湿邪侵袭而致关节拘紧失濡，不荣则痛。

三、临床表现

主要为腰背部疼痛，劳累后加重。晨起腰部僵直，疼痛不适感更为明显。腰部有压痛。腰部活动受限。腰椎 X 摄片显示腰椎有骨质增生性改变。

四、治疗方法

1.取穴：主穴取夹脊穴、大肠俞、委中、阿是穴。肝肾亏虚证者，加肾俞、肝俞、命门；风、寒、湿邪入侵经络者，加命门、腰阳关、大椎；瘀血阻络证者，加次髎、膈俞。除大椎、腰阳关、命门、阿是穴外，均采用双侧取穴。

2.操作方法：患者取俯卧位，充分暴露肩背部，以 75%酒精棉球行常规皮肤消毒，医者两手及施术部位严格消毒后，医者一手持火针，另一手持酒精灯，将火针针体中下 2/3 置于酒精灯外焰上烧至针体通红，对准腧穴迅速垂直刺入 0.5~1 寸，再快速出针不留针，按照此法再针刺其他腧穴，每穴针刺完毕后，嘱咐助手用无菌干棉球立即按压针孔部位以减轻患者疼痛，也可在针孔处粘贴无菌敷料以防止感染。操作过程中要求红、准、快。操作完毕后嘱患者若针孔处皮肤出现瘙痒、起泡轻微红肿等情况时不要抓挠，24h 内不要洗澡预防针孔处感染。每周治疗 3 次，每次治疗结束后至少间隔 1d，共治疗 8 周。

五、病案举隅

姜某，男，60 岁。腰痛数十年，加重 2 个月，左侧明显。患者慢性腰痛数十年，2 个月前无明显诱因加重，左侧明显，晨起时更加明显，适度活动后减轻，但剧烈活动、久立、久行、久坐后加重。腹压增加时，疼痛略加重，无明显下肢症状。否认外伤史，否认药物、食物过敏史。门诊查体：腰椎活动度（中立位为 0°）：前屈 30°，后伸 5°，左、右侧屈 15°，左、右旋转 30°，双下肢直腿抬高均 60°，双足背伸肌力 V 级，双下肢腱反射对称引出，双髋关节内外旋可，双下肢"4"字试验均（－），屈颈试验（－），双侧屈膝、屈髋试验（＋），挺腹试验弱（＋），双侧下肢后伸试验（＋），双下肢皮肤感觉正常，双侧腰肌肌张力增高，广泛压痛，骶棘肌与髂脊后缘交接处压痛明显，伴轻度叩击痛，左侧明显。用上法治疗一个疗程后疼痛明显减轻，局部亦无明显压痛感，一年后随访至今未复发。

六、临床体会

增生性脊柱炎是中老年人的常见病、多发病，其病理特点是脊柱关节软骨随年龄增长逐渐退化，在关节边缘及软骨下区形成新骨，即骨赘（增生性骨刺）。该病属中医骨痹的范畴，多为慢性劳损、外伤撞击、过度负重伤及气血，气血运行不畅，瘀滞凝滞而发。若久病不愈，内舍于肾，肾藏精，主骨生髓，肾精亏虚，荣濡乏源，筋骨失养，则腰痛难愈。肾阳虚衰，不能温煦筋骨肌肤，肌肤不固则易感风寒湿邪，寒湿阻遏经络则病情加重；湿性重着黏滞，故久病缠绵，反复发作。火针具有温经散寒，通经活络，强筋壮骨作用。现代研究表明，火针既有热能刺激，又有温通作用，对痹证及软组织损伤具有较好的疗效。

第六节　坐骨神经痛

一、概述

坐骨神经痛归属于中医学的"痹证"范畴，临床上多按风寒湿、顽痹及筋痹等论治。坐骨神经痛是指沿坐骨神经路径及其分布区域内的疼痛，是临床常见的周围神经疾病之一，分为原发性和继发性两类。原发性坐骨神经痛常由感寒、感染、损伤等引起，继发性坐骨神经痛常因神经通路周围的组织发生病变对坐骨神经产生压迫、刺激引起疼痛。病多见于中年人，以 20~50 岁为主，男性多于女性。

二、病因病机

坐骨神经痛属于中医"痹症"范畴，《黄帝内经·素问》曰："风寒湿三气杂至，合而为痹。"风寒湿邪侵袭机体凝滞筋脉，导致气滞血瘀、寒凝筋脉、经络阻滞，不通则痛，或日久损伤正气，肝肾亏虚，虚实夹杂，不荣则痛。

三、临床表现

隋代巢元方在《诸病源候论·贼风候》中对本病症候做了明确描述："其伤人也，但痛不可得按抑，不可得转动，痛处体卒无热。"坐骨神经痛疼痛尖锐，并且自臀中部或下部沿着神经向下放射，可出现移动腿部时无力、疼痛、麻木或困难，久坐可引发疼痛加重。

四、治疗方法

1.取穴：环跳、委中、阳陵泉、承山、昆仑、大肠俞、秩边、悬钟、肾俞、承扶等。

2.操作方法：患者取卧位，以 75% 酒精浸泡后的棉球常规消毒，右手持笔式持细火针，用酒精灯的外焰将针身的下 1/3 左右烧至通红为度，迅速地垂直点刺所选穴位 0.1~0.2 寸，并急出针，用无菌脱脂棉球按压针孔片刻。疗程：每周 3 次，1 周治疗为 1 个疗程，连续治疗 2 个疗程。

五、病案举隅

张某，女，48 岁，于 2 年前夏天夜间在空调房内睡觉未盖衣被，翌日早晨自觉腰背酸痛，左侧下肢发凉、麻木，自用热水袋热敷腰腿，有所缓解，但未曾就医。数日后突然左下肢自臀部沿股后侧至小趾烧灼样剧痛，活动不利，行走困难。遂至当地某医院就诊，诊断为坐骨神经痛。经服激素、中药、针灸、穴位封闭等治疗，病情未见明显缓解。常因受凉或咳嗽、喷嚏等动作使症状加剧，故求诊于宁夏回族自治区中医医院针灸科门诊。患者就诊时见左侧腰腿痛，沿坐骨神经区放射，左下肢肌张力减低，肌肉轻度萎缩。左侧直腿抬高试验阳性，跟腱反射降低。西医诊断：坐骨神经炎。中医诊断：痹证。治疗方法：患者取卧位，以 75% 酒精浸润后的棉球常规消毒，右手持笔式持细火针，用酒精灯的外焰将针身的下 1/3 左右烧至通红为度，迅速地垂直点刺所选穴位 0.1~0.2 寸，并敏捷地将针拔出，用棉球按压针孔片刻。患者经 1 个疗程的治疗后疼痛明显缓解。

六、临床体会

火针具有温经通络、散寒逐湿、止痛之功，环跳、风市、阳陵泉为治疗主穴，其中环跳为足少阳、太阳经交会穴，具有祛风散邪、通利经络之功；阳陵泉乃筋之会，擅长治经筋疾病；故而火针治疗痛痹取效迅捷，疗效卓著。有关火针的研究资料亦表明，火针疗法具有调节人体免疫机制，消除局部软组织水肿、粘连及改善局部血液循环，加强血供等作用。

第七节　腰肌劳损

一、概述

腰肌劳损属中医学"腰痛""痹病"范畴，《杂病源流犀烛·腰脐病源流》

所指："腰痛，精气虚而邪客病也……肾虚其本也，风寒湿热痰饮，气滞血瘀闪挫其标也，或从标，或从本，贵无失其宜而已。"将腰痛的病因概括为风、寒、湿、痰、肾虚、气滞、瘀血。《丹溪心法·腰痛》曰"腰痛主湿热、肾虚、瘀血、挫闪、有痰积"是引起腰痛的主要病因。《诸病源候论·腰背痛候》曰："劳损于肾，动伤经络，又为风冷所侵，气血击搏，久而不散，故腰痛也。"《景岳全书·腰痛》曰："腰痛证，凡悠悠戚戚，屡发不已者，肾之虚也。"《诸病源候论·腰背病诸候》曰："肾主腰脚……劳伤于肾，动伤经络，又为风冷所侵，气血相搏，故腰痛也。"

二、病因病机

腰肌劳损外有风、寒、湿邪气的侵袭，内有痰湿、气滞、瘀血的阻滞，但"肾虚"是其关键与本质所在。因其肾虚为内因，虚则易感风寒湿之邪，外邪与气血相搏于腰脊，阻滞经络，经络不通导致疼痛。

三、临床表现

腰部酸痛或胀痛，部分刺痛或灼痛。劳累时加重，休息时减轻；适当活动和经常改变体位时减轻，活动过度又加重。腰部有压痛点，多在骶棘肌处，髂骨脊后部、骶骨后骶棘肌止点处或腰椎横突处。腰部外形及活动多无异常，也无明显腰肌痉挛，少数患者腰部活动稍受限。

四、治疗方法

1. 取穴：阿是穴、肾俞、关元俞、委中等。
2. 操作方法：常规消毒，点燃酒精灯，用酒精灯的外焰将针身的下 1/3 左右烧至通红为度，迅速刺入所选穴位 0.1~0.2 寸，随即快速拔出。出针后用消毒干棉球重压针眼片刻。嘱患者注意保持局部清洁，避免感染。

五、病案举隅

唐某，男，67 岁，反复腰痛 3 年余，加重 1 周。患者自诉长期从事体力劳动，3 年前开始出现腰部疼痛，劳累、受凉后疼痛加重，休息后可缓解，遂至当地医院就诊，经腰椎 CT、血沉、风湿因子等检查，未见明显异常，诊断为腰肌劳损，予以双氯芬酸钠口服及膏药贴敷后，症状好转。此后上述症状反复出现，每于发作时自行到药店购买双氯芬酸钠口服即可缓解。1周前因天气转凉，腰痛再发，并出现腰部活动受限，口服双氯芬酸钠后未见明显好转，遂来就诊。入院症见：腰部酸、胀、痛，活动受限，夜间痛甚，影响睡眠，劳累、受凉后症状加重，休息后可稍缓解，平素稍畏寒，夜寐欠安，食纳可，二便调。舌质暗红，苔薄白，脉沉细。查体：腰椎生理曲度存在，腰部前屈、后伸活动轻度受限，侧腰活动可，两侧腰肌紧张，两侧骶棘肌处、骶骨后腰背肌止点处压痛明显，双侧直腿抬高试验（－），双侧"4"字征（－）。西医诊断：慢性腰肌劳损；中医诊断：腰痛，肾虚证。操作方法：常规消毒，点燃酒精灯，将针身的下 1/3 烧红，迅速刺入阿是穴、肾俞、关元俞、委中 0.1~0.2 寸，随即快速拔出。出针后用消毒干棉球重压针眼片刻。患者治疗 1 疗程后疼痛明显好转，2 疗程后无明显不适。

六、临床体会

在治疗腰肌劳损时首先要明确是由椎管外软组织损伤造成的腰背部疼痛。其次，在选取进针点方面，《灵枢·经筋》有云"治在燔针劫刺，以知为数，以痛为输"，针对压痛点进行治疗，其远期疗效显著。

第八节　腰椎间盘突出症

一、概述

腰椎间盘突出症（lumbar disc herniation，LDH）在中医属于"腰痛""痹证"范畴，最早见《素问·脉要精微论》："腰者肾之府，转摇不能，肾将惫矣"；《素问·五常政大论》："湿气下临，肾气上从，当其时反腰椎痛，动摇不便也"。腰椎间盘突出症是指腰椎间盘发生退行性变受外力作用，纤维环部分或全部破裂，单独或连同髓核、软骨终板向外突出（膨出、脱出），刺激或压迫窦椎神经和 / 或神经根引起的以腰腿痛为主的一种临床疾病。

二、病因病机

隋代巢元方在《诸病源候论·腰背病诸候》中指出："凡腰痛病有五：一曰少阴，少阴肾也，十月万物阳气伤，是以腰痛。二曰风，风寒着腰，是以痛。三曰肾虚，役用伤肾，是以痛。四曰肾腰，坠堕伤腰，是以痛。五曰寝卧湿地，是以痛。"该病以经脉痹阻、腰府失养为病机关键，外因责之于风、寒、湿、热之邪痹阻经脉，气血运行不畅；内因归咎于肾精气亏虚，腰府失其濡养、温煦。病理性质有虚实之不同，但以本虚标实为多。

三、临床表现

一般表现为腰痛，以及臀部、大腿后方、小腿外侧直到足部的放射痛，马尾神经受压后还可表现为大、小便障碍，会阴和肛周感觉异常。严重者可出现大小便失控及双下肢不完全性瘫痪等症状。

四、治疗方法

1. 取穴：环跳、委中、阳陵泉、肾俞、命门、腰阳关、腰夹脊、昆仑、承山、秩边、阿是穴等。

2. 操作方法：让病人取侧卧位。先用75%酒精棉球或碘酒常规无菌消毒穴位位置。然后将针身下1/3处于酒精灯外焰，把1.5寸毫针针尖短暂烧针后进针，命门、腰阳关、肾俞、阳陵泉、委中、昆仑直刺0.5~0.8寸；取3寸毫针烧针后直刺患侧秩边、环跳穴约2.5寸，进针后留针约30min后出针。

五、病案举隅

杨某，女，46岁，腰部疼痛2年，复发伴左大腿疼痛、麻木3月。治疗经过：患者于2年前长时间弯腰劳动后出现腰部持续性胀痛，弯腰、转身等活动受限，无下肢放射性疼痛、麻木，平卧休息后疼痛可减轻，久站、久坐、久行后疼痛加重。患者在当地某医院行针灸、牵引、推拿等治疗后腰痛症状逐渐缓解。3月前患者无明显诱因出现腰部胀痛复发，伴左小腿外侧胀痛、麻木，院外行针灸、推拿治疗后疼痛及麻木症状无缓解。患者为求进一步治疗，遂至宁夏中医医院暨中医研究院门诊就诊。体征：腰椎生理曲度变直，略左侧弯畸形，腰骶部肌肉紧张。$L_{4/5}$、L_5/S_1 棘间及左侧椎旁肌肉压痛明显，腰部各方向活动均受限。仰卧挺腹试验（+），双侧股神经牵拉试验（−），左侧直腿抬高试验（+）、加强试验（+）。左侧小腿外侧痛觉、触觉较右侧稍减弱，双下肢肌力 V 级，肌张力正常，病理征（−）。腰椎间盘 MRI 提示 $L_{4/5}$ 椎间盘膨出，L_5/S_1 椎间盘突出。治法：病人取侧卧位。75％酒精棉球或碘酒常规无菌消毒穴位位置后将针身下 1/3 处于酒精灯外焰，烧针后直刺命门、腰阳关、肾俞、秩边、环跳、阳陵泉、委中、昆仑。进针后可以采用提插法得气，得气后留针 30min 左右出针。患者经 1 个疗程的治疗后疼痛明显缓解。

六、临床体会

运用毫火针法比常规火针法对于腰椎间盘突出临床疗效观察有所明显改善，重要的是在快速减轻疼痛、提高患者生活质量方面有明显的疗效。取穴也是利用足太阳经脉从头走足这一经脉走向和阿是穴（痛点）为原则，所选各穴舒筋、活血、镇痛，因此可达到最佳的临床疗效。毫火针刺激穴位及痛点是一个疗法多个作用，该法集合针刺、温热的效应，另一方面可对皮肤的灼伤又类似于直接灸的作用。而毫火针的特色就是可以留针（留针效果比迅速出针效果更佳）。毫火针疗法集聚了刺、灸、温热统一一体的多重作用，此疗法的特点就是让针和灸有机汇合。利用热能来刺激机体局部的生理调节作用，能够增加人体阳气，激发经气，使经络通畅，气血流通，得到疏通松解，伴有调节脏腑机能使局部血液循环状态得到改善。通过临床研究表明，此方法疗效比刺法、灸法并用还要好，有快捷镇痛之效。

第九节　腰椎椎管狭窄

一、概述

腰椎管狭窄症归属于中医学"腰腿痛""痹证"范畴，《素问·六元正如大论》载："感于寒，则病人关节禁固，腰椎痛，寒湿推于气交而为疾也。"

同时又指出："腰则肾之府，转摇不能，肾将惫矣。"《灵枢·经脉》指出："膀胱足太阳之脉……脊痛，腰似折，髀不可以曲，腘如结，踹如裂……"

二、病因病机

此病常与外感寒湿、肝肾亏虚相关。同时也认识到"腰痛"的发生与经络存在密不可分的关系。现代医家在前人的经验基础上逐渐将病因病机发展总结为风、寒、痰、湿、瘀、虚。

三、临床表现

腰椎椎管狭窄以间歇性跛行、腰背痛、坐骨神经痛为主要临床表现，可伴随下肢麻木、发凉、疼痛等症状，可导致马尾神经压迫综合征等并发症。

四、治疗方法

1. 取穴：委中、肾俞、华佗夹脊、腰阳关、环跳、阳陵泉、命门、大肠俞、悬钟、昆仑等。

2. 操作方法：患者取卧位，以 75% 酒精浸润棉球常规消毒，右手持笔式持细火针，用酒精灯的外焰将针身的下 1/3 左右烧至通红为度，迅速地垂直点刺所选穴位 0.1~0.2 寸，并敏捷地将针拔出后用棉球按压针孔片刻。疗程：每周 1 次，5 次治疗为 1 个疗程，连续治疗 2 个疗程后观察疗效。

五、病案举隅

宋某，男，46 岁，3 年前无明显诱因出现腰臀酸痛伴右下肢放射痛，查腰椎 MRI 提示腰椎间盘突出，在当地医院行中频、按摩、牵引及口服中药等治疗，症状缓解。3 个月前弯腰洗头后出现腰腿疼痛突发加重，以臀部至大腿后侧中央明显，咳嗽、喷嚏等腹压增加时疼痛加重，步行时症状明显，再次至当地医院行中频、按摩等治疗，症状未见改善，且总体有加重趋势。查体：脊柱腰段左侧弯畸形，后伸受限，L_4、L_5、S_1 椎体棘突及右侧棘旁明显压痛伴右下肢放射痛，右臀部坐骨神经压痛点（＋），右下肢肌张力减低，肌力Ⅳ级，右下肢直腿抬高约 60°（＋），右下肢浅感觉减退，左下肢未见明显阳性体征。面色少华，唇紫暗，舌暗红边有齿印，舌尖红，苔薄白，脉沉细，无名指甲少泽，色紫暗。中医诊断：痹证（肝肾亏虚）；西医诊断：①腰椎椎管狭窄症，②腰椎间盘突出。治法：患者取卧位，以75%酒精浸润棉球常规消毒，右手持笔式持细火针，用酒精灯的外焰将针身的下1/3左右烧至通红为度，迅速地垂直点刺委中、肾俞、华佗夹脊、腰阳关、环跳、阳陵泉、命门、大肠俞、悬钟、昆仑0.1~0.2寸，随后用棉球按压针孔片刻。患者经2个疗程治疗后症状较前明显缓解。

六、临床体会

针刺委中可以增加腰部局部温度，促进血流循环，从而缓解腰痛症状，因此针刺委中治疗腰椎管狭窄症临床疗效佳，为治疗腰椎管狭窄症之要穴，肾俞为足少阴的背俞穴，背俞穴为脏腑之气转输于腰背部并流注于全身的枢纽区域腧穴，正如"十二腧皆通于脏气"，背俞穴与脏腑存在直接联系，对于肾虚型的患者针刺肾俞不仅可以疏通腰背部之经气，并且可调整肾脏功能，既体现了辨经取穴又同时兼顾局部取穴。

第十节　膝关节骨性关节炎（鹤膝风）

一、概述

膝骨关节炎临床以膝关节疼痛、肿胀甚则影响关节屈伸为主症，在中医属"鹤膝风"范畴，指病后膝关节肿大变形，股胫变细，形如鹤膝者。亦名鹤游风、游膝风、鹤节、膝眼风、膝疡、鼓槌风等。见《外科心法·卷五》。该病多由经络气血亏损，风邪外袭，阴寒凝滞而成。病初多见膝关节疼痛微肿，步履不便，并伴见形寒发热等全身症状；继之膝关节红肿焮热，或色白漫肿，疼痛难忍，日久关节腔内积液肿胀，股胫变细，溃后脓出如浆，或流黏性黄液，愈合缓慢。膝骨关节炎是一种常见的肌肉骨骼疾病，好发于中老年人，随着人口老龄化的日益加剧以及肥胖人群增多，膝骨关节炎的患病率已较20世纪中期增长近1倍，约为16%。

二、病因病机

中医认为"肾主骨，生髓"，髓居骨中，骨藏髓，髓养骨。所以本病的发生以肾精亏虚为本，另外还与邪侵、损伤等有关。本病的病因可概括为正虚、邪实两方面。正虚为发病的内在因素，邪实则为发病的主要病机。

1. 肝肾亏虚。中年以后，肝血肾精渐亏，气血不足，致筋骨失养，形体疲极而易发本病。

2. 外邪侵袭。肾虚者，易受外邪侵袭，致经络、筋骨、关节痹阻不通，造成关节周围组织疼痛。而肥人关节疼痛则多为风湿与痰饮流注经络，致局部气血凝滞，络脉受阻，不通则痛。久痛入络、入骨，骨失濡养，日久则骨痿渐生，且与风、寒、湿、痰并存。

3. 劳损过度。因长期姿势不良，过度负重用力，劳损日久，致气血不和，经脉受阻，筋骨失养更甚，伤及筋骨，累及肝肾，使病变加重。

4. 骨节外伤。腰部扭伤或膝、踝部挫伤后治疗或休息不当，均可引发本病，或加速退行性病变的进程。

三、临床表现

1. 疼痛。因其发病缓慢，早期疼痛不明显，在活动、受累后疼痛加重，休息后可减轻，进而发展为持续疼痛。

2. 肿胀。由于软组织变性增生、关节积液及滑膜肥厚、脂肪垫增大等所致。

3. 功能障碍。常表现为膝关节活动范围减少，部分患者还会有膝关节僵硬等表现，但活动后可减轻。也可出现关节弹响、摩擦音等表现。

4. 膝关节外观畸形。常由于膝关节边缘骨质增生、骨赘形成、关节间隙改变等所致。严重者可出现膝关节内、外翻畸形。

四、治疗方法

1. 取穴：犊鼻、内膝眼、鹤顶、阿是穴、足三里、悬钟、太溪、风市、阳陵泉、阴陵泉、丰隆等。

2.操作方法：患者取卧位，以75%酒精浸润后的棉球常规消毒，右手持笔式持细火针，用酒精灯的外焰将针身的下1/3左右烧至通红为度，迅速地垂直点刺所选穴位0.1~0.2寸，并敏捷地将针拔出，施针后用棉球按压针孔。每周3次，5次治疗为1个疗程，连续治疗2个疗程。

五、病案举隅

王某，女，58岁。患者双膝关节疼痛伴屈曲不利半年。半年前无明显诱因突然出现双膝关节酸痛，屈曲不利，无法下蹲，至外院检查，X线摄片提示骨质增生，关节间隙轻度狭窄。曾在外院间断行针灸、理疗，并配合膏药外敷等，治疗多在膝关节局部取穴，收效甚微。刻下：双膝外观、皮温正常，关节疼痛，屈曲受限，活动度0°~50°。自述平素腰酸乏力，伴有耳鸣、盗汗，纳可，夜寐可，二便调。舌质淡红、苔薄白，脉细无力。中医诊断为膝痹病，证属肝肾不足；西医诊断：膝骨关节炎。治法：患者取卧位，以75%酒精浸润棉球常规消毒，右手持笔式持火针，针尖和部分针体插入火焰中，将针体烧至通红为度，迅速地垂直点刺犊鼻、内膝眼、鹤顶、阿是穴、足三里、悬钟、太溪、风市、阳陵泉、阴陵泉、丰隆0.1~0.2寸，并敏捷地将针拔出，后用棉球按压针孔片刻。患者治疗2个疗程后症状明显改善。

六、临床体会

膝骨关节炎属于中医"痹证"范畴，以本虚为基础，风寒湿杂合为标。犊鼻、内膝眼、鹤顶、阿是穴为常见局部痛点，针刺可疏通经络、直达病所。足三里是胃经合穴，多气多血，为强壮保健要穴，针刺可扶正固本、益气养血；悬钟为八会穴之髓会，太溪为肾经原穴，针刺可补骨生髓；风市意为风邪集结之处，是治疗风邪的要穴；火针针刺膝阳关、阳陵泉可温经散寒；针刺阴陵泉、丰隆可祛湿化痰。

第十一节　类风湿关节炎

一、概述

类风湿关节炎属中医学"痹证"范畴，古代医家根据病情特点，有"骨痹""鹤膝风""鼓槌风"等描述。《素问·痹论》云："风、寒、湿三气杂至，合而为痹。"《济生方·痹》云："非独责之于风寒湿，体虚相合，痹证乃生。"指出类风湿关节炎的发生与内、外二因均有关系。基本病理改变为滑膜炎，造成关节软骨、骨和关节囊的破坏，亦可造成多器官、多系统损害，有一定的致畸性，严重影响患者的生活质量。

二、病因病机

类风湿关节炎由内、外二因协同作用起病，病机为本虚标实。脏腑亏虚、营卫气血失调为本，风寒湿热等外邪侵袭为标，内虚外扰，两者相合发为此病。

三、临床表现

关节疼痛是风湿性关节炎首要的症状，全身关节都有可能发生疼痛，但是以大关节受累更为常见，如膝关节、踝关节、肩关节、腕关节等。典型的表现为对称性、游走性疼痛，并伴有红、肿、热的炎症表现。

四、治疗方法

1. 取穴：夹脊穴、阿是穴等。
2. 操作方法：患者取卧位，以 75% 酒精浸润后的棉球常规消毒，右手持笔式持细火针，用酒精灯的外焰将针身的下 1/3 左右烧至通红为度，迅速地垂直点刺所选穴位 0.1~0.2 寸，并敏捷地将针拔出，刺后若出血则用消毒棉球按压针孔片刻。每周 3 次，5 次为 1 个疗程，一般连续治疗 2 个疗程。

五、病案举隅

患者，女，56 岁，双手关节肿痛 8 年余，加重 1 个月。患者 8 年来双手关节肿胀，疼痛难忍，冬季重夏季轻，严重时卧床不起，阴雨天加重。服用西药醋酸泼尼松、来氟米特、双氯芬酸钠缓释片等。查体双手指关节变形，两手、两肩疼痛，两脚心发烧，食欲不振，精神不佳，大便干，病情严重时生活不能自理。舌质红，苔黄腻，脉沉细数。治法：选用细火针，手法多用浅而点刺法或深而速刺法。患者取卧位，常规消毒后右手持笔式持细火针，用酒精灯的外焰将针身的下 1/3 左右烧至通红为度，迅速地垂直点刺所选穴位 0.1~0.2 寸，拔出后用棉球按压针孔片刻。疗程：每周 3 次，5 次治疗为 1 个疗程，连续治疗 2 个疗程后观察疗效。经过 2 个疗程治疗后患者疼痛较前明显缓解。

六、临床体会

类风湿关节炎属于中医学"痹证"范畴，其发病与正气不足、风寒湿邪侵袭有关，风寒湿痹久治不愈，病程缠绵，气血阻滞日久加重，使痰浊、瘀血阻滞经络，长期邪气不去，导致气血耗伤，进一步加重正气不足。从病因病机角度看，火针既能温补阳气，针对正气不足的病机，又能祛散风寒湿邪，使邪去正安，正是类风湿关节炎的适宜疗法。

第十二节　肱骨外上髁炎

一、概述

肱骨外上髁炎又称网球肘，是由肱骨外上髁附着肌腱及软组织慢性损伤而致，在进行腕关节屈伸、前臂旋转、用力握拳等动作时皆会使痛感加重，属于炎症性、劳损性、退行性病变。肱骨外上髁炎的发病率为 1%~3%，中老年为高发人群，吸烟和肥胖已被确定为肱骨外上髁炎的重要影响因素，肱骨外上髁炎通常具自限性，大部分患者可在 1~2 年内自行恢复，惯用手易发病，可能与肘关节的过度使用相关。目前对于该病的发病机制尚不明确。

二、病因病机

《素问·长刺节论》记载："病在筋，筋挛节痛，不可以行。"说明痹证在筋，导致关节疼痛、痉挛不适，甚至影响功能活动。《灵枢·阴阳二十五人》曰："……切循其经络之凝涩，结而不通者，此于身皆为痹，其则下不行，故凝涩。"说明痹证导致人体的经络不通，阻滞凝涩，进而影响全身气血的运行，不通则痛。《素问·举痛论》曰："寒气入经而稽迟，泣而不行。客于脉外则血少，客于脉中则气不通，故卒然而痛。"风寒湿邪侵袭筋脉，阻滞气血的正常运行，凝滞而关节疼痛。与"因重中于寒，则痛矣"之说相互印证。综其上述致病因素，从而出现一系列临床表现。

三、临床表现

一般主要表现为以肘外侧关节和肱骨外上髁周围局限性疼痛，多伴有压痛等体征，痛感可向前臂放射，在进行腕关节屈伸、前臂旋转、用力握拳时可加重。

四、治疗方法

1.取穴：患侧阿是穴、手三里、手五里、曲池、合谷等。

2.操作方法：患者取坐位，将肘部放置在平面上。在选取的穴位上进行常规消毒，医者左手固定患者患肢，右手握持细火针，将针身的下 1/3 左右烧至通红后，对准要刺的穴位，迅速垂直刺入患者体内，随即快速出针。隔日 1 次，5 次为 1 疗程。

五、病案举隅

安某，男，2016 年 4 月初诊。主诉左肘关节疼痛伴活动受限，行左肘关节 X 片提示诊断为肱骨外上髁炎，今求中医针灸治疗，施以火针治疗。令患者取卧位，在选取的穴位上进行常规消毒，医者左手固定患者患肢，右手握持细火针，将针身的下 1/3 左右在酒精灯上烧红后，对准要刺的穴位，迅速垂直刺入患者体内 0.2~0.3 寸，随即快速出针。隔日 1 次，5 次后患者肘部疼痛明显减轻。3 月后随访，自诉左肘关节疼痛感缓解，无复发。

六、临床体会

火针疗法是灼热的针尖通过腧穴将火热直接导入人的体内，起到激发经气、鼓舞血气运行、温壮脏腑阳气的作用，借助火热的力量，刺入肌体内达到温通经脉的疗效，使气血运行顺畅，通则不痛。再者火针可开门祛邪，即通过灼烙人体腧穴而开启经脉脉络之外门，给外邪出路，火针治疗肱骨外上髁炎疗效显著，可快速减轻患者痛苦，但值得注意的是，在使用火针操作时一定要严格按照其操作规则，注意针烧红后快速刺入穴位，操作要稳、准、快。

第十三节　腱鞘囊肿

一、概述

腱鞘囊肿是发生于关节部腱鞘内的囊性肿物，一种关节囊周围结缔组织退变所致的病症，内含有无色透明或橙包、淡黄色的浓稠黏液，多发于腕背和足背部，患者多为青壮年，女性多见。腱鞘囊肿属中医学中的"筋痹""筋肿"或"肉瘤"范畴，多因外伤、过劳伤筋或湿痰流注而成。西医学认为本病多与关节或腱鞘部的慢性劳损、机械性刺激、外伤等有关。本病起因尚不明确，多认为与外伤有关，损伤后腱鞘或关节囊因炎性肿胀、变薄、扩张、滑液积聚而逐渐形成囊肿。长期发展会影响肢体活动，给患者造成很大的痛苦。

二、病因病机

腱鞘囊肿古称"筋聚""筋结"，属中医经筋病范畴。认为其多由外伤筋膜，邪气所居，郁滞运化不畅，水液积聚于骨节经络而成。病变部位在关节腔或腱鞘附近，属气血郁结或寒湿阻滞，气血瘀滞，久之结而成节。属寒证、实证，治疗以祛瘀散结、温经通络、祛风散寒为主。

三、临床表现

一般常见于腕背部和足背部，囊肿外观呈圆形隆起，表面光滑，边缘清楚，质软，内含有透明、微白色或淡黄色的浓稠黏液，有波动感，囊液充满时，囊壁变坚硬，局部压痛、酸痛、乏力，活动受限。本病复发率高，而且常发于肢体远端，影响人们的生活及工作。

四、治疗方法

1. 取穴：局部阿是穴（囊肿部位）。

2. 操作方法：充分暴露囊肿部位，选取中粗火针，用2%的碘酒在选择的穴位局部消毒，再用75%的酒精棉球脱碘以防感染。点燃95%酒精灯，左手将灯移近针刺的穴位或部位，右手握笔式持针，将针尖针体伸入外焰，根据针刺深度决定针体烧红的长度。使用火针前必须将针烧红，针红则效力强、痛苦少、祛疾彻底、取效迅速。在粗火针针尖烧至通红发白后迅速刺入囊肿中部，深度穿破囊壁到达囊体中心，若囊肿较大，则于囊肿四周再刺2~3针，刺后挤压囊肿四周使囊液排出，注意不要污染针孔，至无黏液排出时，再次消毒针孔和囊肿四周皮肤，用创可贴封住针孔。

五、病案举隅

赵某，女，2006年6月初诊。主诉右腕背部长有囊肿2个，活动不便，时有酸痛感。曾于5年前在右腕部生有囊肿1个，经多方治疗，当时治愈，但数周后又复发。近半年来，于原囊肿尺侧又生出一新囊肿，发展很快。检查：患者右腕背侧中央有一小突起。高约0.3cm，直径0.8cm，按之坚硬如铁；另于此囊肿尺侧又有一囊状肿块，高约1.2cm，直径约1.8cm，按之柔软有张力感，且轻微移动，患者有酸胀感并放射至掌指。诊断为腕部腱鞘囊肿。施以火针治疗。以左手拇、示二指固定肿囊，不使之移动，局部用75%酒精棉球消毒，以右手持中粗火针针柄，将针头置于酒精灯火焰上方加热直至针尖发白。先点刺大的，针尖直至囊肿根部，挤出无色透明的黏液，再点刺小的，针尖直达根部，挤出少许淡黄色的黏稠透明的胶状黏液，内有呈晶体颗粒状物质，实为迁延日久所致。两囊肿术后扁平，消失不见。

用棉纸垫覆压其上,再用绷带缠绕加压固定。嘱患者此期间尽量少活动患部,不可沾水，8d 后取下，一次而愈。一年后随访，未复发。

六、临床体会

火针治疗上通过灼烧将热性传达于穴位，达到祛瘀散结、温经通络、祛风散寒的作用。通过火针针刺囊肿部位可祛邪外出。火针治疗经济、高效、方法多种、副作用小、患者依从性好，操作简单、安全易行，针灸治疗相对传统手术治疗有着明显的优势。

第十四节　足　跟　痛

一、概述

跟痛症是常见足部病症，导致足跟痛的病因最常见的是足底筋膜炎，其他还有跟骨骨骺炎、跟骨骨刺、类风湿跟骨炎、跖筋膜炎、跟骨结节滑囊炎等多种疾病。患者站立或行走时，常感足跟疼痛，疼痛可扩散到足底，致足跟不敢着地，极大影响生活质量。目前，本病的治疗以足部拉伸、足弓支撑、矫正器、抗炎剂、类固醇注射和手术治疗等为主，但存在一定局限性及风险。

二、病因病机

足跟疼痛是骨伤科临床的一种常见病、多发病，其病因病理目前尚不清楚，多见于中老年人，且女性发病率较高。通常所说的足跟痛属于中医学"痹证"范畴，类似于现代医学的跟骨骨刺、跟腱滑膜炎、足底腱膜炎、跟骨下脂肪垫炎等。中医认为足跟痛多因肾精不足，经脉痹阻，气血运行不畅，肌肉筋骨失养为先决条件，复因风、寒、湿侵袭致使气血瘀滞而成。《医宗金鉴》曰："此症生于足跟，顽硬疼痛不能步履，始着地更甚，由脚跟着冷或遇风侵袭于血脉，气血瘀滞而生成。"

临床表现多见于 40~70 岁中老年人群，患者主要表现为足跟部疼痛明显，疼痛可扩散到足底，致足跟不敢着地，行走困难。

四、治疗方法

1. 取穴：阿是穴、太溪、昆仑、大陵、三阴交、承山、仆参、京门、申脉、照海。

2. 操作方法：患者取卧位，将足部放置在平面上。在选好的穴位上进行常规消毒，助手固定患者患肢，右手握持细火针，将针尖及部分针身在酒精灯上烧红后，对准要刺的穴位，迅速垂直刺入患者体内，随即快速出针。

五、病案举隅

陈某，男，2012 年 4 月初诊，主诉右足跟部疼痛 2 月，活动尤甚。未予相关治疗。检查：行右足正侧位片可见右足足跟部有一明显骨刺。诊断为足跟痛。施以火针治疗。令患者取卧位，将足部放置在平面上。在选好的穴位上进行常规消毒，嘱患者固定患肢，右手握持细火针，将针尖及部分针身在酒精灯上烧红后，对准要刺的穴位，迅速垂直刺入患者体内，随即快速出针。2 月后随访，症状明显减轻。

六、临床体会

通过火针针刺太溪穴能够打通肾经，将气血引到脚底的涌泉穴，有效地调节和疏通神经，调整骨代谢的平衡，促进血液循环，引火归元，冲散瘀血，有效地减轻患处的疼痛和红肿，同时火针可开门祛邪，即通过灼烙人体腧穴而开启经脉脉络之外门，给外邪出路，在临床上疗效显著。

第十五节　痛风性关节炎

一、概述

痛风是古老的代谢性疾病之一，也是遍布全球的世界性疾病之一。高尿酸血症与痛风的发生有密切关系，其发病的生化基础是高尿酸血症，只有当尿酸盐在机体组织中沉积下来，造成损害时才会成为痛风。临床症状为反复发作的蹞趾、跖趾关节、足背、足跟、踝、腕等小关节红、肿、热、痛及痛风石的形成，严重者可导致关节畸形和功能障碍。

二、病因病机

痛风性关节炎发作之时，关节局部存在红、肿、热、痛，同时伴有咽干、口苦、尿赤、便干、舌质红、苔腻、脉弦滑或脉滑数，辨证属"中医湿热痹"范畴，《金匮翼论》述："脏腑经络，现有蓄热，而复遇风寒湿气客之，热为寒郁，气不得通，久之寒亦化热，则顽痹翕然而闷也。"其病机为痰湿，瘀热搏阻关节。故治则当以清热、利湿、通络为主。

三、临床表现

发作期与缓解期交替发生，发作期表现为急性关节炎，受累关节出现红、肿、热、痛和功能障碍，以第一跖趾关节最常见；缓解期表现为慢性关节炎，可形成痛风石，受累关节出现非对称性不规则肿胀、疼痛，大量痛风石沉积在关节内可造成关节骨质破坏。

四、治疗方法

1. 取穴：阿是穴、足三里、阴陵泉、筑宾、支沟、内庭、陷谷、三阴交、曲池、合谷。

2. 操作方法：患者取卧位，将患处放置在平面上。在选好的穴位上进行常规消毒，医者左手持酒精灯，右手握持细火针，将针尖及部分针身在酒精灯上烧红后，对准要刺的穴位，迅速垂直刺入患者体内，随即快速出针。

五、病案举隅

周某，男，2020年4月初诊。主诉双足指间关节变形，未予相关治疗。检查：体格检查发现患处明显痛风石体征。实验室检查尿酸明显升高，诊断为痛风性关节炎。施以火针治疗。令患者取卧位，将患处放置在平面上。在选好的穴位上进行常规消毒，医者右手握持细火针，将针尖及部分针身在酒精灯上烧红后，对准要刺的穴位，迅速垂直刺入患者体内，随即快速出针。1周后随访，疼痛明显减轻。

六、临床体会

火针古称"燔针""焠刺""烧针"等，是运用特定的针具用火烧红后快速刺入人体一定穴位或部位来治疗疾病的目的，具有温通经络、散寒除湿、行气散毒等作用。《素问·血气形劫》曰："凡治病必先去其血，乃去其所苦。"根据《灵枢·九针十二原》"菀陈则除之"理论指导，采用阿是穴火针刺络放血，可迅速排放高黏度、高压力、含有大量尿酸盐的血液，降低血管张力，改善毛细血管阻力，减少局部炎症刺激，瘀血痰浊随血而出，从而达到活血化瘀、疏经通络、消肿止痛，使临床症状迅速控制的良好效应。

第三章　皮肤、外科疾病

第一节　瘿　瘤

一、概述

瘿瘤是发生于颈部的疾病，首载于汉代《中藏经》"瘿如缨络之状，瘤者随气留滞者也"，故而得名。相当于现代医学所称之"甲亢""甲状腺囊肿""甲状腺腺瘤"等疾病。瘰疬以其多发于颈项，常结核连续成串，累累如串珠状而得名。相当于现代医学所称的淋巴结结核或颈淋巴结炎。首见于《内经》："寒热瘰疬，在于颈腋者……"

二、病因病机

瘿病、疬病病因多为饮食失宜，情志失调，思虑过度或劳逸失调，盖脾为仓廪之官，饮食失宜最先伤脾，情志不畅，则肝气郁结，木郁克土，脾气自虚，脾为生痰之源，脾虚则水液运行失常，日久聚液成痰，痰阻气机，久而成痰，痰瘀互结于颈项而成。亦可因肺肾阴亏，以致阴虚火旺，肺津不能输布，灼津为痰，痰火凝结，结聚成核。

三、临床表现

颈前结块肿大，伴或不伴有压迫症状为特征的一种病症。临床中肿块较小者，需借助于甲状腺彩色超声检查以明确诊断，而肿块较大者，往往通过肉眼或者触诊即可发现。

四、治疗方法

1. 取穴：阿是穴、丰隆（双）、合谷（双）、足三里（双）、三阴交（双）、天突（双）、内关（双）、患处周围围刺。

2. 操作方法：患者平取卧位，在选好的穴位上进行常规消毒，医者左手持酒精灯，右手握持细火针，将针尖及部分针身在酒精灯上烧红后，对准要刺的穴位，迅速垂直刺入患者体内，随即快速出针。

五、病案举隅

薛某，女，2020 年 4 月初诊。既往甲状腺结节病史，主诉颈项部可触及串珠样结节，未予相关治疗。检查：体格检查发现左侧甲状腺处多个结节。诊断为甲状腺结节。施以火针治疗。令患者取卧位，在选好的穴位上进行常规消毒，医者右手握持细火针，将针尖及部分针身在酒精灯上烧红后，对准要刺的穴位，迅速垂直刺入患者体内，随即快速出针。利用围刺法从甲状腺体周围缘呈 45° 角刺入，四周各一针，中心一针，针尖均刺向腺中。一月后随访，自诉结节较前缩小。

六、临床体会

通过火针针刺结节患处，将气血阻滞的经络疏通，有效地调节和疏通气血，调整血液运行的通路，促进血液循环，冲散瘀血，祛瘀散结，有效减轻患处的气血瘀滞之情况，同时火针可开门祛邪，即通过灼烙人体腧穴而开启经脉脉络之外门，给外邪出路，在临床上疗效显著。

第二节　下肢慢性溃疡

一、概述

下肢溃疡中医称为"臁疮""老烂脚""裤口毒"，是临床常见病、多发病，好发于小腿下 1/3 处的内外侧，常反复发作，经久不愈。西医认为下肢溃疡的发生是由血液循环障碍、神经损害、感染等各种原因所引起的。主要由周围血管病所导致，其可大致分为两类：一为瘀血性溃疡或称静脉性溃疡，是因下肢静脉血液瘀积引起，常见于下肢静脉曲张等；二为缺血性溃疡或称动脉性溃疡，是因下肢动脉供血不足引起，常见于血栓闭塞性血管炎、闭塞性动脉硬化症等。其中静脉性溃疡发病率最高。

二、病因病机

中医学对本病的认识则多从虚、瘀、邪、腐四个方面来阐述，认为本病的发生与湿、热、火毒、气血凝滞或气虚关系最为密切，其病机特点是"因虚感邪（风、湿、热、毒），邪气致瘀，瘀阻伤正，化腐致损"，虚邪瘀腐在病程发展过程中相互作用，致使邪毒损络，组织腐溃，进而出现各种病症。其中虚、瘀为本，邪、腐为标。

三、临床表现

多发于小腿下 1/3 胫前或内侧及内踝上方，亦可发生于上肢前臂处，疮面肉芽陈旧边缘高起，不断产生黄色分泌物或夹有淡红血液的脓液，病情时日一长则周围皮肤呈紫褐色，有的还伴有慢性湿疹，每至午后患肢肿胀。

四、治疗方法

1. 取穴：阿是穴、局部溃疡处、足三里。
2. 操作方法：患者取卧位，在选好的穴位上进行常规消毒，医者左手持酒精灯，右手握持细火针，将针尖及部分针身在酒精灯上烧红后，对准要刺的穴位，迅速垂直刺入患者体内，随即快速出针。

五、病案举隅

张某，男，2021 年 12 月初诊，主诉左下肢胀痛，行动尤甚，未予相关治疗。检查：体格检查发现左侧小腿部可见一范围约 4cm×5cm 皮肤发黑处，肌肉组织无弹性。诊断为下肢慢性溃疡。施以火针治疗。令患者取卧位，在选好的穴位上进行常规消毒，医者右手握持细火针，将针尖及部分针身在酒精灯上烧红后，对准要刺的穴位，迅速垂直刺入患者体内，随即快速出针。1 月后随访，自诉皮肤黑紫颜色变淡，胀痛感缓解。

六、临床体会

在火针治疗中，以局部围刺尤为重要，医者意在去除瘀血阻滞，而使之不再增大。更何况其取效快，又廉价，堪称医生临证治疗的法宝。具有温通经络、散寒除湿、行气散毒之功效，使之效果更加明确。

第三节　多发性大动脉炎

一、概述

大动脉炎也叫多发性大动脉炎，是一种主要累及主动脉及其重要分支的慢性、多发性、非特异性炎症。常见于 10~40 岁的女性。起病多缓慢、隐匿，可造成管腔狭窄或闭塞，引起病变动脉供血组织缺血，表现为肢体乏力、头痛、头晕、心悸等。

二、病因病机

多发性大动脉炎，在中医学中无类似病名，有人认为与"伏脉""血痹"相似。《金匮要略·血痹虚劳病脉证篇》中指出："血痹阴阳俱微，寸口关上微，尺中小紧"；"外证身体不仁"。和本病症血管缩窄、血流不畅及肢体麻木等症相类。伏脉，则更接近无脉症的特征。清代陈修园进一步指出："血痹者，血闭而不行。"

三、临床表现

一般表现为发热、全身不适、易疲劳、心悸、食欲不振、恶心、体重减轻、夜间盗汗、关节疼痛及关节红斑等非特异性症状。

四、治疗方法

1.取穴：太渊、人迎、内关、尺泽、神门等。

2.操作方法：患者取卧位，在选好的穴位上进行常规消毒，医者左手持酒精灯，右手握持细火针，将针尖及部分针身在酒精灯上烧红后，对准要刺的穴位，迅速垂直刺入患者体内，随即快速出针。

五、病案举隅

患者，男，2019年3月初诊。主诉全身乏力伴肢体麻木，于外院行相关检验检查诊断为多发性大动脉炎，今求中医治疗，施以火针治疗。令患者取卧位，在选好的穴位上进行常规消毒，医者右手握持细火针，将针尖及部分针身在酒精灯上烧红后，对准要刺的穴位，迅速垂直刺入患者所选腧穴，随即快速出针。1月后随访，自诉全身麻木感减轻。

六、临床体会

多发性大动脉炎，与"伏脉""血痹"相似。施以火针治疗促进血液循环，引火归元，冲散瘀血，有效地减轻患处的麻木感。火针治疗副作用小，不会对人体产生伤害，而且治疗效果相对持久。

第四节 瘰 疬

一、概述

瘰疬又称"老鼠疮"，是生于颈部的一种感染性外科疾病。常见于青少年及原有结核病者，好发于颈部、耳后，也有的缠绕颈项，延及锁骨上窝、胸部和腋下。在颈部皮肉间可扪及大小不等的核块，互相串连，其中小者称瘰，大者称疬，统称瘰疬，俗称疬子颈。相当于现代医学的淋巴结核，多是由于结核杆菌侵入颈部所引起的特异性感染，严重时可溃破流脓。该病早期并无明显症状，病情发展后可有全身症状如疲乏、食欲不振、消瘦、低热等，还有病变器官的局部症状。

二、病因病机

瘰疬发病多由三焦、肝、胆等经风热气毒蕴结而成，肝肾两经气血亏损，虚火内动所致，可分为急性、慢性两类。急性多因外感风热、内蕴痰毒而发；慢性多因气郁、虚伤而发。该病患者常愤怒忿郁，谋虑不遂，精神颓靡。

三、临床表现

1. 初期。在颈部一侧或双侧出现结块肿大如豆粒，一个或数个不等，皮色不变，按之坚实，推之能活动，不热不痛，可同时出现或相继发生。

2. 中期。核块渐增大，与表皮粘连，有时数个核块互相融合成大的肿块，推之不能活动，疼痛。当进一步化脓时，则表面皮肤转成暗红色，微热，按之有轻微波动感。可伴轻微发热，食欲不振，全身乏力等症状。

3. 后期。已化脓的肿块经切开或自行破溃后，流出清稀脓水，夹有败絮状物质，疮口呈潜行性管腔（表面皮肤较薄，皮下有向周围延伸的空腔），疮口肉色灰白，四周皮肤紫黯，并可以形成窦道。如果脓水转稠，肉芽变成鲜红色，表示即将愈合。常伴潮热、咳嗽、盗汗等肺肾阴虚等症；或出现面色少华、精神倦怠、头晕、失眠、经闭等气血两亏之症；或出现腹胀便溏、形瘦纳呆等脾虚不运之症。

本病愈后每因体虚或过度劳累而复发，尤以产后更为多见。若结核数年不溃，也无明显增大，推之可动，其病较轻；若初起结核即累累数枚，肿坚不移，融合成团，其病较重；临床也有患者数枚结核，有的推之可动，有的液化成脓，有的溃破成漏，几种表现也可同时出现。

四、治疗方法

1. 取穴：肘尖、曲池、肩井、丰隆、瘰疬局部。

2. 操作方法：以细火针点刺肘尖肩井及结核局部 0.2~0.3 寸，结核局部采用散刺法；曲池丰隆 0.4 寸，烧针后急刺疾出，隔日 1 次。

五、病案举隅

赵某，男，34 岁，司机，2021 年 5 月 20 日初诊。患者 1 年前出现左侧颈部硬结，初如黄豆大，后渐至如核桃，疼痛，发胀，周围散在大小不等硬结数枚。曾就诊于某医院外科，经检查后诊断为"颈部淋巴结结核"，予以抗结核药及中药外敷治疗后症状未见缓解。为继续治疗，求诊于我科门诊。刻下症见：患者体型瘦弱，面色晦暗，左侧颈部有一硬结，大如核桃，疼痛，发胀，质地坚硬，约4cm×4cm，周围散在大小不等硬结数枚，纳少，眠差，乏力。舌质淡，苔白，脉细。辨证为：肝郁不舒，痰湿不化。治疗：用细火针使用点刺法，治以温通经脉、除痰湿、散郁结。穴取：肘尖、曲池、肩井、丰隆、足三里，用细火针刺0.2寸，结核局部进行散刺，隔天1次。治疗1月后结核明显缩小，2月后结节基本消失，患者面色荣润，精力尚可，饮食睡眠状况良好，痊愈，停止治疗。3个月后回访未见复发。

按： 本患者素体肝郁脾虚，长期情志不畅，致肝气郁结，脾失健运，痰湿内生，久郁而生火，炼液为痰，痰火上升，结于颈项而发为此病。肘尖为经外奇穴，在肘头锐骨处，可散结化瘀、清热解毒，常用于治疗热病、咽喉肿痛、瘰疬、疮、疖、丹毒等疾病；肩井为胆经之穴，功能祛风清热、活络消肿，主治瘰疬，且可治疗乳痈、颈项强痛等病；曲池为手阳明大肠经之合穴，功能清热解表、舒经通络，临床用于治疗手臂痹痛、上肢不遂、热病、癫狂、高血压、咽喉肿痛、目赤肿痛、湿疹、瘰疬等病症。对于瘰疬的治疗，取曲池及肩井目的在于通经络、调气血，使经气通畅，以达疏散郁结、清泻风热之目的。丰隆为足阳明胃经穴位，功能疏经活络、化痰定喘、清热通腑、健脾和胃，可用于治疗瘰疬、头痛眩晕及癫狂及下肢痿痹等病症；足三里为胃经合穴，针刺以升发胃气，燥化脾湿，火针散刺结核局部有温散郁结、痛经活络、增强免疫力之功效。诸穴合用，温经散寒、清热泻火，调和机体阴阳，增强自身正气，病遂痊愈。

六、临床体会

瘰疬是一种顽固性的外科慢性疾病。多发于颈项两侧，及颌下等处。有的蔓延至锁骨及腋窝，初起时患者往往无任何感觉，仅在局部发现一个或数个硬核，不红不肿。因此多被人忽视，日久渐次增多增大，大的附件生有小核，古人叫"母子疬"。其形连结成串，累累如贯珠之状，名曰"瘰疬"。有些瘰疬经过一段时间，逐渐变软化脓，终至溃破成疮，古人称为"鼠疮"。治疗瘰疬的方法很多，但十分满意的却不可多得，经过多年临床证明，火针疗法确实有独特疗效。

第五节　血栓性浅静脉炎

一、概述

血栓性浅静脉炎亦称浅静脉血栓，是临床常见的一种血管血栓性疾病，引起此病的原因很多，主要由于化学药物的刺激、持续性输液、下肢静脉曲张等引起静脉缺氧或炎症性损害，以沿浅静脉走行部位出现红、肿、热、痛、有条索状物或硬结节、触痛明显为主要临床表现，好发于四肢浅静脉，以下肢多见。属于中医"赤脉""青蛇毒""恶脉"等范畴。本病是一种多发病、常见病，与季节无关，男女均可患病。

二、病因病机

本病多由湿热蕴结、寒湿凝滞、痰浊瘀阻、脾失健运、外伤血脉等因素致使气血运行不畅，留滞脉中而发病。

1.湿热蕴结。因饮食不洁，恣食膏粱厚味、辛辣刺激之品，脾胃功能受损，水湿失运，火毒内生，湿热积毒下注脉中；或由寒湿凝结脉络，久而化热而成。

2.肝气郁结。情志抑郁，愤怒伤肝，肝失条达，疏泄不利，气郁日久，由气及血，脉络不畅，瘀血停积而发为本病。

3.外伤筋脉。因长期站立，跌仆损伤，刀割针刺、外科手术及输血输液等均可致血脉受损，恶血留内，积致不散，而生本病；总之，本病外由湿热为患，与热而蕴结，寒而凝滞，与内湿相合，困脾而生痰，是病之标；经脉受损，气血不畅，络道瘀阻，为病之本。

三、临床表现

发病部位以四肢（尤以下肢）多见，次为胸腹壁等处。初期（急性期）在浅层脉络，径路上出现条索状物，患处疼痛，皮肤发红，触之较硬，扪之发热，按压疼痛明显，肢体沉重，一般无全身症状；后期（慢性期）患处遗有一条索状物，其色黄褐，按之如弓弦，可有按压疼痛，或结节溃破形成臁疮，臁疮常见以下几种类型。

1. 下肢血栓性浅静脉炎：临床最为常见，下肢多于上肢。常有筋瘤病史。临床表现主要是累及一条浅静脉，沿着发病的静脉出现疼痛、红肿、灼热感，及结节或硬索状物，有明显压痛。当浅静脉炎累及周围组织时，可出现片状区域性炎性结节，则为浅静脉周围炎。患者可伴有低热，站立时疼痛尤为明显。患处炎症消退后，局部可遗留色素沉着或无痛性纤维硬结，一般需 1~3 个月后才能消失。

2. 胸腹壁浅静脉炎：多为单侧胸腹壁出现一条索状硬物，长 10~20cm，皮肤发红、轻度刺痛。肢体活动时局部可有牵掣痛，用手按压条索两端，皮肤上可现一条凹陷的浅沟，炎症消退后遗留皮肤色素沉着。一般无全身表现。

3. 游走性血栓性浅静脉炎：多发于四肢，即浅静脉血栓性炎症呈游走性发作，当一处炎性硬结消失后，其他部位的浅静脉又出现病变，具有游走、间歇、反复发作的特点。可伴有低热、全身不适等。

四、治疗方法

1. 取穴：病变局部取穴。

2. 操作方法：火针放血疗法。治疗前先在治疗椅下铺一次性中单，患者采取仰靠坐位，用碘伏对曲张的静脉、色素沉着及水肿明显的部位消毒 3 次，选用中粗贺氏火针，左手持浓度为 95% 的酒精灯点燃，右手持中粗火针，将针的中下 1/3 烧红，对准迂曲的中小静脉，色素沉着或水肿明显的部位垂直刺入，随即快速出针，有血流出者不必惊慌，大多以自凝为度，部分出血多的患者采用压迫止血，对于针刺后无血流出的患者可以应用火罐进行吸附，但不必刻意强求出血。血止后再用碘伏对针孔进行消毒。施术时切勿伤及下肢大静脉以防造成静脉感染及出血过多。每周 1 次，4 次为 1个疗程。

五、病案举隅

赵某，男，45 岁，已婚，2022 年 1 月 13 日就诊。患者原有下肢静脉曲张病史近 8 年，2 月前无明显诱因出现右侧足背红肿、疼痛，行走困难。

自行服用抗生素、血府逐瘀胶囊及中药外洗治疗均无明显效果，近半月来症状逐渐加重，故求治于我科门诊。患者发育正常，营养中等，一般状态尚可，长期吸烟，嗜食酒肉。刻下症：右侧足背红肿、疼痛，以胀痛为主；足背部浅表静脉呈扩张状态，条索状，有压痛；小腿下部亦有肿胀，压痛明显，轻度浮肿；足背动脉搏动正常。化验检查见血常规白细胞明显偏高，余理化检查未见明显异常。舌质红，苔黄腻，脉沉细数。西医诊断：右下肢浅表性静脉炎；中医辨证为湿毒下注，热伤血络，瘀阻经脉之证。予以火针放血治疗 1 次后，疼痛即减轻，4 次 1 疗程后，局部疼痛及肿胀均明显减轻，饮食及失眠均正常。患者治疗 2 月后肿胀消失，久站及久行后右下肢轻度酸胀，休息后症状可消失，嘱其多休息，定期复查，不适随诊。

六、临床体会

患者为中年男性，因饮食不洁，恣食膏粱厚味、辛辣刺激之品，致使湿热停滞中焦，脾胃功能受损，水湿失运，郁而化火，火毒内生，湿热积毒下注经脉，湿为阴邪，重着黏滞，故而肿胀，不通则痛。选用中粗贺氏火针局部烙刺病变部位，以温热助阳、激发局部经络气血，使搏结之邪毒外达，恢复气机，疾病渐愈。火针放血法治疗慢性浅表性静脉炎能够有效地减轻局部压迫感及疼痛，改善病人的临床症状，且痛苦小、创伤小、疗程相对较短，是易行且经济的治疗方法。施术时切勿伤及下肢大静脉以防造成静脉感染及出血过多。

第六节　急性乳腺炎

一、概述

急性乳腺炎中医称乳痈，是发生在乳房部的最常见的急性化脓性疾病。其临床特点是乳房结块，红肿热痛，溃后脓出稠厚，伴恶寒发热等全身症状。好发于产后 1 个月以内的哺乳妇女，尤以初产妇为多见，又称"产后乳痈"。

二、病因病机

乳房与肝经、胃经两脉息息相关，足阳明胃经行贯乳中，足厥阴肝经上膈，布胸胁绕乳头而行。故称乳头属肝，乳房属胃。因新产伤血，肝失所养，若忿怒郁闷，肝气不舒，则肝之疏泄失畅，乳汁分泌失调；或饮食不节，胃中积热；或肝气犯胃，肝胃失和，郁热阻滞乳络，均可导致乳汁瘀积，气血瘀滞，热盛肉腐。亦因乳头破碎、乳头内陷等先天畸形，妨碍乳汁排出，或乳汁多而少饮，或初产妇乳络不畅，断乳不当，均可引起乳汁瘀滞不得出，宿乳蓄积，化热酿脓。因新产体虚，腠理疏松，哺乳露胸，外感风邪；或乳头破碎，外邪乘隙而入；或乳儿含乳而睡，口中热气从乳窍吹入，导致邪热蕴结于肝胃之经，闭阻乳络，热盛肉腐。

三、临床表现

初起乳房局部肿胀疼痛，乳汁排出不畅，或有结块。伴恶寒发热，头痛骨楚，或胸闷不舒，纳少泛恶，大便干结等。成脓期乳房结块逐渐增大，疼痛加重，或焮红灼热，同侧腋窝淋巴结肿大压痛。伴壮热不退，口渴喜饮，便秘溲赤。7~10d 成脓。

四、治疗方法

1. 取穴：阿是穴、足三里、期门、膻中、内关、肩井、乳根、曲池、少泽、行间。

2. 操作方法：先用火针点刺阿是穴、膻中、肩井、曲池、少泽穴，操作如下：碘伏消毒穴位，将中粗火针烧至针身通红后，快速直刺阿是穴深度 0.2~0.3 寸，肩井、曲池穴深度 0.2~0.3 寸，少泽、膻中穴以细火针烧通红后速刺放血，深度约 0.1 寸，烧针后急刺疾出。然后选取一次性无菌 0.30mm×40mm 针灸针，常规消毒后针刺乳根（患侧）、内关、行间、足三里、期门穴，乳根穴向外平刺 0.5~0.8 寸，期门穴斜刺 0.5~0.8 寸，余穴针刺泻法，留针 25min，期间行针 2 次。

五、病案举隅

张某，女，30岁，2015年2月20日初诊。产后8个月，右乳疼痛2d，体温38.9℃，查右乳内侧红肿压痛，肿块3cm×2cm，质硬无波动，皮肤灼热，纳可，二便调，舌质红苔薄黄，脉弦、化验：白细胞13.4×10⁹/L，中性粒细胞87%，淋巴细胞13%，西医诊断为急性乳腺炎；中医诊断为乳痈，证属脾胃蕴热。治疗先用火针点刺阿是穴、膻中、肩井、曲池、少泽穴，然后选取一次性无菌0.30mm×40mm针灸针，常规消毒后针刺乳根（患侧）、内关、行间、足三里、期门穴，留针25min，期间行针2次。治疗4次后，体温正常，患者自诉乳房疼痛明显减轻。治疗7次1疗程后，乳房疼痛消失，肿块为1cm×1cm。1个月后随访未复发。

六、临床体会

明代《景岳全书》中提到："痈疽为患，无非气血壅滞……非借火力不能速也。"《针灸聚英》云："破瘤、坚积结等，皆以火针猛热可用。"张家维教授认为火针有引气和发散之功，温通之性强而力量集中，能直达病所，因而可使火热毒邪外散，引热外达。一方面火针可借火助阳，消瘀散结，点刺阿是穴、气会膻中，能激发足阳明经经气，理气散结，调节乳络气血运行，消除局部结块减轻疼痛；另一方面火针可引热外达，清热解毒。火性属阳，阳可升散，开泻畅达，即"以热引热""火郁发之"，且肩井穴是治疗乳痈的经验穴，又是足少阳、手少阳、足阳明和阳维脉的交会穴。火针点刺之可调理诸经之气，发挥清热散结、消肿止痛的作用。少泽点刺放血可增液通乳，清热利窍；曲池清泻阳明经之郁热。以上穴位出针后均不按压针孔，开阖泻法以利于引邪外散。且火针针身较粗，出针后针孔不会马上闭合，可使邪气从针孔而出，达到邪去正安的效果。内关为手厥阴经穴，可宽胸理气；乳根穴位于乳房根部，可疏通乳络、缓急止痛；取肝经之募穴期门、荥穴行间，可疏通厥阴肝郁、泻火通滞；取胃的下合穴足三里，以清泻阳明胃热。通过针刺诸穴并留针，可宁神镇痛、泻火通滞、宽胸通乳，协同火针治疗有助于乳腺管畅通。

第七节 乳 腺 增 生

一、概述

乳腺增生中医称"乳癖"，是乳腺组织的既非炎症也非肿瘤的良性增生性疾病。其临床特点是单侧或双侧乳房疼痛并出现肿块，乳痛和肿块与月经周期及情志变化密切相关。乳房肿块大小不等，形态不一，边界不清，质地不硬，活动度好。本病好发于25~45岁的中青年妇女，其发病率约占乳房疾病的75%，是临床上最常见的乳房疾病。

二、病因病机

由于情志不遂，久郁伤肝，或受到精神刺激，急躁易怒，导致肝气郁结，气机阻滞于乳房，经脉阻塞不通，不通则痛，引起乳房疼痛；肝气郁久化热，热灼津液为痰，气滞、痰凝、血瘀，即可形成乳房肿块。亦因肝肾不足，冲任失调，使气血瘀滞；或脾肾阳虚，痰湿内结，经脉阻塞而致乳房结块、疼痛、月经不调。

三、临床表现

乳房疼痛以胀痛为主，可有刺痛或牵拉痛。疼痛常在月经前加剧，经后疼痛减轻，或疼痛随情绪波动而变化，痛甚者不可触碰，行走或活动时也有乳痛。乳痛主要以乳房肿块处为甚，常涉及胸胁部或肩背部。有些患者还可伴有乳头疼痛和作痒，乳痛重者影响工作或生活。

四、治疗方法

1.取穴：阿是穴、内关、肩井、天宗、膻中、乳根、期门、人迎、足三里。

2.操作方法：使用细火针及毫火针，碘伏常规消毒穴位，将细火针烧至针身通红后，快速直刺阿是穴0.2~0.3寸，烧针后急刺疾出。然后选取一次性无菌0.30mm×40mm针灸针，常规消毒，烧针后针刺内关、肩井、天宗、膻中、乳根、期门、人迎、足三里穴。内关穴直刺0.5~1寸，并告知患者进针配合深呼吸方法，即深呼吸时使用补法压针，等气至病所后，再使用泻法将病邪导出；肩井穴斜刺 0.3~0.5 寸，手法为泻法；天宗穴使用钩割，进针角度为 75°，刺入后将针垂直，上下提动针体，随后对皮下纤维进行钩割，为了降低皮损，出针时注意按进针时角度出针；乳根穴向外平刺 0.5~0.8 寸；期门穴斜刺 0.5~0.8 寸；人迎穴避开动脉直刺 0.2~0.4 寸；足三里穴直刺 1~2 寸。

五、病案举隅

王某，女，46 岁，2017 年 3 月以"双侧乳房疼痛伴肿胀 1 年"为主诉来诊。自诉 1 年前出现乳房疼痛症状，尤以经前或生气后明显，睡眠较浅，月经色暗、量少。遂至某医院查乳腺彩超示：双侧乳腺体积增大，边界光滑；内部质地及结构紊乱，回声分布不均，内可见低回声结节，左侧 20mm × 10mm，右侧 10mm × 10mm，边界欠清，后方回声无衰减。经口服西药他莫西芬片及活血化瘀散结中成药后，症状有所缓解，但易反复，遂就诊于我院。乳腺查体：左右乳房外上象限分别触及大小两结节，触压痛，推之可移，腋窝淋巴结无肿大。舌下脉络迂曲，舌苔白，脉弦。西医诊断为乳腺增生症；中医诊断为乳癖，证属肝郁痰凝。治疗：先用火针点刺阿是穴，然后选取一次性无菌 0.30mm × 40mm 针灸针，常规消毒，烧针后针刺内关、肩井、天宗、膻中、乳根、期门、人迎、足三里穴，留针 25min，期间行针 2 次。治疗 7 次后，患者诉右侧乳房已无疼痛，左侧乳房疼痛明显减轻，可忍受，夜卧可寐，心情愉悦。2017 年 6 月复查乳腺彩超，左右侧乳房结节大小分别为 20mm × 10mm、5mm × 5mm。3 个月后随访未复发。

六、临床体会

火针针刺乳腺肿块周围阿是穴，通过热力补充和激发人体阳气，促进经络气血运行，达到活血通络、软坚散结的效果，从而实现乳腺肿块的快速消除。针刺内关穴具有较好疏通三焦气机、宽胸理气之功效。肩井穴为治疗乳痈经验穴，《针灸精粹》记载："此穴有镇肝气，降逆气之效。"天宗穴与乳房前后相对，为乳房后背投影区，针刺之可疏通乳房气机，从而达到活血化瘀、消肿散结之功效。期门为肝经之募穴，膻中为气之会穴，且肝经络于膻中，二穴位均近乳房，故用之既可疏肝理气，且与乳根同用，又可直接通乳络、消瘀块。人迎、足三里可疏导阳明胃经经气，疏通局部气血；足阳明胃经标在人迎，根据气街理论，胸气有街，其腧前在于人迎，且人迎穴近乳房，故人迎穴对本病尤为重要。

第八节 痔 疮

一、概述

痔疮为直肠末端部位或肛管皮肤下的静脉丛发生扩张现象，是肛肠科极为常见的外科疾患，分为外痔、内痔两种。内痔和外痔的区别主要在于生长位置的不同，外痔长在肛门外面，患者用手就可以摸到一个小肉球，而内痔发生在肛门内部齿状线上，患者用手摸不到，需要直肠指诊才能发现。两者在症状上没有太多的不同，都会出现便血、疼痛、脱垂等。但外痔以瘙痒潮湿为主。如果内痔和外痔都有则为混合痔。

二、病因病机

中医认为饮食不节、劳累过度、喜怒不节及外感六淫等因素均可引起人体气血运行受阻，经络不通或湿热蕴积从而引发痔疮。《外台秘要》归纳为外痔、内痔两种。主要是由于先天静脉壁脆弱，兼因饮食不节，过食辛辣醇酒厚味，燥热内生，下迫大肠，以及久坐久蹲，负重远行，便秘努责；妇女生育过多，腹腔癥瘕，致血运不畅，血液瘀积，热与血相搏，气血纵横，筋脉交错，结滞不散而成。结合患者的临床症状，中医《痔临床诊治指南（2006版）》将痔疮辨证分型为：风热肠燥证、气滞血瘀证、湿热下注证、脾虚气陷证。

三、临床表现

肛门内肿物伴肛周皮肤瘙痒，大便带血，色鲜红量较多，舌红苔薄脉数，中医将之归为风热肠燥证。而脾虚气陷证多以肛门有肿物脱出，伴有肛门坠胀不适，大便带血，平素神疲乏力，少气懒言，舌体胖大，色淡，舌苔薄白，脉细弱，以老年人及孕产妇多发。痔疮病湿热下注证临床多表现为肛门肿物脱出伴疼痛或瘙痒，大便干或溏，排便时带鲜红色血，或手纸染血，或排便后滴血、射血，平素好食辛辣刺激性食物，喜爱肥甘厚味，舌红，苔黄，脉滑。肛门肿物或脱出或嵌顿，肿物瘀紫甚至糜烂，疼痛难忍，大便干结，舌质瘀暗，脉涩，多属气滞血瘀证。

四、治疗方法

1. 取穴：局部痔核。

2. 操作方法：患者取侧卧位，患侧在下。常规消毒后，插入肛门镜，找准施术部位，将火针烧红，快速刺入施术部位。一般在痔核上方的直肠上动脉区点刺，意在阻断痔内血的来路，然后根据痔核大小，在周围痔核上针刺数针，深度为略有抵抗感为宜，即黏膜基底层为止。有时针后血喷如注，此时不急于止血，继续施术，待血自止为宜，火针放血为火针疗效的一个组成部分。

3. 注意事项：齿线不施术，因齿线下属脊神经支配，针后患者疼痛难忍，混合痔可在齿线上洞状静脉扩张区针刺，在消除内痔同时，带动外痔内缩。

4. 其他相关疗法：火针配合穴位埋线治疗痔疮：患者上唇系带中部可见一米粒大突起，采用火针治疗后取次髎、长强、承山、二白穴位埋线。湿热瘀滞加会阳、阴陵泉、三阴交；气虚下陷加百会、脾俞、关元俞；便秘加支沟、大肠俞。患者取俯卧位，将选取穴位用龙胆紫标记，常规消毒后，用 7 号一次性穴位埋线针从尖端放入可吸收蛋白线 2cm，将针快速刺入上述穴位，轻轻提插捻转，得气后推针芯，将可吸收蛋白线注入穴位，同时缓慢退针，出针后用创可贴贴住针孔即可。埋线治疗痔疮是根据中医脏腑经络学说，其目的在于疏通大肠经络气血，长强穴可以调丹田阳气出入督脉的强弱状态，有阀门的作用，为阳气始出之处。如果阳气在此郁滞，则郁而生热，出现痔疮。长强穴属督脉，既为局部穴，也是一个疏通督脉阳气的重要部位。承山、次髎均为膀胱经穴，足太阳经别自承山处上行入于肛中，故取之用泻法，既能调理膀胱气化以清湿热，又能疏导肛门局部气血，属"经脉所过，主治所及"，二白为治疗痔疮的经验穴。穴位埋线能对穴位产生柔和而持久的刺激，起到疏通经络、调和气血、平衡阴阳的作用，并能增强机体的自身免疫力，从而配合火针之力达到消炎、祛痔、止痛之功效。

五、案例举隅

案 1：患者，女，76 岁，便血 3d 来院。检查 3 点、12 点有 2 个较大痔核，为内痔二度，同时伴有轻度子宫脱垂。按上法火针治疗 1 次。5d 后因便血来院复诊，医嘱针后 3~5d 内出血属正常情况，继续换药，院内制剂魄舒薰洗液外用熏洗。2 周后复查，痔核萎缩良好，随诊 1 年，未见便血复发。

案 2：患者，男，38 岁，每天大便时肛门疼痛，大便带有鲜血，并感觉肛门有东西脱出，有时血呈点滴而下，吃辛辣食物后更加明显。检查示肛门处肿痛，肛门周围皮肤有轻微湿疹。大便后肛门疼痛，大便时有鲜血，肛门指诊可触及痔结节，诊断为混合痔。在患者上唇系带中部可见一米粒大突起，采用火针配合埋线治疗 1 次。配合每日大便后用温盐水坐浴 10~15min，15d 后症状消失，早晚各做提肛动作 50 次。随访 1 年无复发。

六、临床体会

火针治疗痔疮临床以脾虚气陷、气血虚寒型多见，此类型病人体瘦，痔疮寒凉下垂。火针即火，火可祛寒，亦可补虚，火性炎上可升提阳气。现代医学的观点认为火针疗法可改善局部血循环和加强局部代谢从而使痔核得以回缩。湿热下注型患者，则表现一派热象，伴有湿气，内痔伴肛门瘙痒等症状。湿遇火则散，热遇火则消，中药有甘温除大热之说，针灸温通法亦可除热。火针不仅适用于寒证，它对许多火热毒邪也有奇效，它通过温通经脉、行气活血引动火热毒证邪外出，起到清热解毒的作用。气滞血瘀风热肠证型燥以便血为主，气滞血瘀型病人痔核涨大如枣，针后血喷如注，恶血散尽，痔核自消。火针可以改善微循环，自然也可以治疗瘀阻型的痔疮，证明火针具有行气活血、通经活络的功效。火针治疗痔疮有较好的疗效，操作简便易行，安全可靠，方法多样。患者应纠正不良生活习惯，如久坐久蹲、过食辛辣醇酒厚味，避免加重或复发。

第九节 肛周脓肿

一、概述

肛周脓肿，又称肛管直肠周围脓肿，中医称为肛痈。肛周脓肿是发生在肛门、肛管、直肠周围的急性化脓性疾病，属于细菌感染，是肛瘘的前身。肛周脓肿发生后应该认真对待，发生在肛门两侧的坐骨直肠窝和骨盆直肠窝及男性前侧的会阴筋膜下的脓肿最为凶险，如果不及时处理，可能会导致感染性休克，甚至威胁生命。

二、病因病机

肛周脓肿最早见于《灵枢·痈疽》，其云"痈疽发于尻，名曰锐疽"。中医学对该病的病因病机认识无外乎虚、实两方面。

1. 因虚致病：三阴亏虚，湿热毒邪积聚肛门，如《疡科心得集·辨悬痈论》曰"患此者俱是极虚之人，由三阴亏损湿热积聚而发"；久病久咳，痰火之毒肿于肛周，如《外科正宗·脏毒论》曰"又有虚劳久嗽，痰火结肿肛门如粟者"。

2. 因实致病：①外感风邪入里化热，下注肛门而发，如《河间医学六书》曰"风热不散，谷气流溢，传于下部，故令肛门肿满"；②过食醇酒肥甘厚腻，酿生湿热于内，下聚肛周而发，如《外科正宗》曰"夫脏毒者，醇酒厚味……蕴毒流注肛门结成肿块"；③劳累负重，妇人努力妊娠，以致气陷血瘀、湿热毒邪下注肛门，如《外证医案汇编》云"负重奔走，劳碌不停，妇人生产用力，以上皆能气陷阻滞，湿热瘀毒下注"。

三、临床表现

肛周脓肿最主要的症状是疼痛，这种疼痛会非常剧烈，且逐渐加重，很多病人会吃不下、睡不着。只有在脓肿自行溃破后，疼痛才会暂时有所缓解。低位脓肿都会出现剧烈的肛门疼痛，且这种疼痛持续不减。而直肠周围的脓肿（高位）不一定会有疼痛。因为直肠周围属于盆腔，这里分布的植物神经对普通刺激不敏感，最主要的表现是局部坠胀和便意感。

肛周脓肿的另一症状是发热，最高 >40℃。一般来说，脓腔越大越深，发热的概率就越大。部分病人还会出现大小便不畅、纳差、失眠。

四、治疗方法

1. 取穴：局部脓腔。

2. 操作方法：患者取侧卧位，患侧在下。常规消毒后，找准施术部位，一般选择脓腔距离体表最薄处作为穿刺部位，操作时一手固定脓腔，一手将烧红的火针快速直刺入脓腔，火针刺入后，阻力突然消失，有刺空感此时转动一下针体，灼烧一下周围组织，以防止创面出血，再拔出火针，脓液随之排出，棉球擦干脓液后，无菌纱布覆盖，胶布固定。

3. 注意事项：①把握施针时机，切忌脓未成而滥施火针。脓成时，局部中软应指，用注射器穿刺抽出脓液证实有脓方可用火针排脓。②脓腔较小者火针排脓后不用服药，脓腔较大，有全身中毒症状者，应配合服清热解毒中药或抗生素。③脓腔较大者应做 2 个火针引流口，便于引流。④ 2d 后用 20ml 无菌针管拔去针头，吸入生理盐水注入脓腔，反复冲洗，尽快使脓腔干净，以利于上皮组织生长。

五、病案举隅

王某某，男，45 岁，系脑血管病后卧床病人，自述肛门左旁脓肿 1 周余。查体：体温 37.5℃，表情痛苦，肛门左侧有 5cm×5cm 大小红肿区域，有压痛，中央有波动感，已成脓。血白细胞计数 $9.6×10^9$/L，中性粒细胞 80%。诊断：肛周脓肿。治疗：患者取右侧卧位，戴无菌手套，常规用碘伏在患处消毒，并用标记笔在脓肿的上中下做上进针点的标记，用粗火针置酒精灯上加热烧红，先刺上下，后刺中央，溃脓即出，随后用双手从脓肿周围向中心按压，使脓汁除尽流出血水为度，外敷无菌纱布包扎，口服抗炎药物。第三天复诊，患处红肿消散，压之柔软，查血白细胞为 $7.6×10^9$/L，中性粒细胞 65%。即日痊愈，再未复发。

六、临床体会

肛周脓肿属祖国医学"跨马痈""脏毒"等范畴，为湿热结聚所致，其来势凶猛，患者痛苦大，排脓是当务之急。火针古称"燔针"，火针刺入排脓是替代切开排脓的一种古老方法。现存最早的外科专著《刘涓子鬼遗方》曰："凡里有脓毒，诸药贴不破者，宜用熟铜针于油火上燎透，先用墨笔点却当头后以铜针浅浅针入，随针而出脓者，顺也。"明代汪机在《外科理例》中描述了火针的形状、用途及操作方法："火烙针，其针圆如箸，大如纬挺，头圆平，长六七寸，一样二枚，捻蘸香油，于炭火中烧红，于疮头近下病机烙之，宜斜入向软处，一烙不透，再烙，必得脓。"明代杨继洲在《针灸大成》中将火针法列入针灸疗法，对火针排脓的推广起积极的作用。火针排脓的优点为：操作时间短，损伤组织少，愈合之后仅留下绿豆粒大小的疤痕，基本不损伤肛门的皮肤及外形，患者痛苦小；创面被火针烧成的 I 度烧伤焦痂覆盖，不出血，抑制焦痂脱落前，创面不会缩小，可保持引流通畅。

第十节　荨　麻　疹

一、概述

荨麻疹，中医称之为"风疹""瘾疹""痞瘤"等名称。是一种过敏性皮肤病。其特征是皮肤上出现鲜红色或苍白色的瘙痒性风团，急性者短期发作后多可痊愈，慢性者常反复发作，可历经数月或经久不愈。任何年龄段皆可发病。

本病西医学称为荨麻疹，认为是皮肤、黏膜的一种过敏性疾病，是致敏后皮肤、黏膜的小血管反应性扩张及渗透性增加而产生的一种局限性水肿反应。临床分为三种类型：①急性荨麻疹。以皮疹持续时间一般不超过24h，但新皮疹可此起彼伏，不断发生。②慢性荨麻疹。以皮疹反复发作，超过 6 周以上。③特殊类型。包括皮肤划痕症、寒冷性荨麻疹、胆碱能性荨麻疹、压力性荨麻疹、日光性荨麻疹。

二、病因病机

中医对本病最早的记载出自《素问·四时刺逆从论》，到了隋明时期，对本病的病因病机有了详细的记载，隋代巢元方曰："邪气客于皮肤，复逢风寒相折，则起风瘙瘾疹"；又言："天阴雨冷则剧出，风中亦剧，得晴暖则减，着衣身暖亦瘥也"。由此可见，风寒湿等外邪侵袭及天气、温度、冷暖变化等均是慢性荨麻疹的致病因素，为外因。隋代巢元方《风瘙瘾胗候》言："风入腠理，与血气相博……成瘾疹。"明代王肯堂在《证治准绳·疡医》中言"夫人阳气外虚则多汗，汗出当风，风气搏于肌肉，易为热气并，则生蓓蕾"，为内因。可见正气存内，邪不可干，若机体阳气不足、气血失和或素体虚弱，而又复遇外邪侵袭，则致疾病发生。另外明代戴元礼《证治要诀》曰："食鸡肉及獐、鱼动风等物，才食则丹随发。"指出本病与饮食不节相关。综上，"瘾疹"的发生与个人体质、正气虚弱、外邪侵袭及食物过敏等关系密切。

三、临床表现

初起皮肤出现大小不等的风团样损害，剧烈瘙痒，越抓越多，此起彼伏，可在数小时后逐渐消退，不留痕迹，一日可发数次，皮损泛发全身，黏膜每可累及，发生在胃肠道时可有腹痛、腹泻或呕吐，严重者可产生喉头水肿而引起呼吸困难，常同时伴有发热、恶寒、胸闷气短、腹疼腹胀、恶心等症状，慢性者可反复发作，迁延至数月或数年。

四、治疗方法

1. 取穴：阿是穴（风团块局部）、曲池、合谷、风市、血海、三阴交、大椎、身柱、至阳、筋缩、脊中、肺俞、膈俞等穴。

2. 操作方法：火针操作前先进行常规消毒，选用中号火针，医者以右手拇指、示指夹持火针针柄，左手持酒精灯，针体于酒精灯外焰处加热至通红，迅速点刺风团块局部、曲池、合谷、风市、血海、三阴交诸穴并敏捷出针，进、出针靠腕力控制，时间约0.5s，操作过程要求"稳、准、快"。之后用毫火针浅刺大椎、身柱、至阳、筋缩、脊中、肺俞、膈俞等穴，行补法，留针30min。

五、病案举隅

曹某，男，56 岁，因反复发作荨麻疹已 2 年就诊。病史：2 年来，患者全身反复起风团样疹块，尤以夏秋季较重，可每日起 3~4 次，瘙痒异常，到了夜间或者傍晚，奇痒难忍，不能入睡，必抓之方感痛快，需服用开瑞坦等抗过敏药才能缓解症状，但停药后又复发，症状时轻时重有时，兼有腹痛，纳差，大便 2~3d 一行。舌红，苔黄，脉弦滑。查体：四肢、躯干均有风团样疹块，皮肤上有搔痕。诊断为：荨麻疹。辨证：患者素体禀赋不足，胃肠积热，腠理空疏，汗出受风所致。治则：清热和营，活血通络，疏风止痒。治疗：先用中号火针点刺风团块、曲池、合谷、风市、血海、三阴交等穴，之后用毫火针浅刺大椎、身柱、至阳、筋缩、脊中、肺俞、膈俞，行补法，得气后留针 30min。每周治疗 3~4 次，治疗 6 次后疹块完全消失，临床痊愈。

按：该患者年老体虚，外加素体禀赋不耐，患胃肠积热、营卫不调、腠理空虚之人，外受风邪，最易发生此证，故治以清热和营、疏风止痒，火针点刺风团块，以温通经脉，以热引热，点刺合谷、曲池清理胃肠之热，血海、三阴交、合谷调理营卫之气，风市、合谷疏风。督脉乃手足三阳经之会，为阳脉之海，具有振奋人体阳气作用，且络脑入肾，统摄真元。故用毫火针针刺督脉诸穴以通督扶阳卫外，益精养血，滋补先天。针刺肺俞、膈俞以疏风活血止痒。全方治疗瘾疹可获得较好的疗效。

六、临床体会

对于荨麻疹而言，卫阳不固、腠理疏松是外邪侵袭的前提，邪气阻于肌肤，使气血郁阻，则发为瘾疹。皮肤作为机体最大的器官，也是机体免疫防御的第一大屏障。根据中医皮部理论，火针针刺风团块用热引热，透邪外出，点刺曲池、合谷、风市、血海、三阴交通过扶助卫阳从而增强抵抗力。针刺督脉的穴位取其通督补任，益精养血之效。现代研究表明针刺疗法可降低慢性荨麻疹患者血管通透性，抑制炎性因子渗出，起到抗组胺作用。

第十一节 神经性皮炎（牛皮癣）

一、概述

神经性皮炎相当于中医的"牛皮癣"，因其皮损状如牛领之皮，厚而且坚。本病因多发颈项部位，故亦称之为"摄领疮"。本病是一种慢性病，以局部瘙痒、皮肤增厚、皮沟加深等为特征。

西医学认为，本病的发生常与精神过度兴奋、忧郁或神经衰弱有关。其主要发病机理是当神经功能异常时，大脑皮质的活动功能发生了紊乱，不能调节大脑皮质与皮肤的相互关系，故本病是一种有痒感的皮肤神经官能症。

二、病因病机

宋代《圣济总录·诸癣疮》中首次提出该病名，曰："故得于牛毒者，状似牛皮，于诸癣中最为浓厚，邪毒之甚者，俗谓之牛皮癣。"关于本病的病因病机，《医宗金鉴》中提到："癣，此证总由风热湿邪，侵袭皮肤，郁久风盛，则化为虫，是以瘙痒之无休也。"《外科正宗》也有言："皆原风湿凝聚生疮，久则搔痒如癣，不治则沿漫项背。"故究其病因病机，一般认为风湿热邪郁滞侵袭皮肤为本病的主要发病原因。本病的发生多因患者素体蕴热，加之平日情志不遂，精神过度紧张，忧愁烦恼，七情内伤，致肝火郁滞，心火上炎，火蕴肌肤，热伏血分，耗伤营阴，气虚血亏，血虚而生风化燥，肌肤失于濡养而反复发作，或因衣领摩擦等局部机械刺激，或嗜食辛辣、烟酒、海鲜等刺激之物，致气血运行失常，凝滞肌肤，诱发本病。

三、临床表现

皮损处多表现为阵发性瘙痒，搔抓后出现扁平丘疹，色淡红或如正常肤色，逐渐皮肤增厚，纹理加深，形成肥厚斑块苔藓样变化或色素沉着，表面有少许鳞屑、抓痕及血痂。局限性神经性皮炎，好发于颈、肘、膝及骶部；播散性神经性皮炎可泛发全身。多见于成年精神焦虑者及神经衰弱者。

患者常伴有心烦易怒，精神抑郁，失眠多梦，头晕，口苦咽干，舌苔厚腻，脉弦滑。

四、治疗方法

1. 取穴：血海、曲池、阿是穴（皮损病灶处）、百会、大椎、陶道、身柱、神道、至阳。

2. 操作方法：根据皮损部位，取患者舒适体位，常规消毒皮损处。取直径 0.5mm 的火针，在酒精灯火焰外焰烧红后，以垂直于皮肤的方向，快、准、稳地由皮损边缘向中央点刺，深度和针刺间距均为 0.2~0.5cm。若患者皮损较厚，可酌情加深针刺，缩短针刺间距。后用毫火针浅刺所选取穴位，得气后补法，留针 30min。火针操作结束后嘱患者病灶处 24h 内禁止沾水，禁止搔抓。

五、病案举隅

患者，男，45 岁。主因"反复项部瘙痒伴苔藓样皮损 3 年余，加重 1 月余"就诊。患者 3 年前无明显诱因出现项部瘙痒难忍，搔抓破溃后伴淡黄色渗液，无水疱、脓疱，在当地医院皮肤科诊断为"神经性皮炎"，给予局部"液氮冷疗"处理，瘙痒症状明显改善。但此后项部瘙痒反复出现，尤以天气变热或紧张时发生，因瘙痒反复抓搔导致项部出现苔藓样皮损，先后寻求中西医，疗效不佳。1 个月前，因天气升温，感项部出汗不畅，再次出现项部瘙痒难忍症状，遂到我科就诊。刻下症：项部可见 4 处大小不等的红斑、丘疹，最大处约 3cm×5cm，部分可见陈旧性抓痕苔藓样皮损，皮损处瘙痒，无渗液、水疱；食欲正常，睡眠差，二便正常，体重无明显变化，无发热恶寒。舌质淡、苔薄白，脉弦细。诊断：神经性皮炎；辨证：卫阳不振，邪滞皮肤。取穴：局部瘙痒部、血海、曲池、百会、大椎、陶道、身柱、神道、至阳。操作：先取直径 0.5mm 的火针，经酒精灯外焰烧至通红后迅速点刺局部瘙痒处。后用毫火针浅刺百会、大椎、陶道、身柱、神道、至阳，留针 30min。火针操作结束后嘱患者病灶处 24h 内禁止沾水，禁止搔抓。每周治疗 2 次，共计治疗 10 次，瘙痒日渐好转。

按：本病例具有瘙痒症状反复发作特征，尽管每次发作使用中西治疗方案均可缓解瘙痒症状，但反复发作使患者颈项部皮肤苔藓样损害明显。根据"卫气者，所以温分肉，充皮肤，肥腠理，司开合者也"，"卫气和则分肉解利，皮肤调柔，腠理致密"（《灵枢·本藏》），结合病位在项部皮肤，认为此患者病机是病损皮肤，卫气郁滞，造成调控腠理开合功能失常，从而形成病损处代谢物堆积，无法排出体外而产生瘙痒症状。因此，疏通卫气，调控皮肤腠理开合是治疗本病关键。故针对该病人采用温通法治疗，借助火针温热刺激，激发人体阳气，增强气血营运以开闭、捣塞，疏通脉络，并用毫火针浅刺督脉诸穴以通督畅达各经阳气，振奋脏腑功能，最终达到"借火助阳"补虚、"开门祛邪"泻实的独特效用。

六、临床体会

神经性皮炎是一种慢性病，也是一种顽固难治的皮科病，本病可引起瘙痒不已，故影响患者夜间睡眠，影响患者情绪，以致病人出现烦躁气急、气滞血瘀、气血失调的征象，久之血虚生风，如体内蕴湿之人，郁而化热，湿热蕴结，风邪外侵，亦为本病常见之因，故治疗本病重在调理气血、祛湿清热、疏风止痒。用火针点刺局部瘙痒部位以温通经络，调畅气血运行。配合毫火针针刺血海、曲池，血海调血走里，曲池清肺走表，二穴相合，一表一里，表里双清，调和气血、祛风止痒之功益彰。火针点刺配合毫火针留针取穴能改善病人的临床症状，病人的痛苦小、费用低、创伤小、疗程相对较短，是易行且经济的治疗方法。

第十二节　瘢痕疙瘩

一、概述

瘢痕疙瘩是人体修复创伤过程中的产物，为类肿瘤性肿块，又称瘢痕瘤或蟹足肿，中医称"瘢痕疙瘩"或"锯痕症"。

西医学认为本病发病原因不明，多与体质因素及家族遗传有关。此类病人常被认为是瘢痕体质，其病理变化为成纤维细胞和胶原纤维所构成。

二、病因病机

瘢痕疙瘩的发生多由先天禀赋不足，素体不耐，加之外遭重创、水火之伤，湿热邪气搏结于局部经络而得，或手术、虫咬等外伤或湿热等邪气侵袭肌表，脏腑机能下降。余毒未清，营卫不和，瘀于肌腠而得。其为病，病理因素总以湿、热为主，湿热互结，郁于肌肤，阻塞经络而发病，其表现在表，但疾病根源仍在脏腑，《太平圣惠方·灭瘢痕诸方》："夫瘢痕者，皆是风热毒气，在于脏腑，冲注于肌肉。而生疮疹，及其疮愈，而毒气尚未全散，故疮痂虽落，其瘢犹黯，或凹凸肉起……"

三、临床表现

局部皮肤高出皮面，形成颜色黯红或紫黯的瘢痕，质地较硬，四周有不规则爪状突出，故称"蟹足肿"，局部微微作痒，阴雨天加重。本病好发胸背、颜面、四肢等处，常有外伤、手术、烧伤等病史。

四、治疗方法

1. 取穴：阿是穴（瘢痕处）。

2. 操作方法：将中号火针烧至通红后迅速点刺瘢痕处，进针深度约为瘢痕组织厚度的2/3。针刺后迅速在皮损处拔火罐，吸拔时间5~8min，以黏液或血液尽出为度。术毕，嘱其操作部位忌水，小心感染。

五、病案举隅

季某，男，30岁，因胸正中部瘢痕5年就诊。患者5年前患者胸部正中处长有血管瘤，手术后血管瘤消失，但局部产生一瘢痕，高出皮肤，质硬，有痒感，阴天加重，纳可，二便调。刻下症：胸正中平第四肋处可见一瘢痕，约3cm×3cm，不规则，呈黯红色，偶有痒感，食欲正常，夜寐可，二便正常，体重无明显变化，无发热恶寒。舌质淡、苔薄白，脉弦细。诊断为：瘢痕疙瘩。辨证：术后经络受损，气血不和，营养失调，以致此症。治则：温通经脉，调气和血，软坚散结。操作：对针刺部位常规消毒，再将中等型号的火针在酒精灯外焰烧至通体赤红，医者持火针如提笔式，刺入角度与病损部位的体位垂直。在针刺时要把握好针刺深度，进针深度约为瘢痕组织厚度的 2/3，最好要透及瘢痰底部，方获速效，但是又不可伤及正常组织。针刺后迅速在病损局部拔火罐，拔罐面最好覆盖及整个病损部位，吸拔时间 5~8min，以黏液或血液尽出为度。患者每周 1 次，共治疗 7 次，瘢痕局部较前变平变小，无明显痒感。

按：本病的发生主要是由于经络损伤不通，气血失和，肌肤失养，病灶局部组织异常增生，以致瘢痕疙瘩产生，其治疗之法，当以火针温通经脉，调和气血，软化瘢痕使之散开，拔罐以行气活血、消肿止痛，故以中等火针速刺瘢痕处数针，并配合拔罐拔除黏液即瘀血，两法并用。

六、临床体会

火针治疗既能祛邪气又能通经络，既可温通又可强通，使邪去而痛痒皆止，患者痛痒感缓解，免去搔抓，从而病灶局部免受刺激，血供降低，瘢痕逐渐萎缩，疾病向愈。现代研究发现：火针可阻断局部供血，使成纤维细胞的活动降低，减少胶原的合成。高温又能使胶原蛋白变性，促进其分解。总之，火针治疗可以减少胶原蛋白的合成并促进其分解，使瘢痕逐渐变小。另外，高温灼烧亦可防止局部感染。火针治疗操作简单，疗效显著，值得推广。

第十三节　湿　　疹

一、概述

湿疹是一种常见的皮肤病、多发病。临床以红斑、丘疹、水疱、渗出、糜烂、瘙痒和反复发作为主要特点。

西医学认为湿疹的发病机制多在遗传因素如体质敏感、免疫功能异常、皮肤屏障功能障碍等基础上，微生物入侵或变应原进入诱发皮肤的异常免疫反应和炎症反应。

二、病因病机

本病虽形于外而实发于内，多由于饮食伤脾，过食辛辣、腥味发物动风之品，以致脾胃为湿热所困扰，运化失职，更兼腠理不密，经常涉水浸湿，外受风湿热邪，内外之邪相搏，泛于肌腠，发为本病。若久病失治，血虚生风化燥，肌肤失于濡养而成慢性湿疹。

三、临床表现

急性者初起局部发生红斑、丘疹、小水疱，自觉灼热、瘙痒，水疱破溃可发生糜烂、渗出，干燥后结黄痂、血痂，若继发感染则有脓痂，皮疹经治疗或自然缓解，可脱屑而愈。慢性表皮损伤，逐渐增厚，表面可有抓痕、血痂、色素沉着，有时呈褐色或黯红色，遇刺激易倾向湿润。本病发展缓慢，可伴有纳食不佳，身体倦怠，大便溏薄，小便清长，舌质淡，舌苔白或白腻，脉滑或缓。

四、治疗方法

1. 取穴：阿是穴（湿疹局部）、天枢、风市、血海、曲池、肺俞。
2. 操作方法：取合适体位，针刺部位采用 75% 乙醇实施常规消毒，局部实施火针点刺，医者使火焰靠近患者针刺部位，距离针刺部位 10~15cm，右手拇指、示指、中指夹持细火针，针刺方向指向火焰，将针刺体放在火外焰烧直至发白或者通红，然后迅速刺入患者皮损部位，直入直出，点刺深度在 0.2~0.5 寸，后用毫火针浅刺天枢、风市、血海、曲池、肺俞等穴位，平补平泻，留针 30min。在治疗 24h 内避免对针刺局部进行洗浴。

五、病案举隅

王某，男，52 岁，主因全身起小红疹已数月就诊。患者背部、腋下、小腹及四肢有小红疹已数月，奇痒难忍，夜不能寐。心中烦乱，纳差，二便正常，曾在多处就医，服用中西药无效。刻下症：患者面黄无泽，在背部、腋下、小腹及四肢部位可看见抓痕，并伴有褐色痂。舌淡，苔白腻，脉滑。诊断为：泛发性湿疹。辨证：湿困脾气，脾失健运，复受风邪，风湿相搏，泛于肌肤而发病。治则：祛风利湿，调气和血。取穴：阿是穴（背部痣点）、天枢、风市、血海、曲池、肺俞。操作：先用细火针点刺阿是穴（背部痣点），烧针后急刺疾出，后用毫火针浅刺天枢、风市、血海、曲池、肺俞，平补平泻，操作完成后留针 30min。患者每周治疗 2 次，共治疗 20 余次，2 个月后痊愈，至今未复发。

按：火针针刺湿疹皮损处具有较好疏通经络、止痛消肿等功效，毫火针刺激患者天枢穴可升清降浊，疏肠调胃，理气消滞；风市可运化水湿、舒筋活络；血海可补血活血、滋润皮肤，促进皮损恢复。如经典云：治风先治血，血行风自灭。肺俞可温肺润燥、强壮皮毛。曲池可疏风清热、调和营卫，可较好缓解湿疹患者瘙痒症状。

六、临床体会

本病的发生主要是内因于湿，外因于风，湿邪泛滥于表则生疱疹，破溃则流水；风邪袭于肌表，扰乱营卫之气血则生痒，故治疗之法当以利湿解毒、活血止痒为主。《类经·疾病类一》云："热甚则疮痛，热微则疮痒。"即风、湿、热蕴于肌肤阻碍气血，郁而生热所致。"火"可以治疗各种有"痒"症状的皮肤病，火针更是如此。《针灸聚英》亦有解释："盖火针大开其孔穴，不塞其门，风邪从此而出。"并明确提出风寒湿等邪气聚于经络而不出者，"宜用火针以外发其邪"。风寒湿等邪气侵袭，肌表气血失和，营卫不调，火针通过刺激皮肤、腠理开泄，风寒湿等邪气便可从肌表而解，营卫调和，气血通畅，皮部得濡养，邪去则正安，瘙痒之症自止。

第十四节　带状疱疹（缠腰火丹）

一、概述

带状疱疹，中医学称"缠腰火丹""蛇丹"，俗称"蜘蛛疮""蛇串疮"。本病常骤然发生，在皮肤上出现簇集成群、累累如串珠的疱疹，疼痛剧烈。

西医学认为，本病由带状疱疹病毒所致。一般情况下，病毒可长期潜伏于人体内，平时不发生症状，如遇感染、发热、外伤、肿瘤等，均可诱发本病。本病易发生于春、秋季，不受年龄限制，一次罹患后，可获免疫。

二、病因病机

本病多因肝郁不舒，风火之邪客于少阳、厥阴经脉，郁于皮肤；或因感染湿毒，滞留太阴、阳明经络；湿热熏蒸，浸淫肌肤，发为疱疹。

三、临床表现

本病初起时皮肤灼痛发热，继则出现密集成簇的丘状疱疹，水疱如绿豆或黄豆大小，疱疹之间皮肤正常，患部带索状刺痛，水疱多呈带状分布于身体一侧，以腰肋部、胸部为多见，面部、其他部位者少见。发于面部者，疼痛剧烈。部分病人可伴有发热，口苦咽干，心烦气急，纳呆，胸脘痞闷，小溲短赤，舌苔黄腻，脉弦滑数。

四、治疗方法

1. 取穴：阿是穴（皮损处）、支沟、阳陵、太冲等。

2. 操作方法：①急性期。嘱患者取坐位或者卧位，将阿是穴及其周围皮肤常规消毒，点燃酒精灯，右手持中火针，用酒精灯加热针体直至针尖烧至红白，以疱疹簇为单位呈"品"字形点刺，迅速而准确地刺入疼痛处及其疱疹皮损周围，针刺要求直入直出，不得歪斜、拖带。水疱、丘疹或红斑区采用中粗火针点刺，进针深度以针尖刺破疱疹，达到其基底部为度。对于较大的脓疱或血疱即直径 > 0.5cm 者，用中粗或粗火针点刺，刺后用消毒脱脂棉球擦拭疱液。火针操作结束后立即在皮损处进行拔罐治疗，吸拔时间 5~8min，拔除瘀血，以疱疹皮损变黑为度，每周治疗 2 次。操作后忌碰水。②缓解期。患者取合适的体位，充分暴露疱疹皮损区域，医者用75% 的酒精常规消毒，左手持止血钳夹持95% 的酒精棉球，靠近皮损处10~15cm，右手拇、示、中指夹持细火针，将针尖针体置于火的外焰烧，直至针体下 1/3 烧至通红或发白后，迅速点刺阿是穴（带状疱疹疼痛区域）及皮损区相应皮肤节段的夹脊穴，然后再在带状疱疹局部周缘用毫火针进行透刺、密针围刺。③后遗症期。在针刺部位常规消毒后，先用中型火针点刺疼痛处及其疱疹皮损周围，之后用毫火针浅刺留针治疗，具体操作如下：

术者一手持点火棒，一手持 0.25mm×40mm 毫针，将毫针快速过火（无须烧至通红），针刺夹脊穴、支沟、阳陵、太冲等，围刺及排刺皮损处。得气后行泻法，留针 30min。每周治疗 3~4 次。

五、病案举隅

梁某，女，67 岁，主因"左侧胁肋部持续性针刺样疼痛 1 月余"就诊。患者于 1 月前劳累后突发左侧胁肋部疱疹，至当地社区康复中心就诊，予以伐昔洛韦抗病毒、甲钴胺片营养神经以及相应对症治疗 10d 后，局部疱疹部分消失。而后逐渐出现左侧胁肋部针刺样疼痛，查体：神志清，精神差，左侧胁肋部痛觉过敏，纳食差，睡眠差，大便干结。舌红，苔白腻，脉滑。中医诊断：蛇串疮（脾虚湿蕴证）；西医诊断：左侧带状疱疹后遗神经痛。治则：疏肝利湿，清热解毒。取穴：阿是穴、支沟、阳陵泉、太冲、足三里。操作：局部常规消毒，左手持酒精灯，右手持中型火针在酒精灯上烧至白亮，快速刺入腧穴约 1mm，连续 3~5 次，重复操作 3 次，之后迅速在针刺部位拔罐。每周治疗 2 次。5 次治疗后症状消失，局部皮肤触感正常。3 个月回访未见复发。

按：本案患者为老年女性，体质虚弱，外加后天脾胃失养，脾气虚弱，运化水液无力，留恋于内不得疏泄，外犯肌肤，故见局部疱疹，气血运行不畅，不通则痛。治疗上选取火针点刺局部疱疹及阿是穴，促局部气血运行，通则不痛。外加毫火针留针浅刺太冲、支沟、阳陵、足三里等穴位疏肝健脾，标本兼治。

六、临床体会

带状疱疹是皮肤科常见病、多发病，多由情志内伤，肝失条达，损伤脾气，脾失健运，饮食失调，导致肝脾不和，气滞湿郁，化热化火循经外发，湿热毒火外伤于肌肤而致。治疗以清热解毒、活血化瘀、祛湿止痛为主。火针疗法属于中医的"温通之法"，能够以热引热，通过升散透达，顺其性从而治之，使郁开气达，透邪外达肌表，则火热多可自散。

第十五节 扁 平 疣

一、概述

扁平疣，中医称为"扁瘊""千日疮""枯筋箭"等，最早记载于春秋时期《五十二病方》中。其特征是患部出现皮疹或者丘疹，多呈圆形、多角形、椭圆形等形状。好发于青少年。

从现代医学角度来讲，扁平疣多由人类乳头瘤病毒 HPV-3 型感染皮肤黏膜引起的病毒性皮肤病。传染源为患者和健康带病毒者，主要经直接或间接接触传播，通过皮肤黏膜微小破损进入细胞内并复制、增殖，致上皮细胞异常分化和增生，引起上皮良性赘生物。免疫功能低下者、外伤及摩擦易患此病。

二、病因病机

中医认为本病多归因于肝火妄动，致气血失和，气机失其畅达则致血瘀凝聚成结；或血不养肝，燥火内动，筋气外发；或肺脾气虚，腠理不固，复感风热湿毒，客于肌表凝聚而成。如《灵枢·经脉》记载："手太阳之别……虚则生疣。"《外科正宗》记述："枯筋箭，乃忧郁伤肝，肝无荣养，以致筋气外发。"《薛己医案》论述："疣属肝胆少阳经，风热血燥，或怒动肝火，或肝客淫气所致。"《医宗金鉴·外科心法》记载："由肝血失养，以致筋气外发。"

三、临床表现

皮损多发于面部、手背、手臂，表现为大小不等的扁平丘疹，轻度隆起，表面光滑，呈圆形、椭圆形或多角形，境界清楚，可密集分布或由于局部搔抓而呈线状排列，颜色不定，呈淡褐色或是和正常皮肤颜色基本相同；一般无自觉症状，部分患者自觉轻微瘙痒。搔抓后可沿抓痕分布呈条状或串珠状排列（同形反应），长期存在的扁平疣可融合成片。

四、治疗方法

1. 取穴：病变部阿是穴。

2. 操作方法：选用 0.50mm×40mm 细火针，在治疗之前将病灶充分暴露，并对施治部位清洗消毒，首先将针放置在酒精灯的火焰外焰部分加热，直到将针体烧红或者发白，随后用针快速垂直轻刺病灶处，快进快出。针刺的深度以针尖透过病变组织为最佳，要求密度均匀。

五、病案举隅

薛某，女，25岁，2021年3月10日初诊。主诉：颜面及前胸出现扁平丘疹1个月余。患者于1个月前无明显诱因面部及前胸出现针头大小丘疹，表面光滑，扪之坚硬，淡褐色，无明显自觉症状，1个月来丘疹明显增多。刻下：面部及前胸处丘疹散在分布，大小不一，色淡褐，凸出皮肤，无明显瘙痒疼痛，伴发热，口渴，食纳可，夜寐差，情绪差，易怒，大便秘结。舌质红，苔黄腻，脉弦滑数。西医诊断：扁平疣；中医诊断：扁瘊（脾虚湿蕴证）。治则：健脾除湿，养血活血。采用火针点刺针刺操作，嘱患者暴露疣体表面，皮肤常规消毒，选用 0.50mm×40mm 细火针，施术者一手持点火棒，另一手持细火针，用点火棒烧灼针尖部，待针身烧至白亮，施术者快速将针垂直快速点刺疣体中心，深度直达疣体根部，听到"啪"的声音后，施术者用针头挑破疣体角质层。临床中根据病程长短及扁平疣的大小选取不同规格的火针。如体积较小的疣体，选取细火针，点刺1次即可；体积较大的疣体，选取中等或粗火针，在疣体中心点刺1针后，在其周围再围刺，不可深刺，以不超过皮损基底部为度。对时间较长、疣体较大也可选用平头火针烙刺法：即用火针头轻触皮肤后进行烙熨。施针后需保持局部干燥，如若结痂避免挠抓，使结痂自然脱落。火针治疗隔日1次，每周3次。治疗3周后基本痊愈。6个月后电话随访，告未复发。

按： 患者青年女性，素体脾虚，腠理不密，风热束肺，脾虚易生湿，湿热郁于肌腠而成扁平疣。治以健脾除湿，养血活血。火针具有温通发散、助阳鼓舞正气之功，作用于疣体表面，既能透邪外出，温通气血，亦能激发机体阳气，为五脏六腑发挥正常生理功能、精微物质运行提供动力。

六、临床体会

《针灸聚英》言："凡瘿块结积致病，甚宜火针。"火针具有温通发散、助阳鼓舞正气之功，作用于皮肤表面，既能使邪气外透，气血流通，也能激发体内阳气，为体内五脏六腑发挥正常生理功能、精微物质运行提供动力，达到散寒除湿、活血通络、祛风行气的作用。《千金方》中有火针治疗热证的论述，运用"反治"理论指导临床，即"火郁发之""以热引热"。《理瀹骈文》中有相关阐述："热证可以用热者，一则得热则行也，一则热能引热。使热外出也，即从治之法也。"扁平疣为皮肤表面所长的赘生物，无论是外因或内因导致经络受阻，气血运行不畅，水湿痰饮停聚，久而化毒化瘀，治疗时应注重疏通经络、腠理、三焦、毛窍等全身气血津液运行的通道，治疗应寒热并施，邪正兼顾，火针疗法，祛邪助长阳气，且病久病理产物郁而化热，难免有正气亏损之弊，急需祛邪外达之径，同时热能引热，犹如蓬勃旺盛之势，作为催化动力剂，为祛邪达到事半功倍之效。针刺疣体后，病毒作为抗原暴露进入单核吞噬细胞系统，进一步激发机体的体液免疫和细胞免疫反应，调动全身应激反应抵抗病邪，其次火针针刺可以破坏了疣体相对良好且封闭的环境，病毒生长所需营养物质被及时阻断，使疣体逐渐干涸、萎缩、消退。

第十六节　寻常型痤疮

一、概述

中医学将寻常型痤疮称为"痤痱""痤""痤疸""面上粉刺""酒齇""疮""面皯""面皯疱""面渣疱""面粉滓""粉刺"等。多由火热耗气伤津致瘀或外感风寒内有郁热成瘀，脉络闭阻，脂凝邪聚，病变涉及多个脏腑，病情复杂。

现代医学上讲寻常型痤疮是累及毛囊皮脂腺的一种慢性炎症性皮肤病，寻常型痤疮的发病机理主要与雄激素的升高及皮脂的增加、毛囊皮脂腺开口处过度角化、痤疮丙酸杆菌感染及继发炎症反应等四大原因相关，部分还与遗传、免疫、情绪、饮食、内分泌等因素相关。

二、病因病机

《素问·生气通天论》云："劳汗当风，寒薄为皶，郁乃痤。"《外科大成·肺风酒刺》亦云："肺风由肺经血热郁滞不行而生酒刺也。"《素问·至真要大论》曰："诸痛痒疮，皆属于心。"明·陈实功《外科正宗》谓："盖疮全赖脾土。"巢元方《圣济总录》谓："面上有如米粒，此由肌腠受于风邪，搏于经脉之气，因虚而作，亦邪入虚肌使之然也。"《诸病源候论》谓："嗣面者，云面皮上有滓如米粒者也，此由肌腠受于风邪，搏于津液，津液之气，因虚作之也。"综上所述，痤疮可从虚实而论，实则肺经风邪、血热发于面部或饮食偏嗜，脾胃受损，湿热内生，熏蒸头面或心火旺盛，循经上炎；虚则体虚感受风邪，发为痤疮。

三、临床表现

多为粉刺、丘疹、脓疱、囊肿、结节等多形性皮损，散在对称分布于面、胸、背。严重者遗留色素沉着和永久性瘢痕。以青春期男女较为多见，伴有易恼怒，性情急躁，月经不规律，舌暗红或有瘀斑，脉弦而数等。

四、治疗方法

1. 取穴：病变部阿是穴、大椎、曲池、合谷、血海、三阴交。

2. 操作方法：嘱患者仰卧位躺于治疗床上，施针者坐于患者头部顶端。先行酒精消毒，然后选择适宜的毫火针，左手持酒精灯，右手持火针，将毫火针针尖置于火焰上灼烧，待针尖发红直至发白后，将针迅速刺入面部粉刺、丘疹中，迅速拔针，毫火针点刺完成，立即在皮损处进行闪火罐治疗。用打火机点燃棉球，立即将棉球插入罐内，停留片刻抽出，迅速将罐扣在要拔的部位，提拉罐子，然后再吸附、再提拉，反复操作，直到操作部位的皮肤微红为止，或者火罐口感觉有发热感即可停止操作。每隔2d进行1次，4周为1个疗程。

五、病案举隅

张某，男，24岁，主诉：面部、胸、背部痤疮6年余。病史：患者发病初期仅以面部起粉刺，喜用手挤，后粉刺渐多，胸、背部亦常有粉刺，略有痒感，曾去医院就诊，服中药汤剂多日，但始终未能治愈。刻下症见：面部凹凸不平，以两颧部明显。粉刺较多，常形成脓疱，破溃后有脓血和粉状物流出。纳可，大便略干，小便正常。舌尖红，苔白腻，脉弦滑有力。诊断为：寻常型痤疮。辨证：脾胃湿热，营卫不和，风邪袭表，经络壅滞不畅乃发为此病。治则：调和营卫，清利湿热，疏风解毒，通经活络。取穴：阿是穴（背部痣点）。操作：先以细火针针刺背部痣点，出血后拔火罐，患者每周治疗 2 次。治疗 8 次后面部已不起新粉刺，治疗 13 次后粉刺已全部消失。治疗期间，嘱患者忌食鱼腥辛辣之品。具体操作如下：常规用 75% 酒精对皮损进行消毒，右手持一次性无菌针灸针，规格 0.3mm×30.0mm，左手持酒精灯，将针前段针尖处烧至颜色发红发白为最佳，立即稳定、准确、快速地刺入丘疹，并快速拔出。脓疱者，在脓疱中央，毫火针点刺 1~2 下；结节者，浅层点刺 1~5 下结节表面，每针间距均 >5mm，无须按压结节；囊肿者，对囊肿波动感处点刺 1~3 下；毫火针点刺完成，立即在皮损处进行闪火罐治疗：用镊子（或止血钳）夹住酒精棉球，一手拿 6 号火罐，罐口朝下，用打火机点燃棉球，立即将棉球插入罐内，停留片刻抽出，迅速将罐扣在要拔的部位，提拉罐子，然后再吸附、再提拉，反复操作，直到操作部位的皮肤微红为止，或者火罐口感觉有发热感即可停止操作。每隔 2d 进行 1 次，4 周为 1 个疗程。

按：本病的发生与肺、脾、胃、肝脏腑失调，营卫不和有关。正常情况下，肝脏疏泄条达，脾胃运化水谷，上输精微于肺，肺输精于皮毛，则卫气和分肉解利，皮肤调柔，腠理致密，才能维持正常的腠理开阖及防御外邪的作用，皮肤才能保持洁净、润泽、光滑。反之，上述脏腑中，任何环节的失调皆可导致发病，如肝失疏泄或脾胃湿热或肺气失宣均可造成营卫之气失和，腠理疏松，开阖不利，复受外邪侵袭，面部络脉郁滞不通，发为痤疮。治疗上应以调和营卫，清热利湿，解毒为主。本病多发于面，其次是胸背。中医理论认为，腹以上为阳，故本病发于阳位，从临床角度看，发病患者中大多体内蕴热，热为阳邪，最宜犯上，又背部在体亦为阳，主要是督脉和膀胱经循行的部位，督脉主一身之阳气，膀胱经主人身之表，且诸脏腑之腧皆布于此，故与营卫之气关系密切。此病乃属阳性病变，治疗上可选背部阳位痣点为主，后辅以拔罐，以清利湿热毒邪，调和营卫。

六、临床体会

火针治疗痤疮，在于借助火针穿刺之力，开门祛邪，引热外达，给人体以火热灼伤的热刺激和针刺的机械性刺激，使毛囊口张开，皮脂炎性物排出，病灶逐渐变性、坏死、脱落，从而起到穿刺引流化腐生新、祛瘀消肿、软坚散结的作用。反复烧针、速刺，可极大限度引邪外出，同时被导入人体的火热之力，在体内可激发经气，鼓舞气血运行，温通脏腑阳气，强壮人体正气，以利祛邪外出使疼痛减轻。

第十七节　斑　　秃

一、概述

斑秃，俗称"鬼剃头"，是一种突然发生圆形或椭圆形，非炎症性、非瘢痕性的局限性斑片状脱发。本病发生于任何年龄，以青壮年为主，常见的临床表现是头部出现圆形或椭圆形的边界清晰的斑状脱发，大多数病人病程反复发作，可持续数月至数年。斑秃严重者不但头发全部脱失（全秃），甚至可导致患者眉毛、睫毛、腋毛、阴毛等全部脱落（普秃），极大损毁了患者外表形象的同时，也给患者带来了一定的心理负担，严重影响患者的日常生活和工作。

二、病因病机

斑秃的发病机制较为复杂，至今尚未有完全明确的解释。现代研究表明斑秃的发病与遗传、情绪应激、内分泌失调、自身免疫等有关。斑秃相当于祖国医学的"油风"范畴，《素问·五藏生成》："多食苦，而皮槁而毛拔。"隋代巢元方的《诸病源候论》中称之为"鬼舐头"，并总结出病因病机、症状为"人有风邪在头，有偏虚处，则发秃落，肌肉枯死，或如钱大，或如指大，发不生，亦不痒"。王清任在《医林改错》中则认为"皮里肉外血瘀，阻塞血络，心血不能养发，故发脱落"和"无病脱发，亦是血瘀"。祖国医学认为本病的发生与肝、肾两脏有关，主要为肝肾不足，亦与心、肺、脾有一定的关系。在气血则与气滞血瘀、气血两虚有关，另与内外之风邪有关。

三、临床表现

斑秃的典型症状为突然出现圆形或椭圆形、直径 1~10cm、数目不等、边界清楚的脱发区，患处皮肤光滑、无炎症、无鳞屑、无瘢痕。按病期可分为进展期、静止期及恢复期。进展期脱发区边缘头发松动，很容易拔出；静止期脱发斑边缘的脱发不再松动；恢复期多在脱发静止期 3~4 月后，有新毛发长出，由绒毛慢慢恢复成正常头发。

四、治疗方法

1. 取穴：局部阿是穴（即斑块处）等。

2. 操作方法：患者端坐，充分暴露斑块处，充分消毒，充分暴露烙灸部位（即斑秃处），对斑秃处严格消毒。操作医生左手握点燃的酒精灯，右手持自制烙灸器，用酒精灯的外焰将针身的下 1/3 左右烧红，由外周向中心散刺患处，迅速烙于斑秃处，然后使针尖快速离开，以烙灸部位的皮肤发红为度。针尖针体温度降低，随之重新烧灼，重复快速针刺，1 周治疗 1 次。

五、病案举隅

患者，女，17 岁，陕西人，于 2021 年 6 月 9 日初次就诊。由于学习压力等原因，导致头部斑秃 2 月余，严重影响形象及自信心。初诊见顶枕部有 8cm×10cm 脱发斑，边界清晰，表面皮肤薄而光滑，病灶处头皮油腻，未见新生毛发，病灶周围头皮瘙痒，可见搔抓后鳞屑。机体免疫功能检测和内分泌检测结果无明显异常，患者亦无其他疾病病史，排除秃发性毛囊炎、盘状红斑狼疮及扁平苔藓等疾病造成的脱发。西医诊断：斑秃；中医诊断：斑秃，辨证分型：血虚型。治疗原则：通畅经络，行气活血。选取烙灸针具对病灶局部、瘙痒部位烙灸治疗。每周治疗 1 次。由于患者脱发斑块边缘不规则，且病程较长，故起效慢。在 3 个月后复诊时，可明显见到斑块处细小白色毫毛和少数新生毛囊，患处皮肤微红色，为气血恢复之象。其后毛发长势良好，白色毫毛渐渐变黑，斑块边缘渐变圆，向中心融合，并于斑块左部中间位置横向生出黑色毛发，将原本的一整片斑块分成两个斑块，此亦为向愈之势。在坚持治疗 9 个月来诊时，可见新生的毛发十分茂盛，发根牢固，已无光滑无毛处，疗效稳定。

按：本案患者气血不足，推动无力，久之血停成瘀，阻滞脉络，发不得气血濡养而脱。《医林改错》："无病脱发，亦是血瘀。"故针刺患处，将有形之邪祛除，瘀去则新生。同时，可刺激督脉、膀胱经、胃经以及任脉腧穴也都可激发机体气血的运行。督脉"总督诸阳"；膀胱与肾之经脉相互络属，气血由膀胱经注入肾经；任脉"血独盛则澹渗皮肤，生毫毛"；五脏六腑皆禀气于胃，胃经通畅则气血生化有常。

六、临床体会

中医学认为，本病多因脏腑虚损、气血亏虚、血瘀毛窍使发根空虚、毛发失养所致。发为血之余，心脾两虚，肝肾阴虚，肺气阴两虚，肝郁气滞或瘀血阻络、湿滞，均可致头部精气血虚损，发根不养而脱发。治疗过程中需注意以下三点：第一，针刺前必须将火针烧至红透，速刺疾出，以减轻患者痛苦，提高疗效；第二，治疗要重点针对患处施针，同时不损伤未发病区域；第三，医者要增强患者的信心，给予良好的暗示，患者更要采取积极态度，配合医生养成良好的作息和饮食习惯，加强锻炼，按时复诊。

第十八节　银　屑　病

一、概述

银屑病是一种以边界清晰的红斑丘疹上覆银白色鳞屑为主要皮肤损害的慢性炎症性疾病。现代人生活节奏的加快，熬夜以及恣食高脂、高热量之物等使人体生物钟紊乱的因素增多，加之环境的变化，以致发病率趋于逐年递增。银屑病，中医学称之为"白疕"，又有"松癣""干癣""风癣""松皮癣""蛇风""蛇虱""白壳疮""银钱疯"等病名，以《外科大成》中"肤如疹疥，色白而痒，搔起白皮"得名。多年来的临床实践表明，中医火针治疗银屑病不仅可以改善临床症状，而且能增强免疫功能，且方法简单，无严格禁忌证。

二、病因病机

银屑病总因营血亏损，血热内蕴，化燥生风，肌肤失于濡养所致。初期多为风寒或风热之邪侵袭肌肤，以致营卫失和，气血不畅，阻于肌表；或兼湿热蕴积，外不能宣泄，内不能利导，阻于肌表而发。久病多为气血耗伤，血虚风燥，肌肤失养；或因营血不足，气血循行受阻，以致瘀阻肌表而成；或禀赋不足，肝肾亏虚，冲任失调，营血亏损，而致本病。

三、临床表现

银屑病的临床特点是在红斑基础上覆以多层银白色鳞屑，刮去鳞屑有薄膜及点状出血点。近年来研究表明银屑病与宿主肠道 Th17/Treg 细胞有关。肠道菌群失调，有益菌减少致病菌增多，导致慢性炎症形成，激活 T 细胞产生多种免疫因子（如 IL–17）在表皮释放，导致角质细胞过度增殖和皮肤炎症加重。

四、治疗方法

1.取穴：一般选用皮损处、膀胱经穴（肺俞、膈俞、肾俞、关元俞）及督脉穴（大椎、身柱、至阳、命门、腰阳关）。

2.操作方法：点刺法或散刺法。施术者在被刺部位或其周围用推、揉、挤、捋等方法，使局部充血，用火针点刺时，用一手固定被刺部位，另一手持针，露出针尖 3~5mm，对准所刺部位快速刺入并迅速出针，进出针时针体应保持在同一轴线上，点刺后可放出适量血液或黏液，以中等出血量为宜，刺血后可配合拔罐，留罐 5~10min 后，用干棉签擦去血液，针孔再次消毒。

3.疗程：1 周治疗 1 次，3~5 次为 1 个疗程。局部可酌情配合艾灸、温针灸治疗以温经通络。

五、病案举隅

刘某，男，35 岁，初诊日期：2019 年 8 月 2 日。患者 1 年前出现嘴唇四周红疹，后逐渐蔓延至前额部、头顶部、项背部、双上肢伸侧，瘙痒明显，夜间较甚，皮损基底部呈淡红色浸润，上覆银色鳞屑。曾于外院皮肤科就诊，门诊医师诊断为银屑病，行糖皮质激素涂抹外用治疗，瘙痒稍有缓解，期间间断服用清热解毒中药方。3个月前患者因惧怕糖皮质激素副作用而自行停药，后出现双下肢及背部大面积散在红疹，瘙痒剧烈。西医医院治疗后症状未有明显缓解，遂来就诊。刻下症见：前额部、头顶部、四肢伸侧及背部可见散在且大小不一的淡红色斑块状皮疹，皮损表面干燥，上覆鳞屑、脱屑、瘙痒明显。头皮皮损鳞屑较厚，超出发际，无脓疱。形寒怯冷，手足不温，平素易外感。此时虽为盛夏时节，患者身着秋装外套，仍觉后背部畏风，无汗。小便可，大便溏薄，纳可，寐差。舌淡，苔白腻，脉沉弱。西医诊断：寻常型银屑病；中医诊断：白疕，证型：阳虚外寒证。治法：温阳散寒。操作：①皮损局部细火针点刺法。令患者以合适的体位充分暴露皮损部位后，操作者用止血钳夹取75%的酒精棉球在进针部位进行消毒，操作者的双手用洗手液洗净后再用酒精棉球擦拭。选取0.4mm×25mm细火针，左手持酒精灯，点燃后靠近进针点，右手以执笔式持火针，使针体前部在酒精灯的外焰上燃烧，令针尖至针体中部呈通红。《针灸大成·火针》曰："灯上烧，令通红，用方有功。若不红，不能去病，反损于人。"针体烧透，才有相应的刺激量，从而达到疗效。故烧针是火针治疗达到疗效的关键步骤，务必使针体烧至通红。针体烧红之后，以垂直角度进针，用腕力及指力使火针迅速垂直刺入皮损部位，进针深度视皮损部位而定，以达到皮损基底部为度。采用散刺法，平均间隔1~2cm进1针，针刺范围大小视皮损面积而定。出针宜迅速。出针后迅速用无菌棉球按压针孔，以减轻患者针刺的痛苦。若针刺后有出血，则可用无菌棉球擦拭，使血液滋润皮损部位。②火针点刺法。选取督脉及膀胱经第一条侧线的穴位（大椎、身柱、至阳、命门、腰阳关、肾俞、关元俞）进行点刺，进针深度为5~10cm点刺后，迅速出针。每周治疗1次，4次为1个疗程。坚持火针治疗1个疗程后，患者前额部、头顶部皮损面积减小，表面鳞屑减少，皮损变薄，瘙痒缓解，大便渐成形。坚持火针治疗3个疗程后，前额部、头顶部、四肢伸侧及背部的皮损鳞屑明显减少，皮损面积明显减小，瘙痒明显缓解，畏寒减轻，活动后可微微汗出，舌苔变薄。坚持火针治疗4个疗程后，皮肤趋于齐平，皮损基本消失，仅遗留浅色斑，无瘙痒，畏寒肢冷缓解明显，大便正常，汗出正常。舌淡红，苔薄白，脉沉。随访至今，未再复发。注意事项：火针治疗后针孔处可有少许渗出物或有红色丘疹，可自行消失，无须特殊处理。嘱患者保持针刺部位干燥清洁，以避免感染。

按：本案患者素有阳虚，又因于外院治疗时长期口服清热解毒中药方及外用糖皮质激素，阳气被伐，因而阳虚更甚，温煦及卫外作用减弱，又复遇风寒，故除鳞屑、红斑、瘙痒等银屑病常见症状之外，还表现出手足不温、大便稀薄、畏寒肢冷、无汗等阳虚外寒之症。辨证为阳虚外寒，以火针治疗。本案使用火针点刺局部皮损，促进皮损处气血运行，使局部皮肤组织再生。此外还采用火针点刺督脉及膀胱经的穴位。大椎穴为"诸阳之会"，手足三阳经及督脉的阳气汇合于此；身柱穴为全身支柱之一，可吸收体内之热传送至督脉；至阳穴位于背脊之中，为背部阴阳相交之处，也为阳气至盛之处；命门穴为五脏六腑之本、生命之源；腰阳关为下焦元阳藏匿之宅；肾俞穴为肾的背俞穴，为肾脏精气汇聚之处；关元俞为关元穴所藏之气输注于后背的部位，善治虚损。上述穴位用火针点刺可通调脏腑，激发人体一身的阳气，祛除寒邪。患者阳气得复，则诸症缓解。

六、临床体会

白疕相当于现代医学之银屑病，是一种常见的红斑鳞屑性皮肤病，《医宗金鉴·外科心法要诀·白疕》记载："此证俗名蛇虱，生于皮肤，形如疹疥，色白而痒，搔起白皮。"本病多因情志内伤或饮食失节，气机壅滞，郁久化火，毒热伏于营血，或复受风热毒邪而发病；若病久或反复发作，阴血被耗，气血失和，化燥生风或经脉阻滞，则气血凝结，肌肤失养。括其病机不外乎气血之失调，初期气机郁滞，血热偏盛，表现为"血热"，随病情发展，血热耗气伤津，表现为"血燥"，热扰营血，郁久不解，则耗伤阴血，血行不畅，则瘀血内阻于经络肌肤腠理，形成"血瘀"之证。据《灵枢·小针解》指出："菀陈则除之者，去血脉也。"即凡郁滞过久的疾病均可用刺络放血治疗。又如《素问·调经论》也说："气有余则泄其盛经，出其血。病在脉，调之血；病在血，调之络。"说明了气血与经络之间有着不可分割的联系。当经络气血郁滞、经气不畅时当用刺络放血的方法加以疏通。

又如国医大师贺普仁所说："凡诸证气机不调、血脉凝涩之顽证，非毫针微通所及。"故贺老提出"以血行气""以血带气"的刺络放血法，以强令血气经脉通行，逼邪气随血外出，以祛瘀通闭，疏通脉络，使经气通畅，营血顺达，起到血行气通、血气调和之目的。正所谓顽疾痼疴，其血气凝涩，如泥淤渠道，非强力掘而不通。配合艾灸、温针治疗以温经通络，活血化瘀，血瘀证表现为气血凝滞于经络肌肤腠理，阴邪初现，血瘀即为阴，有赖于气之推动，如《难经·二十二难》："气主煦之，血主濡之。"又如《素问·调经论》："血气者，喜温而恶寒，寒则涩不能流，温则消而去之"；"寒独留则血凝泣，凝则脉不通"。血气寒则凝聚不通，故借艾灸、温针灸之火热，得温则流通，"以热引热"，可助气血通行于经络。

第十九节　白　癜　风

一、概述

白癜风，是一种后天性色素脱失性皮肤黏膜病，一般无疼痛、瘙痒、灼热等自觉症状，全身泛发或局限于某一部位，以皮肤或黏膜白斑为主要临床表现，或伴局部毛发变白。中医学称之为"白驳风"，认为其发病主要由于气血不和、瘀血阻络所致。本病治疗方法很多，但大多疗效不能令人满意，且长期发病对患者的身心健康均有影响。火针因其具有温通经络、活血行气的功效，可用于白癜风的治疗。以往研究发现火针的高温刺激会引起皮损局部产生明显的炎症反应，产生炎症因子，而这些炎症因子可能会激活毛囊部位的黑素母细胞，从而刺激黑素增生，起到治疗色素障碍性皮肤病的作用。

二、病因病机

现代研究发现，白癜风的病因及发病机制涉及广泛，一般为多因素致病，如遗传、免疫、紫外线照射、内分泌、神经体液、氧化应激、精神、外伤等。中医学认为，白癜风总病机为气血失和、脉络瘀阻。临床上常见的辨证分型有肝肾不足证、肝郁气滞证、气血瘀滞证。肝肾不足证，一方面由于先天禀赋不足，肾气亏虚、肝血不足；另一方面由于后天熬夜，生活习惯不佳导致营阴耗伤、肾阴不足，长此以往导致阴损及阳，皮肤孔窍失去肝肾精血的濡养，则表现为白斑。肝郁气滞证主要是由于肝的特性，肝喜条达而恶抑郁，患者长期情志不舒，导致肝失疏泄，气机不得条达舒畅则郁滞，此时外感风邪，风邪搏结于皮肤，导致气血失和，表现为白斑。气滞血瘀证多因跌打损伤，化学灼伤，阻碍了局部气血的正常运行，血的运行有赖于气的推动，若气行不畅，无法行血，则血停而瘀生矣，络脉瘀阻，毛窍闭塞，肌肤腠理失去濡养，则酿成白斑。

三、临床表现

白癜风的典型症状为主要以皮肤出现大小不同、形态各异的白色斑块，无自觉症状，全身任何部位均可发病，常见于颜面、颈项、指背、腕、前臂及生殖器周围等。

四、治疗方法

1. 取穴：白斑处主要以阿是穴（皮损局部）为主、足三里。

2. 操作方法：患者取安静舒适位，常规皮肤消毒。操作者左手持止血钳夹住 95% 酒精棉球捏干，点燃酒精棉球，使火焰靠近针刺部位；点燃后尽可能靠近施术部位，右手以握笔式持针，置针体于火焰的中心部，先加热针体，再加热针尖，把针烧至发白，运用腕力稳、准、快速直刺入皮损，然后迅速出针。阿是穴点刺深度不超过皮损基底部，根据病变范围不同，针间距为 3~5mm，稀疏均匀，由病变外缘环向中心点刺，所刺面积约占皮损面积的 80%，以针点均匀、局部皮肤潮红为度。足三里在下肢肌肉丰厚处，针刺深浅应根据患者病情、体质、年龄、局部血管深浅而定，一般可刺 2~4cm，每穴每次 3 针，施术完毕后用干棉球按压针孔。皮疹范围大者可均匀散刺，以皮肤泛红为度，间隔 1~2d 后于未施针部位再次进行毫火针治疗，这种交替治疗方法不但提高了患者的依从性，同时保证了火针的密度。通常为 5~7d 1 次，5 次为 1 个疗程。依据患者的皮损类型、病程、治疗后反应情况决定。治疗初期：3~7d 1 次；中期：7~14d 1 次；后期：20~30d 1 次。同时可以根据患者白斑恢复程度及疼痛耐受程度而调整。注意事项：

针刺部位以均匀、相互间隔 1mm 为宜。针刺深度以穿透表皮为度，不宜过深。点刺完毕后，用无菌敷料敷于患处，避免水洗。叮嘱患者停止其他治疗。术后措施：术后一定要预防感染，否则容易留下疤痕，甚至造成白癜风扩散。

五、病案举隅

患者，女，31 岁，因"前胸及上腹部散在白斑 3 年余"于 2021 年 3 月 16 日就诊。患者平素工作压力较大，自 3 年前开始前胸出现白斑，初期约 3cm×2cm 大小，无瘙痒及疼痛感，未予治疗。后发现白斑逐渐扩大，约 4cm×6cm，上腹部亦出现约 2cm×3cm 大小白斑，遂就诊于某院皮肤科，诊为白癜风，予多种外用药及口服药物治疗，因效不显而自行停用。现症见：前胸白斑约 4cm×6cm，上腹白斑约 2cm×3cm，边界模糊不清，伴心烦易怒，胸胁胀满，月经量少色暗，有血块，纳食可，夜寐差，二便调。舌淡暗，苔薄白，脉沉细涩。西医诊断：白癜风；中医诊断：白驳风，证型：血虚肝郁型。治则：疏肝理气，调和气血，荣养肌肤。患者属于进展期，故局部未予针刺，采用艾条温和灸侠白（双侧）、期门（双侧）、肺俞（双侧）、心俞（双侧）、肝俞（双侧）、阿是穴（白斑处），每次 30min，每周 5 次。

艾灸治疗 2 个月后，患者病情稳定，病变处颜色纯白，边界清楚，白斑边缘色素加深，白斑面积大小同前，但未再出现新的白斑，心烦及胸胁胀满等症状明显改善。自述近日时有腰膝酸软，困倦乏力，纳食不馨，夜寐仍差。舌质淡，舌体胖大，苔薄白，脉沉细。辨证为脾肾两虚型，考虑患者已处于稳定期，故选用细火针，病灶局部常规消毒后，将针尖及针体烧至通红后点刺病灶处，深度 0.2~0.3 寸，速刺速出，不留针，密刺法，约隔 0.5cm 1 针，以局部皮肤出现红晕为度。之后嘱患者改俯卧位，毫针刺脾俞、肾俞、膈俞，向脊柱方向斜刺 0.5~0.8 寸；短毫针在病灶周围及病灶内直刺，约隔 0.5cm 1 针，深度 0.3~0.5 寸，行捻转补法；毫针直刺三阴交、太溪，深度 1 寸，行九六捻转补法；毫针斜刺百会、神庭 0.5~1 寸。留针 30min，每周治疗 2 次。

经治疗 15 次后，患者白斑范围缩小，前胸白斑约 3cm×4cm，上腹部白斑约 1cm×2cm，斑内可见散在色素岛，皮肤颜色逐渐变深，共治疗 5 个月，白斑消退，肤色基本正常。随访 1 年未复发。

按：患者病程 3 年余，曾内服、外用多种药物而无效。初诊时四诊合参考虑为肝郁气滞，气血失和，属于进展期，为避免局部刺激而引发同形反应，选用艾灸侠白、期门肺肝同调，艾灸肺俞、心俞、肝俞调节肺、心、肝脏功能，活血养血，艾灸阿是穴（白斑处）以促进局部气血运行，经治疗 2 个月后病情稳定，未再出现新斑，结合白斑特点，考虑已进入稳定期，辨证为脾肾不足，予火针点刺阿是穴（白斑处）、脾俞、肾俞、膈俞以温通经脉气血，调理先后天，病灶处毫针浅刺、密刺以激发经气、鼓舞卫气，促邪外出，百会、神庭安神定志，结合三阴交、太溪调补脾肾以助眠。本案毫针、火针、艾灸共用，使脏气足、气血畅、经脉通、神志安而白斑消。

六、临床体会

中医学认为，本病发病主要与风邪外袭、肝气郁滞、气血失和、肝肾不调相关，进展期白癜风侧重于疏肝解郁、祛风散邪为主；稳定期多以活血化瘀、补益肝肾为主。白癜风病变部位在皮肤，疗程长，治疗难。内服药物治疗时间长、起效慢、治愈率低，副作用大。外治方法具有直达病区、简便易行、副作用小等特点。中医外治白癜风的常见疗法有拔罐、针灸、火针、外敷温热药物等。火针疗法应用于白癜风的治疗，因同时兼备针和灸的双重作用，通过温热刺激穴位或局部来温通经脉，活血行气，促成了皮损区黑素细胞形成，临床效果显著。

第二十节　黄　褐　斑

一、概述

黄褐斑是发生在面部的一种常见皮肤病，表现为对称的浅棕色或深棕色圆形、条纹状或蝴蝶状斑块，色斑深浅不一，边缘清晰或弥漫，无鳞片覆盖，无主观症状。男性和女性都可以发生，年轻和中年女性更多。中医称此病为"黧黑斑""面尘""肝斑"，认为是一种全身性疾病的局部反应，与阴阳气血不调、脏腑经络不通有关。西医认为其发病机制复杂，与遗传因素、光照、人体激素水平及其异常分布的受体、血管内皮功能和血液流

变学、精神因素及某些疾病等多种因素有关。黄褐斑虽然对患者的健康无
影响，但由于好发于女性的面部而严重影响了美观，色斑持久而不易消退，
影响了患者的心情，导致患者产生焦虑、抑郁等心理障碍，对学习、工作
和生活产生负面影响。目前，西医对于女性黄褐斑的治疗多采用维生素 C、
维生素 E 口服及脱色剂外用和激光等，难以达到满意的疗效。火针疗法是
传统中医学针刺方法的一种，是将特殊材质的粗细针烧红后刺入一定部位
和穴位、发挥温通作用的一种治疗方法。

二、病因病机

中医与黄褐斑相关病症的病因病机的记载最早见于《难经·二十四难》：
"手少阴气绝，则脉不通，脉不通则血不流，血不流则色泽去，故面色黑如
黧。"陈实功在《外科正宗》中言："黧黑斑者，水亏不能制火，血弱不能华
肉，以致火燥结成斑黑，色枯不泽……忧思伤脾，劳倦伤肾等。但此生于
夫主不利，疑事不决者常有之。"指出了黄褐斑发病与肝肾精气不足、脾胃
运化失调不能滋养皮肉及忧思恼怒均有密切关系。《医宗金鉴》云："黧黑如
尘……原于忧思恼怒成。"肝主疏泄，喜调达而恶抑郁，郁怒可使肝气疏泄
不畅，气滞血瘀而发面尘。"五脏之病，肝气居多，而妇人尤甚"，所以黄
褐斑女性多发。《黄帝内经》记载："燥金淫胜于上，则木受其克，其在于人
则肝血受伤，不能荣养筋骨。"肺为水之上源，五行属金，主宣发肃降，肝
藏血，五行属木。燥邪伤金，肺失宣肃，水谷精微输布异常影响血液化生
运行，肝血受阻，导致头面筋骨失于血液营养而生斑。《诸病源候论》曰："面
黑皯者，或脏腑有痰饮，或皮肤受风邪，皆令血气不调，致生黑皯。"饮食
失节，损害中焦，水湿不化，阻碍气血运行而发斑。

三、临床表现

面部皮损为黑斑，平于皮肤，色如尘垢，淡褐或淡黑，无痒痛。常发
生在额、眉、颊、鼻背、唇等颜面部。多见于女子，起病有慢性过程。组
织病理检查示：表皮中色素过度沉着，真皮中噬黑素细胞中也有较多的色素；
血管和毛囊周围可有少数淋巴细胞浸润。

四、治疗方法

1. 取穴：主穴取阿是穴、颧髎、太阳、下关、曲池、合谷、肺俞、足三里。辨证属气滞血瘀者加内关、膻中、血海、太冲、膈俞；肝肾阴虚者加肝俞、肾俞、太溪、三阴交；脾胃失调者加中脘、阴都、下脘、商曲。

2. 操作方法：常规消毒后，面部穴和黄褐斑处用细火针或毫火针点刺数下；其他部位用毫针常规刺，得气后虚补实泻，留针 30min。注意事项：面部穴要浅刺，只刺到皮肤层，可微出血，不要多量出血，以免面部青紫影响美容。事先跟病人沟通告知，面部可能会有小片青紫，数天或周余即可褪去。疗程：一周治疗 3 次，2 周为 1 个疗程。

五、病案举隅

李某，女，46 岁。2019 年 3 月初诊。患者双侧面部散在黄褐斑已有 10 余年，近年加重。伴有颈椎病，急躁易怒，胸闷腹胀，饮食无味，时有腹泻，腰膝酸软，月经失调，经血紫暗有块。舌质暗、苔薄白腻，脉沉细。辨证为肝郁气滞，脾肾不足。取穴：阿是穴、颧髎、太阳、下关、曲池、合谷、肺俞、膈俞、内关、膻中、中脘、阴都、下脘、商曲、血海、太冲、足三里、三阴交。刺法：面部穴及背俞穴火针点刺，肺俞、膈俞微出血后加拔火罐；足三里、三阴交温针灸；腹部穴浅刺不求得气，余穴毫针刺法，微得气即可。因患者工作忙，第一周治疗 3 次，以后每周治疗 1 次。3 个月后，面部色斑渐渐褪去，其他症状也明显改善。

按：黄褐斑多为情志不遂、劳伤脾土、肾精亏损、外受风邪，致气血虚衰、血气不和、血脉凝涩，不能荣华面部所致。现代医学认为，本病的发病原因和机理复杂，目前尚未完全明了。一般认为，内分泌变化是导致本病的主要原因。另外，也与遗传因素，日光照射，精神压力过大，妇科病，妊娠，肝肾病，结核病，缺少维生素，化妆品等局部化学物刺激，某些药物如避孕药、磺胺，以及某些治疗高血压、糖尿病的药物等有关。《医林改错》认为，本病是"血瘀皮里"而成，其病虽在外，实因内而发，治宜外病内治而求其本，外治活血和络通其标。故针刺治疗以疏肝解郁、行气活血、健脾消滞、滋肾养阴为主。阳明为多气多血之经，且在面部分布较广，脾胃为后天之本、气血生化之源，故本病多取阳明经和脾经之穴如下关、曲池、合谷、足三里、三阴交、血海等以行血补血；阿是穴是治标之穴，可疏通局部气血，改善面部皮肤的营养状态；"气为血之帅"，气行则血行，且肺主皮毛，故用肺脏之背俞穴；颧髎、太阳为面部气血所经之要冲，用之可改善面部血液循环；脾胃失调者加中脘、阴都、下脘、商曲，是根据薄氏腹针的理论，既调脏腑，又改善面部气血运行。其他配穴根据脏腑辨证而设。诸穴合用，达到调整脏腑、疏通经络、调理气血、祛瘀生新的目的，使腠理得养，肤色恢复光泽。

六、临床体会

黄褐斑属中医学"面尘""黧黑斑""面皯"等范畴，《外科理例》记载好发于黧黑斑女子，多与情志不调有关。"有斑必有瘀，无瘀不成斑"，血瘀对黄褐斑的形成具有重要作用。气滞血瘀是黄褐斑发病的关键，患者无论是气病及血，还是血病及气，最终产生气滞血瘀，气血瘀滞于经络，不能上荣于面，面部肌肤失养而生色斑团，发为黄褐斑。火针疗法是一种独特的针灸治疗方法，是针法和火灸法的有效结合，高温加热的针体经过腧穴将火热导入人体，可激发精气、温壮阳气，达到温经通络的功效。另外，火针灼烙腧穴腠理，可开启经脉、脉络之外门，使瘀血从外门排出。火针对黄褐斑的灼热刺激可使局部充血和轻微水肿，伤及表皮层和真皮层，使病变部位血管扩张，血液循环得到改善。火针还可使病变区域代谢增强，有利于炎症等病理反应的消失和皮肤正常组织的营养。

第二十一节　皮脂腺囊肿

一、概述

皮脂腺囊肿，又称脂囊瘤，祖国医学称为"粉瘤""脂瘤"，是一种皮肤科门诊常见病，因皮脂腺导管阻塞，腺体内皮脂分泌物聚积而形成的一种潴留性囊肿。任何年龄均可发病，其中以皮脂腺分泌旺盛的青年人多见。囊肿位于皮肤浅层内，呈波动性、张力性肿胀，直径从半厘米到数厘米不等，可以推动，其表面覆盖的皮肤光滑而有光泽，腺体导管开口于皮损中央，针头样大小，略带黑色，挤之有白色分泌物溢出。囊肿好发于头面部、耳后部，多为单个出现，偶尔多发。本病患者一般无明显症状，若经汗出、挤压或搔抓极易继发感染，表现为肿块的迅速增大，伴红、肿、热、痛，甚至形成脓肿，破溃后可形成瘘管或自愈形成瘢痕疙瘩，给身体带来极大的痛苦，同时给心理带来无限的困扰。

二、病因病机

《外科正宗》记载："又一种粉瘤……全是痰气凝结而成。"《景岳全书》记载："又唯粉瘤为最多，盖此以腠理津沫，偶有所滞，聚而不散，则渐以成瘤，是亦粉瘤之属。"皮脂腺囊肿主因忧愁思虑日久或忿郁恼怒，使肝气失于条达，气机郁滞，则津液不得正常输布，易于凝聚成痰，气滞痰凝，壅结于皮肤，易于碍滞气机，阻滞气血流通，故易形成粉瘤，或因饮食失调，影响脾胃运化。脾失于健运，不能运化水湿，聚而生痰，阻滞于肌肤经络，发为本病，而其化脓感染则因气血不畅，蕴久化热，湿热壅滞于局部，热胜则肉腐，化腐成脓而成。

三、临床表现

皮脂腺囊肿常见于皮脂腺丰富的颜面部，小的如豆，大则可至小柑橘样。囊肿呈圆形，位于皮内，并向皮肤表面突出，囊壁与皮肤紧密粘连，中央可有一小色素点。该病发生缓慢，呈圆形，与周围组织界限明显，质地软，无压痛，可活动。一般无自觉症状。囊肿继发感染时可表现为：局部皮肤红肿、变软、皮温升高、疼痛、化脓。

四、治疗方法

1. 取穴：阿是穴（囊肿局部）。
2. 操作方法：根据囊肿所在的部位让患者采取适宜的体位。先用 0.2% 安尔碘对囊肿局部进行常规消毒，将点燃的酒精灯放置在右前方，左手固定瘤体，右手用拇、示、中指捏持火针（针柄、针身均长 4cm，直径为 0.8mm 的中粗火针，面部采用针柄、针身均长 4cm，直径为 0.5mm 的细火针），将火针针尖烧至红炽，然后准确迅速向囊肿中心刺入，针下有落空感即拔出火针，并根据囊肿大小在囊肿旁刺 1~3 针，用消毒棉球将囊内分泌物挤压排出，并用消毒止血钳将露在外面的包膜夹出，用无菌纱布垫压，弹力绷带加压固定 3d，3d 后若局部无分泌物溢出，即不用再固定，若有则用上法再加压固定 3d，直至无分泌物溢出。若囊肿较大，分泌物可能较多，宜每天换药 1 次，以利分泌物排出。

五、病案举隅

倪某，女，56 岁，就诊日期：2021 年 4 月 22 日。因"左侧脸部肿块 3 月，伴疼痛 3d"就诊。现病史：患者于 3 月前无明显诱因左侧颜面部出现一个肿块，起初较小，如米粒样，后逐渐增大，突起于皮肤，未进行任何处理。近 3d 来，左侧脸部肿块增大，如豌豆大小，伴有疼痛，皮肤稍红，按压则疼痛加重，遂来我院就诊。诊断为皮脂腺囊肿伴感染，建议行手术治疗，患者担心面部遗留疤痕，于是转至我科就诊。现症见：左侧面部中部局限性肿块，疼痛，无恶寒发热，查体：肿物呈球形，高出皮肤，皮色红，按之疼痛，中等硬度，不易推动，表面光滑，无波动感。舌质淡，苔白厚，脉滑。中医诊断：粉瘤（痰湿内蕴型）；西医诊断：皮脂腺囊肿伴感染。治则：化痰祛湿，消肿止痛。治法：细火针点刺治疗。操作：患者取端坐位，术者站于患者左侧，常规皮肤消毒，术者右手取贺氏细火针，左手酒精灯，将火针体置于酒精灯烧灼，待针体通红，迅速点刺面部肿块，疾入疾出，刺 4~5 针，针刺深度约 0.5 寸，隔 5d 针刺 1 次，针后 2d 嘱患者面部勿蘸水，保持局部清洁。第一次火针点刺后，患者嘱面部肿痛感减轻。第二次治疗时，质地较变软，火针点刺后挤出少量白色豆腐渣样内容物，肿块明显变小。治疗 3 次，左侧脸部肿块消失，无疼痛，面部亦无疤痕。随访 3 个月，未再复发。

按：皮脂腺囊肿，是由于皮脂腺排泄管阻塞，皮脂腺囊状上皮被逐渐增多的内容物膨胀所形成的囊肿。好发于头面、颈项和胸背部。中医学称为"粉瘤"，患者发于左侧脸部，时间较长，所以囊肿质地较硬，并且深埋于肌肉。本次就诊，囊肿皮色变红，伴有疼痛，考虑囊肿局部感染所致，治疗采用细火针点刺，第一次治疗，具有疏通经络、畅通气机作用，患者感面部肿痛减轻。由于囊肿质地坚硬，根基较深，不能挤出内容物。第二次治疗时，囊肿质地变软，点刺后自溢出白色豆腐渣样内容物，所以，火针具有较好的软坚散结之功效。由于面部皮肤较薄嫩，且神经血管丰富，为了避免损伤血管神经，以及产生疤痕等不良后果，一般慎用火针。但此例患者，笔者采用火针治疗取得良好疗效，不仅没有损伤血管神经，而且面部无遗留任何痕迹，主要是有以下原因：一是选择的是细火针，损伤小。二是掌握好了针刺的部位和深度，火针操作要求快、准、稳，既要刺破囊壁，以防复发，又要减少对正常组织的损伤。所以，医者应该心平气和，动作轻巧，眼疾手快。

六、临床体会

祖国传统医学认为，祖国医学称为"粉瘤"。皮脂腺囊肿是一种多发于颜面部的皮肤良性病变，是体表最常见的囊肿之一。其内壁由皮脂腺细胞所构成，壁外有纤维组织包裹，囊内容物为皮脂和破碎的皮脂细胞组成，常规手术是在皮肤行一梭形切口，将囊肿整体取出，对颜面部及暴露部位的囊肿，在取得良好疗效的同时，美容效果也要突出，火针疗法作为一种简、便、验、廉的针灸方法，具有散结消肿、温经通络、祛风止痒等功效而广泛应用于皮肤科疾病中。

第二十二节 鸡 眼

一、概述

鸡眼，亦称"肉疔""肉刺"。为圆锥形角质增生硬结，数目不定，根部深陷、皮肤增厚、顶端凸突，形似鸡眼，行走或受压时疼痛。本病常常发生在足底，偶发于手和胳膊。鸡眼若在两个脚趾相贴的部位，表面常因浸渍而呈灰白色，称为软鸡眼，于4~5趾间多见。

二、病因病机

物理摩擦是使该病发病的主要原因，长时间站立和行走的人容易发病，无传染性。从中医学的角度来说，鸡眼的基本病机就是局部受压或摩擦导致气血的运行不畅，瘀阻日久最终导致皮肤以及肌肉失去濡养。

三、临床表现

足趾出现圆锥形鸡眼状的角质增生物，针头至蚕豆大小，淡黄或深黄色，表面光滑透明，有连续的皮纹通过鸡眼表面，一般与皮面相平或稍隆起，边界清楚；圆锥状角质增生的顶端呈楔状嵌入真皮部，刺激真皮神经末梢而引起剧烈的顶撞样疼痛，如同一个小钉子钉在了脚底，压痛明显且皮损多位于足部受压部位；用小刀去除其表面的角质，在中央可见一坚硬的针状角质栓，外周有一圈透明的淡黄色环，形如鸡的眼睛，因而得名，数目常为 1~2 个或多个。

四、治疗方法

1. 取穴：阿是穴（囊肿局部）。

2. 操作方法：局部清洗干净，穴区以酒精消毒，左手挤压鸡眼，使之略突起，右手持火针，尽量靠近患部，在酒精灯上烧红，迅速刺入鸡眼中心基底部，将针柄稍加捻动，立即拔出。鸡眼大、角质坚硬的，采用围刺法，从鸡眼周围斜向鸡眼根部刺入 3~5 针。针毕，针眼处垫上小块消毒纱布以胶布固定，1~3d 后取下。1~2 周后，若硬结处未变软，可再按上法施术 1 次。细火针针体细、阻力小，便于深刺至鸡眼根部，故在临证中多选用细火针。另外，针刺的速度和深度要适宜。动作太快，恐刺穴不准；进针慢又恐针体由红变青，致进针阻力加大，不易透达鸡眼硬结之根部；用力过猛，有可能伤及良肉，或造成弯针。嘱患者 3d 内保持局部洁净，不可接触污水，以免感染。勿穿过紧、硬底的鞋子，以减少摩擦和挤压。操作前应帮助病人克服恐惧心理。治疗后，一般 10~20d 鸡眼可从底部逐渐脱落。一般中、小鸡眼 1 针即可，若较大可在病灶周围向根底作多向透刺 3~5 针，每周 1 次，连续治疗 3 次后进行疗效评定。

五、病案举隅

白某，女，42 岁，初诊时间：2020 年 6 月 10 日。主诉：右侧足小趾外有一硬结 2 月余。现病史：患者 2 月前初感右脚掌前疼痛，自己触及有一硬结，因工作繁重，未到医院治疗，后发现越长越大，遂就诊于我科。刻下症见：右侧足底有一个绿豆大小、圆形、淡黄色角质增生物，表面光滑，触之坚硬，压痛明显，行走或挤压时疼痛剧烈，诊断为鸡眼。操作方法：患者取仰卧位，足部抬高，使鸡眼表面处于水平位。助手将患者右足固定在床边，摆放出最佳施术位。鸡眼部常规消毒后，选用中粗号火针，医者左手持酒精灯（酒精灯内酒精装 1/3），右手以握笔式持火针，灯火紧靠病灶处约 1cm。在酒精灯外焰部分先加热针体，然后将针缓缓提起烧灼针尖部，直至针尖烧红至白炽后，迅速将针刺入鸡眼中间部位，深达根部，此时针下阻力增加，有落空感立即出针。针刺不宜过深，以不超过鸡眼基底部为宜。出针后用消毒干棉球按压针孔，以减轻患者疼痛，促使针眼更快愈合。治疗完毕碘伏严格消毒，无菌纱布包扎。嘱患者 5d 内患处不能沾水，穿合脚、能够吸收冲撞力或损伤力的鞋；避免穿太紧的袜子，给脚提供一个良好、健康的环境；每天洗脚，保持清洁。

按： 中医认为，鸡眼是由于足部长期受压，气血运行不畅，肌肤失养，生长异常所致。本病病灶局限，易于诊断。本案是患者足部长期受摩擦和压迫引起鸡眼，火针具有较强的温通法，点刺鸡眼局部可行气活血，改善局部气血运行，并有软坚散结的作用，可使鸡眼自行脱落。

六、临床体会

鸡眼病名，始见于《医宗金鉴·外科心法要诀》："此证生在脚趾，形如鸡眼，故俗名鸡眼。"蒙医称之为肉刺。祖国医学对鸡眼病早有认识，《诸病源候论》云："脚趾间生肉如刺，谓之肉刺。肉刺者，由着靴急小，趾相揩而生也。"中医认为本病属气血瘀滞、外感毒邪、内外相搏、外溢肌肤所致。《疡科荟萃》："肉刺者，生于足指间，形如硬胝，与肉相附，隐痛成刺。由靴履急窄相摩而成。"故蒙医治以破血散结、解毒消肿止痛为原则，局部针刺行气消肿止痛、活血、祛瘀散结。辅葱白外敷解毒散结。由于本病是患部长期受摩擦和压迫引起的，所以平时应穿舒适合脚的鞋，如不穿高跟鞋和硬底鞋，鞋内宜加柔软鞋垫。平时还要注意不要用不洁剪刀、刀片等自行处理鸡眼或厚茧，以防感染。糖尿病患者更应注意，以防引起糖尿病足。除火针治疗的头 3d 外，坚持养成每天晚上热水泡脚的习惯，以软化鸡眼和脚垫。对于肥胖的患者，应适当减轻体重，避免长时间行走，以防足底受压过重导致本病的发生。

第四章　妇科及男科疾病

第一节　痛　　经

一、概述

痛经是指妇女在月经期或月经前后出现周期性小腹疼痛，或痛引腰骶，甚者疼痛难忍，有时伴有恶心、呕吐等病证。西医学将其分为原发性和继发性两种。原发性系指生殖器官无明显异常者；后者多继发于生殖器官的某些器质性病变，如子宫内膜异位症、子宫腺肌病、慢性盆腔炎、子宫肌瘤等。本节只讨论原发性痛经。

二、病因病机

痛经发病有生活所伤、情志不和或六淫为害等不同病因，并与素体及经期、经期前后等特殊生理变化有关。病机分虚实两端：实证多因气血运行不畅，导致"不通则痛"。虚证多因气血虚弱或肝肾亏虚，导致胞宫"不荣则痛"。之所以随月经周期而发作，与经期冲任气血变化有关。非行经期间，冲任气血平和，致病因素尚未能引起冲任、胞宫气血阻滞或失养，故不发生疼痛，而在经期或经期前后，由于血海由满盈而溢泻，气血盛实而骤虚，冲任、胞宫气血变化急骤，致病因素乘时而作，导致痛经。

三、临床表现

小腹疼痛随月经周期而反复发作，疼痛剧烈者，可见肢冷、面色苍白、冷汗淋漓、手足厥冷、恶心呕吐等，甚至可发生昏厥。一般情况下，经前痛多为实，经后痛多为虚；胀痛、绞痛多属实证，隐痛、空痛多属虚证。实证痛经以经行不畅，少腹胀痛较剧。血瘀者腹痛拒按，经色紫红夹有血块，下血块后痛即缓解；气滞者腹胀多于痛，或胀连胸胁，胸闷泛恶，脉弦紧；寒凝者小腹冰寒，身寒肢冷，面白唇紫，脉沉细。虚证痛经常经后腹痛，痛势缠绵不休，少腹喜按喜温，经量少，或伴腰酸肢软，神疲体倦，头晕，心悸，纳差，舌淡，苔白，脉弦细。

四、治疗方法

1. 取穴：实证取中极、关元、次髎、三阴交。寒凝者加肾俞、太溪、足三里；气滞者可加太冲、行间；血瘀者可加血海。虚证：命门、肾俞、关元、子宫、脾俞、三阴交。

2. 操作方法：患者取仰卧位，选取穴位并标记，在穴位处用2%碘酒消毒。术者左手持酒精灯，右手持针，靠近施术部位，在酒精灯上将针烧至白亮，将烧针迅速刺入穴位并迅速出针，针刺深度为2~5分，出针后立即用消毒棉球按压针孔，并可用创可贴固定，防止感染。每周治疗3次，3次为1个疗程，治疗3个疗程。

五、病案举隅

王某，女，27岁，于2020年6月20日就诊。患者自诉曾在经期在外地旅游，冒雨涉水，出现痛经，之后连续几个月出现月经行经时小腹冷痛，用暖宫宝后症状稍减，经行量少，色暗有血块，平素畏寒肢冷。患者自主体位，神清，查体合作。未闻及异常声音及气味。语言流利，应答自如。舌淡苔白，脉沉紧。查B超示：子宫及双侧附件未见异常。西医诊断：原发性痛经；中医诊断：痛经。综观病史及舌脉症，证属寒凝气滞，疏泄不畅，瘀血内阻，治以疏肝理气散寒，活血化瘀通络。操作方法：①火针取穴：中极、关元、次髎、三阴交、肾俞、太溪、足三里。②操作：对皮肤进行常规消毒，选用0.5mm×50mm的细火针。嘱患者仰卧床上，常规消毒中极、关元、三阴交、足三里穴表面皮肤，左手持酒精灯靠近针刺部位，右手持针，将针体在酒精灯外焰上烧红，将烧红的细火针对准穴位进行点刺。针刺治疗时术者手法要熟练、轻巧，做到速刺疾出，严格掌握针刺深度 0.2~0.5 寸深。火针针刺次髎穴方法：首先将次髎穴皮肤表面常规消毒，然后将 2 寸毫火针针身 1 寸许在 90% 乙醇棉球的外焰上烧至红透，迅速刺入肾俞、次髎穴约 0.4 寸深。自经期始 3d 治疗 1 次，至经期结束为 1 个疗程，3 个疗程后评价疗效。嘱病人施术当日避免洗浴，如出现针孔灼热，微肿或瘙痒等现象是火针的正常反应，切勿搔抓。治疗时应注意经期卫生，饮食清淡，避免重体力劳动、剧烈运动及精神刺激，防止受凉、过食生冷酸涩油腻食物。因痛经原因甚多，必要时可做妇科检查，明确诊断后施治。该患者为外感寒邪，本身体质尚好，经过 1 疗程治疗痊愈。

按： 关元穴是任脉经穴，为女子蓄血之处，可通调冲任脉气，通经行血，也是任脉与足三阴经交会穴，故可温补肝肾，益精调经。中极穴可调经血，理下焦。次髎穴可调经活血，理气止痛。督脉总督一身之阳，为"阳脉之海"，具有调节全身诸阳经经气之功能，故取之可通调诸阳，通而不痛。清代徐灵胎言："妇人之疾与男子无异，惟经、带、胎、产之病不同，且多癥瘕之病，其所以多癥瘕之故，亦以经、带、胎、产之血，易于凝滞，故较之男子为多。"汉代张仲景在《金匮要略》中指出："妇人之病，因虚、积冷、结气，为诸经水断绝，至有历年，血寒积结胞门。"由此可见妇科病的发生多因体虚、积冷、气滞所致血的异常而发病，正所谓"气伤痛，形伤肿"。火针集针、灸、罐的功能于一体，有借火助阳、温通经络、开门祛邪、以热引热、散寒除湿、消肿散结的作用。火针疗法对于妇科疾患其他病种同样有效。八髎穴是足太阳膀胱经上的俞穴，足太阳膀胱经属膀胱，络肾，冲、任二脉与督脉的第一分支同起于胞中，一源三歧，出会阴，在尾骨端与足太阳膀胱经和足少阴肾经的脉气相合，所以八髎穴与女子胞的关系密切。八髎穴本身也处于盆腔部位，与胞宫相临近，是临床上治疗男女生殖系统疾病、腰部疼痛、泌尿系统疾病常用的穴位，临床上对于八髎穴治疗女性生殖系统疾病的论述也比较广泛。次髎穴为八髎穴之一，具有理气化瘀调经的作用，在痛经的临床治疗上效果显著。另外，次髎的位置在骶骨孔，有骶神经在其通过，针刺可对盆腔的神经丛产生刺激，从而对盆腔脏器的功能起到调节作用，同时也使子宫平滑肌的痉挛有所缓解，并通过局部刺激，升高体内的脑啡肽含量，使痛阈较前提高，还可以节段性地抑制脊髓背角，从而减弱痛觉信号向上传递的趋势，起到止痛的作用。

六、临床体会

祖国传统医学认为，原发性痛经属"经行腹痛"范畴。《景岳全书》中较全面地描述了痛经的病因病机及辨证："因虚因实均可导致经行腹痛。寒邪阻滞、血瘀凝滞、气滞血瘀、热壅血瘀均可导致实性疼痛；血虚、气虚可导致虚性疼痛。"疼痛无外乎"不荣则痛"与"不通则痛"。肝肾两虚，气血不足，胞宫、冲任失于濡养，会导致"不荣则痛"；经期寒凝经脉或冲任瘀阻，血行失畅，致使经血阻滞于胞宫、冲任，而行经前及经期气血下注冲任，气血壅滞加剧，会导致"不通则痛"。因此，痛经的治疗以补益气血、通络止痛和温经散寒为治疗原则。火针正是在中医理论指导下，具有祛寒除湿、活血散结、温通经络、逐寒止痛等功能。治疗本病以任脉、冲脉、脾胃经穴及肝经穴为主，取穴依病情轻重、证型所属，用穴或多或少，或灸或针。关元为治疗妇科疾病的要穴，《针灸大成》曰："妇人带下，月经不通，绝嗣不生，胞门闭塞，胎漏下血，产后恶露不止"；"积冷虚乏，脐下绞痛"；"寒气入腹痛"等都是关元穴的适应证，痛经时灸关元可以散寒暖宫、调和冲任、温经止痛。三阴交也是妇科要穴，《针灸大成》记载其治疗"漏血不止，月水不止，妊娠胎动，横生，产后恶露不行，出血过多，血崩晕，不省人事……"；《医宗金鉴》中三阴交治疗"月经不调"。每次行经均出现痛经的患者应于行经前即开始治疗，每周 1 次，直至行经后为止。针灸对原发性痛经有很好疗效，不仅止痛，还能改善全身症状，使内分泌系统得到调整。一般连续治疗 2~4 个周期即可痊愈，治疗同时应注意经期卫生。

第二节　月　经　先　期

一、概述

月经先期是以月经周期异常为主要临床表现的疾病，指月经周期提前 7d 以上，甚至 10 余天一行，连续 3 个周期以上者，亦称为"经期超前""经早"等。

二、病因病机

中医学认为，月经先期主要病机是气虚、血热。气虚则统摄无权，冲任不固，分为脾气虚、肾气虚；血热则热扰冲任，伤及胞宫，血海不宁，有阴虚血热、阳盛血热、肝郁血热；均可使月经先期而至。但后世许多医家多推崇"先期属热"之说，如《丹溪心法》有"经水不及期而来者，血热也"；《傅青主女科》曰"先期而来少者，火热而水不足也"；《苍生司命》"经水先期，多属血热"。由上可知，若素体阴虚，津液亏损，阴虚阳亢，虚热内生，热扰冲任，冲任不固，血海不宁，则致月经先期而至。

三、临床表现

月经先期的辨证重在观察月经量、色、质的变化，并结合全身证候及舌脉，辨其虚、实、热。一般而言，月经先期，伴见量多、色淡、质稀者属气虚，其中兼有神疲肢倦、气短懒言等为脾气虚，兼有腰膝酸软、头晕耳鸣等为肾气虚；伴见量多或少、色红、质稠者属血热，其中兼有面红口干、尿黄便结等为阳盛血热，兼有两颧潮红、手足心热者为阴虚血热，兼有烦躁易怒、口苦咽干等为肝郁血热。

四、治疗方法

1. 取穴：关元、三阴交、血海；实热配行间；虚热配太溪；气虚配足三里、脾俞。

2. 操作方法：患者取仰卧位，暴露腹部及四肢，以75%酒精棉常规消毒后，将细火针在点燃的酒精灯外焰中烧至红亮，迅速点刺所选穴位，出针后迅速用无菌干棉球按压针孔。治疗时注意避开血管、神经，如针处出血，一般勿止，待其自止。5d 1次，5次为1个疗程。同时嘱患者注意局部保暖与休息，针后不得搔抓患处，保持针孔清洁干燥，3d内禁淋浴，不要污染局部，禁食生冷辛辣之品。

五、病案举隅

患者，女，27岁，2020年4月6日初诊。主诉：月经周期提前半年。

患者既往月经尚规律，患者近半年来月经提前而至，月经周期 18~21d 不等，经期 3~7d。末次月经：2020 年 3 月 16 日。现月经来潮第二日，月经量多，腹痛明显，色深红，质黏稠夹有血块，患者诉口干渴欲饮冷，饮食一般，睡眠差，睡后易醒，小便色黄，大便干结难解。舌质红，苔薄黄，脉滑数。中医诊断为月经先期，辨证为血热证。治宜清热益气调经。细火针取穴处方：关元、三阴交、血海、行间。2020 年 4 月 11 日二诊：患者细火针治疗月经 6d 净，大便 2d 一行，小便色清，仍有口干，睡眠较前好转。舌质淡红，苔薄，脉细。结合舌苔脉象，在一诊穴位基础上加天枢、足三里。2020 年 4 月 17 日三诊：患者诉服药后口干渴症状消失，大便每日一行，心情较前好转，无经前乳房胀，无腰酸，夜寐安。舌淡，苔白，脉滑。继续予以上述穴位，治疗 2 个疗程。嘱患者平时少食温燥、辛辣之品，并调畅情志，劳逸结合。后随访 3 个月经期较前规律。

按：本案患者月经周期提前已有半年，查 B 超排除器质性病变。患者平素嗜食辛辣燥热助阳之品，阳热内盛，热扰冲任、胞宫，热灼经血，迫血妄行，致月经先期；热灼血液，阴津衰少，则血色深红，质地黏稠；面红目赤，口渴欲饮冷，小便短黄，大便秘结，舌质红，苔薄黄，脉滑数，为热盛于里之象。冲任失调是本病的主要病机，关元为任脉与足三阴的交会穴，可补益肝肾，调冲任；三阴交为足三里的交会穴，可调理脾、肝、肾三脏，养血调经；血海为足太阴经穴位，具有和气血调冲任的作用；行间为足厥阴肝经穴位，清热泻火；配以百会、内关以醒脑开窍，改善患者睡眠；配以支天枢、足三里改善患者便秘；以上各穴配伍，能清热益气调经，月经如期而至的功效。

六、临床体会

肾为先天之本，主生殖而系胞胎，月经的产生与肾、天癸、冲任、胞宫密切相关，月经先期的主要病机为气虚和血热，肾气不足，封藏失司，冲任不固，经血失约；血热则迫血妄行。脾肾气虚和肝郁血热为月经先期的病因病机。火针是针灸中一种非常独特的针法，火针能够对人体内分泌系统产生双向的调整作用，所以火针治疗月经先期，既能平冲降逆、调肾行滞、扶阳固本，又能疏通脏腑气机、平衡阴阳。既能补益肝肾、健运脾胃以治其本，又能通经行滞以治其标，共奏标本兼治之效。

第三节　月　经　后　期

一、概述

"月经后期"一词，历经千年沿用至今。纵观历代医家有关月经后期的诸多论述可知，本病大多以病症特点分类命名，指月经周期延期 7d 以上，其至 3~5 个月一行，持续 2 个周期以上者。

二、病因病机

纵观历代医家所述，月经后期之病因病机较为复杂，或因寒热，或因痰湿；其病或在气血，或在脏腑。故将古籍所述加以整理概括，总结认为本病之病因病机为寒热失宜、气血失调、痰湿内停、脏腑失和；妇人血虚或肾阴不足，而虚热自生，阴火灼之而郁滞；或阳虚而血寒，失于推动，则发为经迟。《景岳全书》载曰："血热者经期常早，此营血流利及未甚亏者多有之。"若阴寒由外而入（外感之塞），或因内服生冷而寒（内生之寒），景岳认为此类大多属另一种寒滞之证，非血塞经迟者，故当详辨。元代朱震亨《罗太无先生口授三法》论曰："经候过期……亦有肥盛而为痰塞阻者。"指出妇人肥盛痰多，壅塞不通，可为经期后至。脏腑失和，气血失调，妇人以肝肾为本，一者藏血，一者藏精，精血充足，则经水自足，又脾为后天生化之源，脾健则血盈，若脾肝肾亏虚，经水无以充，则经来迟缓。清代陈士铎《外经微言》言："火衰不能生水，则水寒火冷，经水必后期至矣。"

三、临床表现

月经周期推迟 7d 以上，甚至 50~60d 一潮。月经色黯而量少，小腹冷痛，得热则减，或畏寒肢冷，面色苍白，舌苔薄白，脉沉紧者为寒实证。月经色淡而量少，经质清稀，腰膝酸软，小腹隐隐作痛，喜热喜按，小便清长，大便溏薄，舌质淡，苔薄白，脉沉迟者为肾虚证。月经量少色淡，经质清稀，面色苍白，头晕目眩，心悸少寐，舌淡苔少，脉细弱者为血虚证。月经错后，经量少，经色黯红，夹有瘀块，小腹胀痛，胸胁乳房作胀，舌苔薄白，脉弦者为气滞证。

四、治疗方法

1. 取穴：①血寒型取气海、气穴、三阴交、关元、腰阳关、关元俞。②血虚型取中脘、关元；归来、足三里、阴陵泉，穴位均取双侧。③肾虚型取关元、归来、三阴交、太冲、太溪、气海、中极。④气滞型取四关、三阴交、行间、蠡沟、血海、地机、子宫。

2. 操作方法：患者取仰卧位，暴露腹部及四肢，将细火针在点燃的酒精灯外焰中烧至红亮，迅速将点刺所选穴位，出针后迅速用无菌干棉球按压针孔。治疗时注意避开血管、神经，如针处出血，一般勿止，待其自止。5d 1次，5次为1个疗程。同时嘱患者注意局部保暖与休息。针后不得搔抓患处，保持针孔清洁干燥，不要污染局部，禁食生冷辛辣之品。

五、病案举隅

案1：气滞型月经后期。

张某，27岁，已婚已育。主诉：反复月经推后1年余。现病史：患者平素月经规律，量中，色偏黑，夹血块，小腹胀痛，腰膝酸软，头晕头重，伴经前乳房胀痛。末次月经：2020年2月15日，6d净，量色质同前。平素白带量多，偶呈黄色、有异味。现面色淡白，纳眠可，时有口苦，易疲倦，自诉长期精神抑郁，大便不易解，时需服用药物帮助排便，尿频，无尿急尿痛。舌暗红，苔薄黄，脉弦细。诊断：月经后期（肝郁气滞证）。细火针治疗选穴以神庭、四关、三阴交、行间、蠡沟、血海、地机、子宫为主穴，配伍曲池、支沟改善患者便秘，配伍阴陵泉利湿止带。治疗2次后，患者诉便秘好转，带下量减少，身体有轻松感。连续治疗3次后，月经来潮，经期停止治疗。坚持治疗半年后月经基本规律，32d左右一潮，量适中，色红无血块。

按：本例患者病程较长，肝主疏泄而藏血，具有条达气机、调节情志的功能。情志不遂，则肝气郁滞，疏泄失职，故见性情急躁，胸胁胀满走窜疼痛。气为血帅，气滞则血凝，故见痞块疼痛拒按，以及妇女小腹胀痛，经色紫暗有块，乳房胀痛等症。脉弦细，中医辨证属肝郁气滞证，患者多存在不同程度的心理障碍，可归属于心身疾病的范畴，故选用四关镇静安神，三阴交为治疗妇科疾病的主穴，行间疏肝行气，蠡沟为肝经穴位主治生殖系统疾病，血海调经统血、健脾化湿，地机健脾渗湿、调经止带，子宫调经理气、升提下陷。以上各穴配伍，能奏疏肝理气、补肾健脾、化生气血、充盈血海、月经如期而至的功效。

案2：肾虚型月经后期。

熊某，女，30岁，2019年5月9日初诊。主诉：月经周期紊乱8年，求子不孕3年。患者14岁月经初潮，月经量可，无痛经，月经周期尚规则，期间腹部胀满不适，情绪烦躁，白带量多且清，形体肥胖，腰膝酸软，小腹隐隐作痛，喜热喜按，小便清长，大便溏薄。舌质淡，苔薄白，脉沉迟。故来我科就诊。中医诊断为"月经后期，不孕症"，辨证为肾虚型；西医诊断为"闭经，多囊卵巢综合征"。治以温养肝肾，冲任不寒。细火针第一疗程，腹部选取主穴关元、归来、三阴交、太冲、太溪、气海、中极。嘱其调畅情志，舒缓压力，配以运动健身，饮食控制，火针1疗程后，病人自觉神清气爽，身轻快，白带量少质稀，面色红润健康。共治疗4疗程后，病人月经按时正常来潮，嘱其饮食、运动、生活规律，配以食疗，调补身体，体重亦降至正常标准。2020年12月份告知喜讯，2021年10月顺产喜得1子。

六、临床体会

月经后期是妇科常见病，中医辨证其病因主要为气滞、寒凝、气血亏虚。火针兼有针的局部刺激和灸的温热刺激，它能促进气血运行，鼓舞正气。传统火针是指特制的针具经加热、烧红后，采用特定的手法，刺入身体的腧穴或部位，达到祛除病邪的一种针刺方法，《素问·调经论》："血气者，喜温而恶寒，寒则涩不能流，温则消而去之。"血运通畅，气机调和，则外能护卫肌表，内能温养脏腑、肌肉、皮毛，人体阴阳协调，则"正气存内，邪不可干"。火针治疗月经后期，它在皮肤的温度明显提高，血色变红，血流变快，从而火针可以改善气血运行，达到温经通络的目的；火针是针灸中一种非常独特的针法，火针能够对人体内分泌系统产生双向的调整作用，使得经水正常。

第四节　月经先后不定期

一、概述

月经先后无定期是指月经周期提前或延后 7d 以上，连续 3 个周期以上者，又称为"经水先后无定期""月经愆期""经乱"等。唐代·孙思邈《备急千金要方·卷第四　月经不调》中描述"妇人月经一月再来或隔月不来"，首次将本病作为月经不调来描述。月经先后无定期的症状常伴月经的量、色、质等异常，可衍变为崩漏、闭经等严重病证，临床治疗刻不容缓。

二、病因病机

肝肾功能失调，冲任功能紊乱，血海蓄溢失常是导致本病的主要机理。月经先后无定期的病因主要为肝、脾、肾三脏功能失调及冲任功能失调引起气血失调，继而导致经血蓄泄失常。肾为先天之本，主生殖，肾中之精化血，保持月经之正常经量，《傅青主女科·调经》中提出："经本于肾""经水出诸肾"。肾主封藏，因素体肾气不足、久病、房劳多产等导致肾气亏损，藏泄失司，冲任失调，则血海蓄溢无常，经水当藏不藏，月经先期而至，当泻不泻，月经后期而来。"女子以肝为先天"，肝藏血，司血海，主疏泄。肝气条达，疏泄正常，血海按时满溢，则月经周期正常。因素体忧郁、情志所伤导致肝气郁结，疏泄失司，则月经当至不至；或肝气郁结生热，热伤冲任，迫血妄行，则月经先期。"脾胃为后天之本"，脾主生化，主统摄气血，脾气健运则生化有常，统摄有节，月经按时而下，若劳倦思虑过度或者饮食失节，损伤脾气，脾虚生化受阻，则血海生化无源不能按时溢满，表现为月经后期；脾虚失摄，无力固摄血液，则表现为月经先期。

三、临床表现

肝郁肾虚表现以月经周期时而提前，时而延迟。经量少。头晕耳鸣，腰膝酸软。小腹空坠，或经前乳房胀痛。舌淡或红，脉沉弱兼弦。脾肾两虚表现则为月经周期或提前，或延迟，量多或少，色淡，质稀。面色无华，神疲乏力，纳呆腹胀，心悸怔忡，大便不调。舌淡红，脉虚细。

四、治疗方法

1. 取穴：关元、三阴交。肝郁配肝俞、太冲；肾虚配肾俞、太溪。

2. 操作方法：患者取仰卧位，暴露腹部及四肢，以75%酒精棉常规消毒后，将细火针在点燃的酒精灯外焰中烧至红亮，迅速点刺所选穴位，出针后迅速用无菌干棉球按压针孔。治疗时注意避开血管、神经，如针处出血，一般勿止，待其自止。5次为1次，5次为1个疗程。同时嘱患者注意局部保暖与休息。针后不得挠抓患处，保持针孔清洁干燥，避免局部感染，忌食生冷辛辣之品。

五、病案举隅

杨某，女，22岁，主诉：月经先后不定期半年余。病史：患者半年前开始出现月经周期先后不定，经期2~4d，量少，色暗红，有血块，无痛经，偶有经间期出血、阴痒，伴见情绪急躁，咳嗽，眠差，入睡困难。舌暗红，苔薄黄，脉细滑。末次月经：2020年9月23日，量色质同前，现仍未至。外院B超示多囊卵巢，性素：LH 17.1mIU/mL，FSH 3.91mIU/mL，LH/FSH 4.38。西医诊断：多囊卵巢综合征；中医诊断：月经先后不定期，经间期出血，月经量少；证型：脾肾两虚。治则以疏肝益肾，调理冲任。腹部组取穴：天枢、气海、关元、太溪、三阴交、肾俞。2020年11月6日二诊诉睡眠较前好转，穴位天枢、脾俞、足三里、阴陵泉。共治疗8个疗程，月经基本正常来潮。后随访半年，经期规律，查性激素基本正常，睡眠亦明显改善。

按：患者出生之年肝木克所胜之脾土，致先天脾气不足，因此易出现痰饮水湿为病的特点。《素问·太阴阳明论》云"伤于湿者，下先受之"，妇女则见经带之病。湿性趋下，易袭阴位，可见阴痒。故针刺选取天枢、脾俞、足三里、阴陵泉补气健脾、化湿行滞。月经正常来潮的生理基础是肾与冲任之气充足，但患者出生及发病之年的运气特点皆致其脾脏受损，气血生化乏源，无法滋养肾气、充养冲任而致肾气虚弱、冲任亏虚，则月经不能按时来潮，故针刺选取肾俞、太溪、三阴交补益肾气，关元、调补冲任，使胞宫血海能够按时盈满而溢。治疗 8 次则见月经周期准，诸症均好转。

六、临床体会

本病首见于《备急千金要方·月经不调》："妇人月经一月再来或隔月不来。"《圣济总录·杂疗门》则称为"经水不定"。月经的产生，是天癸、脏腑、气血、经络协调作用于子宫的生理现象。现代医学理论认为：月经周期主要是通过称为下丘脑–垂体–卵巢轴作用而调节的，此轴又受中枢神经系统的控制。而中医理论认为：肾气旺盛，天癸的产生，任通冲盛对月经的来潮有极为重要和直接的作用，正如《素问·上古天真论》所云："二七而天癸至，任脉通，太冲脉盛，月事以时下，故有子。"细火针针刺关元、三阴交等穴位，温阳效果较为明显，在虚类治疗中的应用比较广泛。火针针刺具有温补气血、温通经脉的作用，能够借火针的温热之性，因势利导，祛除肌体内的寒邪，温经活血，改善循环，起到调节冲任的作用，从而使得胞宫充盈，月经以时下。

第五节　绝经前后诸症

一、概述

绝经前后诸证属于现代医学围绝经期综合征范畴，指女性在绝经前后这一特殊生理时期因性激素异常波动或分泌减少引起的一系列的不适症状。

二、病因病机

笔者认为绝经前后诸证与肝、肾密不可分，以肾虚天癸竭为本，精血枯衰，肝失条达，郁而不畅，最终导致脏腑失调，阴阳失衡，病理产物蓄积，诸症丛生，实为本虚标实之证。肾虚为本，精血衰微，《素问·上古天真论》云："帝曰：有其年已老而有子者何也？岐伯曰：此其天寿过度，气脉常通，而肾气有余也。"由此可见，肾气盛衰是影响人体生殖与衰老的一个重要因素；肝郁为始，冲任失调，"女子以肝为先天"，盖因肝藏血，主血海，肝血充盈，冲任得养，而冲任起于胞中，通于肝，与女子月经来潮息息相关。肝主疏泄，肝为木脏属阳，肾主藏精，肾为水脏属阴，肾精涵养肝木，使阴血充盈，肝阳不亢，冲任调和，经水如常；精藏于肾，有赖于肝血的滋养，使天癸不绝，经水不断。肝郁既是疾病之始，又是疾病进展的重要因素，肝郁气机失调，影响气血津液运行，机体阴阳失衡，心、肝、脾、肾皆受其扰而发为该病；脏腑失调，病理产物蓄积，五脏之中，肾衰独早，常累及其他脏腑。

三、临床表现

该病临床可表现为入夜烘热汗出、烦躁易怒、潮热面赤、失眠健忘、倦怠乏力、头晕耳鸣、腰背酸痛、手足心热等症状。

四、治疗方法

1. 取穴：中极、气海、关元、三阴交、足三里、血海、太溪。

2. 操作方法：局部常规消毒,将细火针在点燃的酒精灯外焰中烧至红亮,迅速点刺所选穴位，出针后迅速用无菌干棉球按压针孔。治疗时注意避开血管、神经。1 周 1 次，4 周为 1 个疗程。同时嘱患者注意局部保暖与休息。针后不得搔抓患处，保持针孔干燥清洁，避免感染。

五、病案举隅

张某，女，51 岁。2018 年 3 月 13 日就诊。主诉：自汗，心烦失眠 3 月余。现病史：近 3 月常自觉烘热汗出，动辄尤甚，不易入睡，睡后易醒，喜怒无常，腰酸乏力，皮肤莫名瘙痒。纳可，舌红、苔少，脉数。月经史：5~6/25~30d，量少，色鲜红，手足心热。末次月经：2017 年 12 月 16 日，持续 3d，量中，色深红，少许血块，月经第一天小腹隐痛，余同前。中医辨证：经断前后诸证，肾阴虚证。治则：滋阴益肾，宁心安神。一诊：火针处方：中极、气海、关元、阴交、血海、足三里、三阴交、太溪，每周 1 次。二诊（2018 年 3 月 20 日）：述皮肤瘙痒感较前好转，烘热汗出症状出现次数较前减少，睡眠时间延长，但夜梦多。舌红、苔白，脉细数。火针处方：

一诊穴位加命门、太溪，1 周 1 次。三诊（2018 年 3 月 28 日）：治疗方案同二诊，诸症较前好转。3 个月后随访，初诊症状基本消失，嘱其适当加强户外锻炼，调畅情志。

　　按： 本案患者素体阴虚，阴不维阳，腠理不固，故烘热汗多，本病主要从调理冲任二脉、疏通经络、促进气血运行等方面选方取穴。常取任脉中极穴配气海、关元以振奋阳气；取气海穴以升阳补气调经，此外取气海、三阴交对穴相配补气养阴，使气血调和、阴阳平衡，以调节月经，改善睡眠。选穴三阴交，因其为肝、脾、肾三条经脉的交会之所在，亦为妇科调经要穴，善和气血；足三里作为足阳明胃经穴位与脾经相表里，通过调健脾气，助阳气回升，阳气足则统血调经；关元为全身元阴元阳之交关，可调理冲任、补肾固元、温阳固脱；气海位于任脉，可补肾调经、大补元气；血海补益气血；太溪为肾经原穴，滋补肾阴，滋肾水。诸穴合用，补益精气、疏通经络、调理冲任，快速缓解绝经前后诸证的临床症状。

六、临床体会

　　随着社会的不断发展，女性在当今社会承担的责任越来越大，随之产生的压力也越大。绝经前后诸证逐渐成为绝经前后女性的常见病，常言："治病必求于本，本于阴阳。"火针疗法具有针和灸的双重作用，既有针的刺激又有温热刺激，女性先天禀赋不足，易受后天经、带、胎、产等影响，精血耗伤，处于阴常不足、气血亏虚的状态，又因年老冲任虚衰，肾精亏虚，天癸耗竭，故见月经闭绝及绝经前后诸证。火针疗法从肾精血亏虚、脏腑平衡失调的基本病机出发，治以补益肾精为主，注重调和脏腑气血，力求恢复气血阴阳的平衡，临床收效良好。

第六节　经期延长

一、概述

　　月经周期基本正常，经期超过 7d 以上，甚或淋漓半月方净者，称为"经期延长"，亦称"月水不断""经事延长"等。经期延长是妇科常见病、多发病之一。

二、病因病机

月经过多病因病机多而杂，明代王肯堂《女科证治准绳·调经门》曰："经水过多为虚热，为气虚不能摄血。"其认为气虚不能摄血，导致经水过多。《医宗金鉴·妇科心法要诀》也提出："经水过多，清稀浅红，乃气虚不能摄血也。"清代傅青主《傅青主女科·经水过多》曰："殊不知血归于经，虽旺而经亦不多，血不归经，虽衰而经亦不少。世之人见经水过多，谓是血之旺也，此治之所以多错耳。"其认为血气充足与月经过多之间并无直接关系，经水过多病机在于血是否归经，而不是气血是否充足。清代《竹林寺女科·调经上》提到："经多不问形肥形瘦，皆属于热。"此论述中强调血热是为月经过多的主要因素。吴谦等《医宗金鉴·妇科心法要诀·调经门》中载："稠黏深红则为热盛有余。"其认为经血黏稠颜色深红为血热过剩导致的月经过多。

三、临床表现

临床上虚者常表现为经期延长，月经量多，色淡，质稀，伴面色萎黄，神疲乏力，气短懒言，或伴头晕耳鸣、腰膝酸软，或伴纳呆便溏，舌淡、苔薄白，脉缓弱。热者临床症状常见月经周期规律，行经时间长，月经量中，经色鲜红，质稠；或伴有口干喜冷饮，口舌生疮，小便黄，大便秘结；或情绪易急躁，失眠多梦，潮热盗汗，舌红、苔少或苔黄，脉（细）数。瘀者临床多表现为月经周期规律，行经时间长，量时多时少，经色暗紫，质稠，夹大块血块，伴行经时小腹疼痛，血块下来之后疼痛明显减轻，或兼见经前乳房胀痛，频繁叹气，舌质紫暗或有瘀点，脉涩。

四、治疗方法

1. 取穴：关元、血海、气海、三阴交、足三里、子宫穴。
2. 操作方法：局部常规消毒，将细火针在点燃的酒精灯外焰中烧至红亮，迅速将针刺向所选穴位。火针出针后，用无菌干棉球迅速按压针孔，以减轻疼痛。治疗时注意避开血管、神经，如针处出血，一般勿止，待其自止。

每位患者均在每次月经前 14d，接受火针治疗 2 次，连续治疗 3 个月经周期。同时嘱患者注意局部保暖与休息。保持针孔清洁干燥，暂禁沐浴，避免施术部位感染，禁食生冷辛辣之品。

五、病案举隅

刘某，28 岁，因阴道出血 12d 未净于 2019 年 11 月 5 日初诊。患者有性生活史，近 3 个月经期为 12~15d，周期正常，末次月经 2019 年 10 月 25 日。患者诉 10 月 25 日 ~11 月 2 日量中，11 月 3 日开始量较前减少，至今未净，色淡红，质清稀，伴面色、口唇、下眼睑结膜苍白，肢体乏力，少气懒言，头晕，纳一般，寐佳，二便正常。舌淡，苔薄白，脉细。中医诊断：经期延长（脾虚不摄证）。治法：健脾益气，养血统血，固摄冲任。选穴：关元、血海、气海、三阴交、足三里、子宫穴。治疗采用火针周期疗法，月经前 14d，接受细火针治疗 2 次，连调 3 个月经周期后，患者行经时间较前缩短，经量基本正常。

按：本案患者月经周期正常，以阴道出血 12d 未净为主诉，中医辨病为经期延长，辨证为脾虚不摄证。因脾气虚弱，统摄无权，经血失于固摄故致行经时间长；气虚血失化赤，故色淡红，质稀；脾虚不能化生气血，气血亏虚，不能濡养全身，故面色、口唇、下眼睑结膜苍白，肢体乏力，少气懒言；血虚清窍失养，故感头晕；舌淡，苔薄白，脉细为气虚之象。中医经络理论认为，针灸疗法能够疏通经络、扶正祛邪、调和阴阳、改善脏腑功能，达到良好治疗效果。由于本病病位在冲任、胞宫，与肝、脾、肾脏腑功能失调有关。因此循经取穴，选择任脉、肝、脾、肾等经脉穴位，发挥辨证取穴治疗的优势。三阴交，其为足三阴经交会之所在，亦为妇科调经之要穴，善调和气血；足三里为足阳明胃经穴合穴，通过调健脾气，助阳气回升，阳气足则统血调经；子宫穴属经验穴，善于调经理气、活血化瘀；关元为全身元阴元阳之交关，可调理冲任、补肾固元、温阳固脱；气海位于任脉，可补肾调经、大补元气；血海功善补益气血。诸穴合用，起到补肾健脾、养血统血、固摄冲任之效，疏通冲任二脉，促使冲任、胞宫气血充盈，恢复正常盈亏。

六、临床体会

经期延长总的病因病机可归纳为虚、热、瘀，病位与肝、脾、肾三脏密切相关。经期延长是以行经时间长为主，治疗重在止血调经，应辨证施治，灵活运用清、补、消三法。火针治疗宜在月经来前 14d 开始治疗，以使经期恢复正常为目的，但在行经第 1~7d 属于正常经血排泄时期，不宜行针，避免止血留瘀，若经行超过 7d 仍未干净，则应以止血为主。火针疗法具有针和灸的双重作用，既有针的刺激又有温热刺激。一方面火针可温热助阳，激发经气，故可疏通经络，补益气血；另一方面火针又能助阳化气，使气机疏利，疏通冲任二脉，促使冲任、胞宫气血充盈，恢复正常盈亏。

第七节　月 经 过 少

一、概述

月经过少是指月经周期正常，月经量明显较常量减少，或行经时间不足 2d，甚至点滴即净者，并连续出现 2 个月经周期以上者称为"月经过少"。一般认为月经量少于 20mL 为月经过少。月经过少常可发展为闭经，导致不孕及卵巢早衰等，严重威胁妇女的身体、精神及心理健康。

二、病因病机

中医认为肾主藏精，既藏先天之精，又藏后天之精，精血同源，肾精所化之肾气主宰着天癸的至竭及月经的潮止，肾气盛则先天之精化生的天癸在后天水谷之精的充养下最后成熟，通过冲任胞脉而达于子宫，促成月经的出现，因此月经的产生以肾为主导。而经血的按期而泻，又与肝藏血，主疏泄，司冲任；脾运化，气血生化之源有着重要影响。肝的精血充盈，藏精储血功能正常，余血方可下注血海，使冲脉满盛，月经如期而至。肝主疏泄，能调节一身之气机，肝气条达则任脉通利，从而胞宫得养，经事正常。脾统血，为气血生化之源，脾之运化功能正常，则后天之精源源不断充盈先天精血，痰浊不生，使肾—天癸—冲任—胞宫的生理正常。概括起来，月经过少的病机以肾气亏损、精血衰少为本，气滞、瘀血、痰湿为标，病久往往虚实夹杂形成肾虚血瘀、肾虚肝郁、肾虚痰湿、血虚夹瘀、肝郁兼瘀等证，而以肾虚血瘀是月经过少的基本病机。

三、临床表现

月经量少、持续时间短、经血颜色不正常、带少许血块，腰膝酸软，头晕，耳鸣，脾气暴躁。该病常伴体重增加，发生于青春期和育龄期者，可发展为闭经，发生于更年期者则往往进入绝经。

四、治疗方法

1. 取穴：将 1 个月经周期分为 3 期进行火针治疗，正常 1 个月经周期以 28d 为例。①经后期（卵泡期）：月经周期的第 5~14d，穴取关元、肾俞、太溪、脾俞、膈俞；②经间期（排卵期）：月经周期的第 15~23d，取穴关元、气海、三阴交，同时艾灸气海、关元；③经前期（黄体期）：月经周期的第 24~28d，穴取关元、肾俞、太溪、气海、隐白、委中、血海。

2. 操作方法：穴位常规消毒，患者取卧位，医者选细火针，加热烧至白亮后迅速点刺相应穴位，火针针刺深度 0.4~0.5 寸。火针出针后，用无菌干棉球迅速按压针孔，以减轻疼痛。治疗时注意避开血管、神经，如针处出血，一般勿止，待其自止。从经期第 1d 开始，每周 1 次，治疗 3 个月经周期。

五、病案举隅

案 1：经后期（卵泡期）。

患者，女，36 岁，已婚，于 2019 年 1 月 10 日初诊。主诉：月经量少 5 个月。患者半年前人流术后月经量少，色淡质稀薄，周期规律，伴腰酸、足痛、耳鸣、少腹冷痛。舌淡，脉沉迟。B 超检查：子宫、附件未见异常，实验室检查激素水平正常。中医诊断：月经过少（肾虚型），治疗用细火针使用点刺法，治以益肾养血补虚为原则，调节脏腑。穴取关元、肾俞、太溪、脾俞、膈俞，火针迅速点刺。治疗采用火针周期疗法，一周 1 次。治疗 1 次后患者月经量较前增多，少腹冷痛消失。又经 2 次后，月经量较前增多，余症状均消失，停止治疗。随访半年患者未复发。

按：本例病人平素体弱，以肾虚为主，月经后期，血海空虚，月经过少，治疗以益肾养血补虚为原则，取关元、肾俞、太溪、脾俞、膈俞。关元具有调理冲任的作用；肾俞可充肾气旺精血；太溪为肾经原穴，具有益肾补虚的作用；脾俞可调补脾胃，以资生化之源而养血；膈俞为血之会，具有生血之功。诸穴相伍以助肾气、天癸、冲任的滋长和胞脉修复，为月经的来源提供了基本物质。

案2：经间期（排卵期）。

张某，女，36岁，教师，于2021年8月25日就诊，现为月经周期第15d。主诉：近半年月经量明显减少，色淡，第1d略多用2片卫生护垫，2d干净，伴有腰酸腹冷不适，疲乏无力，夜间睡眠差。舌淡苔白，脉沉弱。查腹部B超提示：子宫、附件未见异常。中医诊断：月经过少。中医辨证分型属肾虚型。治法：补肾益精，养血调经。治疗用细火针使用点刺法，治以益肾养血补虚为原则，调节脏腑。穴取关元、气海、三阴交，同时艾灸气海、关元，治疗采用火针周期疗法，火针治疗每周1次。9月10日月经来潮，第1d用3片卫生护垫，治疗3次后经量增加，需用卫生巾，经期达3d，继续用火针治疗1个疗程，以巩固疗效。半年后因带下量多就诊时，询问其月经量色基本正常。

按：本例病人以肾虚为主，月经后期，血海空虚，月经过少，治疗以益肾养血补虚为原则，穴取关元、气海、三阴交，同时艾灸气海、关元，月经间期乃阴阳二气相接转化之时，此时阴精盛，重阴转阳，治疗以温肾助阳培元为原则，取关元、气海、三阴交。三阴交为足三阴经交会穴，可补肾、司脾、养血，针以上穴位并艾灸关元、气海以激发兴奋肾阳，而促阴阳转化。

六、临床体会

经血排出量与行经天数和肾精、阴阳的消长转化不可分割。《校注妇人良方》指出月经的周期、经期、经量皆由阴阳盛衰所致，治疗原则重在治本以调经。火针周期疗法从中药周期疗法出发，结合经络理论，分别针对月经各期的生理特点选择相应的穴位。火针周期疗法相较于传统的辨证选穴针灸，能够顺应肾阴阳消长的生理特点及规律，激发人体经气的自然流转，肾—天癸—冲任—胞宫转机平衡，则冲任调和、阴阳平衡，女性经血排出量、行经时间均恢复正常。

第八节 闭 经

一、概述

闭经为常见的妇科症状，表现为无月经或月经停止，临床分为原发性闭经和继发性闭经两类。前者指年龄超过 13 岁，第二性征未发育，或年龄超过 15 岁，第二性征发育成熟 2 年以上仍无月经来潮；后者指妇女曾已有规律的月经来潮，但由于某种原因月经停止 6 个月以上，或依据原有月经周期计算停止 3 个周期以上者。闭经并非是一个独立的疾病，而是由多种原因引起的多种疾病的共同临床表现。由于人们生活节奏的加快，精神或身体压力的增加，不论青春期，还是育龄期妇女，闭经的发生率随之增加。长期处于闭经状态的妇女，易发生一些自主神经功能失常的症状，如情绪烦躁、潮热、痤疮等，增加了其抑郁症及不孕症风险。

二、病因病机

《素问》："岐伯曰：女子七岁，肾气充，发长齿更；二七而天癸至，任脉通畅，太冲脉盛，月事以时下，故有子。"肾精充盛，天癸到达，冲任脉功能正常，为月经来潮的前提条件。又言："七七任脉虚衰，太冲脉衰少，天癸竭，地道不通，故形坏而无子也。"反映了女子到七七四十九之季，肾气亏虚，天癸竭绝以及任冲脉机能衰退导致生理性的闭经以及胞宫络脉功能丧失。肾对月经的产生及胞宫的正常功能起着主导作用，脾气散精以化气血，为月经的形成提供物质基础。若脾气虚弱，阴精匮乏，精亏血少，则经水渐断；阳气不足，胞宫失于温养，则月水难至。故肾虚是女性经水早断的病机关键，而脾虚为闭经主要致病因素。总之，先天不足、后天失养是形成闭经的主要病理机制。

三、临床表现

已年满 18 周岁月经尚未来潮，或月经已来潮又连续 6 个月未行经。或伴有头痛、视力障碍、恶心、呕吐、周期性腹痛；或有多毛、肥胖、溢乳等。

四、治疗方法

1. 取穴：脾俞、肝俞、膈俞、血海、足三里、三阴交、归来、气海、关元。
2. 操作方法：穴位常规消毒，患者取卧位，医者持细火针，加热后迅速点刺血海、足三里、三阴交、归来、气海、中极、关元，其中脾俞、肝俞、膈俞向脊柱方向斜刺，烧针后急刺疾出。火针出针后，用无菌干棉球迅速按压针孔，以减轻疼痛。火针治疗每周 1 次，3 次为 1 个疗程。治疗时注意避开血管、神经，如针处出血，一般勿止，待其自止。同时嘱患者注意局部保暖与休息。针后不得搔抓患处，保持针孔清洁干燥，避免针刺部位感染，禁食生冷辛辣之品。

五、病案举隅

莫某，女，21 岁，学生。2018 年 7 月 18 日初诊。诉：闭经 2 年余。14 岁初潮，基本规律，周期 28~30d，经期 4d，经量中等，无痛经。高二下学期学习压力较大，出现胸胁胀满走窜疼痛，性情急躁，并兼见瘀块刺痛拒按、乳房胀痛等症，舌质紫暗或有紫斑，脉弦涩，月经量逐步减少，发展为闭经。现患者一般情况均好，无伴随症状。舌质淡红，苔薄，脉沉细。考虑患者发病时跟心理压力有关，迁延不愈，辨为肝郁气滞、气血不足。治疗用细火针使用点刺法，治以温通经脉、扶正祛邪、平衡阴阳、调节脏腑。穴取脾俞、肝俞、膈俞、血海、足三里、三阴交、归来、气海、关元、中极，细火针刺 0.2 寸。火针治疗每周 1 次，3 次为 1 个疗程。1 个疗程后复诊，患者面色荣润，精力充沛，饮食睡眠状况良好。按上法治疗 3 个疗程后月经复潮，再经 4 个疗程治疗月经周期及月经色、质、量恢复正常。随访半年经期正常。

按：本例病人平素身体健康，本证以病程较长和肝脏经脉部位的疼痛瘀块为辨证要点。肝主疏泄而藏血，具有条达气机、调节情志的功能。情志不遂，则肝气郁滞，疏泄失职，故见性情急躁，胸胁胀满走窜疼痛。气为血帅，气滞则血凝，故见癥块疼痛拒按，以及妇女闭经痛经，经色紫暗有块，乳房胀痛等症。脉弦涩，为气滞血瘀之征。脾俞、肝俞、膈俞、血海、足三里、三阴交、归来、气海、关元为任脉与足三阴的交会穴，关元有着补益元气，调理冲任之功；膈俞、中极有活血化瘀、通络止痛之效；三阴交可调理脾、肝、肾及冲、任二脉，凡是月经病不论寒热虚实皆可用之；归来位于腹部，具有活血调经作用，为治疗闭经的效穴；气血虚弱配上足三里、血海、脾俞来补益气血；肝俞用来行气活血。诸穴合用，调理冲任、活血通经。

六、临床体会

中医上认为闭经是因气滞痰阻、血枯精亏所致，使得女性年龄超过 18 周岁而未来经，或在已经处于正常月经周期时，出现停经超过 3 个月的症状，这一病症病位在于肝，且与脾脏和肾脏有关。火针疗法是借助火力而刺激穴位或局部的一种针法，它集毫针激发经气，艾灸温阳散寒的功效于一身，有扶正助阳、温通经络、祛邪引热之功。因其针身细长，针尖锋利，可以刺入较深处；形成一细小烧灼创伤，而使得针灸作用延长，增加人体阳气、激发经气，调节脏腑机能，使经络通，则气血行。

第九节　慢性盆腔炎

一、概述

盆腔炎是指女性内生殖器及其周围的结缔组织、盆腔腹膜的炎症，包括子宫体、卵巢、输卵管炎症，是育龄期妇女常见疾病。具有病程长，病情缠绵难愈，复发率高的特点。中医学虽无盆腔炎这一病名，但可见于"妇人腹痛""癥瘕""月经不调""不孕症"的范畴。

二、病因病机

中医认为本病病因病机是由"湿、热、瘀、寒、虚"引起的气机逆乱，感染邪毒所致冲任阻滞，胞脉失畅，"不通则痛"；以及因冲任虚衰，胞脉失养，"不荣则痛"。《医宗金鉴·妇科·心法要诀》对本病的发病机制有详尽论述："经前痛，则为气血凝滞……或因虚、因实、因寒、因热而分治之也。"《素问·太阴阳明论》云："伤于湿者，下先受之。"湿为阴邪，其性重着趋下，易袭阴位，胞宫位于人体下焦，最易遭受湿邪侵袭而致病。《金匮要略》云"血不利则为水"，血行不利则瘀血形成。

三、临床表现

本病大多有急性盆腔炎发作史，或宫腔、盆腔手术史，或不洁性生活史。以下腹部疼痛或坠胀痛，痛连腰骶，常在劳累、性交后及月经前后加重。可伴有低热起伏，易疲劳，劳则复发，带下增多，月经不调，不孕等。

四、治疗方法

1. 取穴：关元、中极、水道、归来、三阴交、次髎。根据辨证配穴：肾虚寒凝者，加针肾俞，关元加灸；湿热瘀阻者，加针阴陵泉、蠡沟；肝郁气滞者，加针肝俞、太冲；脾胃虚弱者，加针脾俞、足三里。

2. 操作方法：让患者取仰卧位，局部常规消毒后，选择中粗火针，将针烧红至白亮迅速刺入选定部位，只点刺不留针，腹部穴位刺 0.3~0.5cm，三阴交刺 0.2~0.3cm。然后使患者俯卧位，局部消毒后，火针点刺次髎，深度 0.2~0.3cm。针毕均用消毒干棉球按揉穴位。3d 1 次，5 次为 1 疗程。间隔 3d 进行下个疗程，3 个疗程后评定疗效，经期停治。

五、病案举隅

陈某，女，30 岁，主因小腹坠痛 5 月就诊。以右侧为重，得热则舒，带下量多，色白，月经后期，伴腰酸乏力。妇检：外阴发育正常，阴道通畅，宫颈略肥大，宫体正常大小、压痛、活动度差，双侧附件区有条索状物并压痛，以右侧为重。舌质淡，苔白，脉沉。西医诊断：慢性盆腔炎；中医诊断：腹痛，癥瘕。辨证：肾阳不足，寒凝气滞。治疗：火针点刺关元、中极、水道、归来、三阴交、次髎、肾俞。治疗毕，患者感腹痛减轻。1 个疗程后症状明显好转，续治 5 次后症状体征消失。6 个月后随访未见复发。

按：关元、中极为足三阴经与任脉之交会穴，通于胞宫，联系冲任，针之可通调冲任、补肾助阳、散寒逐瘀。水道、归来为足阳明胃经穴，胃者，与脾同属后天之本，共生精微，针之可调补脾胃，又因两穴位居腹部，邻近胞宫，其穴善治妇科诸疾。三阴交为足三阴经之交会穴，可疏理肝脾、补肾养肝、调理气血，为妇科之要穴。次髎属足太阳膀胱经，位于腰骶部，是泌尿生殖系统之分野，与肾、膀胱、督脉关系密切，既能清利湿热、理气调经，又可强腰壮肾、调补冲任。

六、临床体会

慢性盆腔炎多属于"腹痛""带下"等范畴。辨证多属寒凝气滞或湿热瘀阻，治疗应温肾助阳、行气活血、清热利湿、化瘀通络。根据患者需要进行穴位扎针的增减，可酌情配伍肾俞、肝俞、脾俞、足三里、阴陵泉、太冲、蠡沟，以增强补肾健脾、疏肝理气、利湿清热之效。从而去除邪毒，起到活血理气的作用，保证患者盆腔局部组织的血液循环顺畅，提高组织内的营养补给功效，增加新陈代谢能力，从而降低炎症，提高患者的身体素质，提高临床治疗效果。临床通过应用火针治疗法与药物治疗法相互比较发现，火针治疗慢性盆腔炎具有良好的治疗功效，其与药物治疗相比，治疗疗效占有显著的优势，同时降低了复发率，缩短了临床治疗的疗程，提高了治愈率，为患者节省了经济费用的支出，提高了患者对治疗疗效的满意。所以火针治疗慢性盆腔炎值得推广运用。

第十节 不 孕 症

一、概述

女子未避孕，性生活正常，与配偶同居一年而未孕者，称为不孕症。从未妊娠者为原发性不孕，《备急千金要方》称为"全不产"，曾经有过妊娠者继而未避孕一年以上未孕者为继发性不孕，《备急千金要方》称为"断续"。

二、病因病机

该病的病因病机主要是肾气不足，冲任气血失调，间接或直接地损伤冲任督带和胞宫、胞脉、胞络以及肾—天癸—冲任—胞宫轴失调。如清代傅青主《傅青主女科·种子》"经水出诸肾"，生殖轴的功能状态是由肾气的盈亏所决定的，肾气盛衰直接影响摄精成孕及胎儿孕育的全过程，故认为肾虚是此病发生的根本，清代陈修园在《女科要旨·种子》中提出"妇人无子皆有经水不调，经水所以不调者，皆内有七情之伤，外有六淫之感，或气血偏盛，阴阳相乘所致。种子之法，即在于调经之中"，故肾气亏虚致冲任失调，月经不调，而致不孕。

三、临床表现

1. 肾虚胞寒：即月经不调，量少色淡，腰酸腹冷，带下清稀，性欲淡漠，舌淡苔薄白，脉沉细而弱。

2. 冲任血虚：即月经延后，量少色淡或经闭，面黄体弱，疲倦乏力，头昏心悸，舌淡少苔，脉沉细。

3. 气滞血瘀：常有月经延后，或先后不定期，量少色紫有血块，经前乳房及胸胁胀痛，腰膝疼痛拒按，舌紫黯或有瘀斑，脉弦涩。

4. 痰湿阻滞：可出现月经延后，量少色淡，白带量多质稠，形体肥胖，面色㿠白，口腻纳呆，大便不爽或稀溏，舌胖色淡，舌边有齿痕，苔白腻，脉滑。

四、治疗方法

1. 取穴：关元、三阴交、子宫、次髎穴。根据辨证配穴：肾虚胞寒加肾俞；冲任血虚加气海、血海；气滞血瘀加膈俞；痰湿阻滞加丰隆、阴陵泉。

2. 操作方法：嘱患者取仰卧位，采用中粗火针。嘱患者针刺前排空小便，选定针具、腧穴经常规消毒。医者右手持针，左手拿酒精灯，将火针针身前中部 1/3 平放入酒精灯外焰上，待针尖、针身烧至白亮，由拇指、示指、中指如握笔状手持针柄，速进速出，腹部穴位刺 0.3~0.5 寸，三阴交、次髎刺 0.2~0.3 寸，嘱患者注意局部针眼，防止感染。月经第 5d 开始治疗，3d治疗 1 次，连续治疗 5 次，3 个月经周期后，观察疗效。

五、病案举隅

王某，女，28岁，自结婚后流产，至今3年未孕，月经量少，面色晦暗，肢冷畏寒，小腹冷感。舌淡，苔薄，脉弦细，指甲不荣。采用火针点刺肾俞、关元、气海、三阴交、子宫、次髎等穴，配合命门艾灸，连治3个月经周期后，月经量增多，四肢冰凉及畏寒较前明显好转，继续治疗2个月经周期后，2023年7月初发现怀孕，2024年3月顺利产下一健康女婴。

按：中医学称不孕症为"绝嗣""绝嗣不生"属中医学"闭经""月经不调""无子"等范畴。中医学认为肾虚胞寒、冲任血虚、气滞血瘀、痰湿阻滞均可导致不孕。《针灸甲乙经》中记载："女子绝子、衃在内不下，关元主之。"故取任脉关元穴能补肾经气血，壮元阴元阳以调和冲任。三阴交属脾经，通于任脉和肝、肾诸经，既能健脾化湿导滞，又能疏肝理气行瘀，还能补益肾阴肾阳，调和冲任气血。《针灸大成》载："女子子宫久冷、不受胎孕，三阴交、子宫。"子宫穴，可调经止带，理气活血。次髎是足太阳膀胱经穴，因督脉贯脊属肾，足少阴经属肾络膀胱，足太阳经循脊络肾，与肾关系密切，肾主生殖与发育，次髎又位于腰骶部，邻近胞宫，能够调经助孕，是主治妇科病及生殖的要穴。诸穴合用，补益先天之本，调理后天之气，故能促成胎孕。

六、临床体会

针灸治疗排卵功能障碍性不孕症能够增强人体自身的调节，使下丘脑－垂体－性腺轴调节机能更加完善，从而恢复正常排卵。火针集针和灸的功能于一体，通过针刺腧穴、经脉，在人体内可以直接激发经气，温壮脏腑阳气即温通经络。此外，火针能对人体大脑皮层、交感神经系统、内分泌系统、免疫系统及各个脏腑组织产生一定调整作用，并通过增强机体的细胞与体液免疫功能促进代谢与细胞修复。根据治疗结果可看出，火针显著的温通作用对治疗排卵功能障碍性不孕症属肾虚胞寒、气滞血瘀证有较明显疗效，值得临床推广。

第十一节　功能性子宫出血（崩漏）

一、概述

功能性子宫出血是指由于卵巢功能失调而引起的子宫出血，属中医"崩漏"范畴。崩漏是指妇女在非经行期间，出现经血暴下或淋漓不止，前者称为"崩中"，后者称为"漏下"，本病最早见于《金匮要略》书中"漏下"之名，是月经周期、经期、经量严重紊乱的月经病。

二、病因病机

崩漏的病因较为复杂，但可概括可为热、虚、瘀三个方面。其主要发病机理是劳伤血气，脏腑损伤，血海蓄溢失常，冲任二脉不能约制经血，以致经血非时而下。

崩漏为经乱之甚，其发病常非单一原因所致。如肝郁化火之实热，既有火热扰血，迫经妄行的病机；又有肝失疏泄，血海蓄溢失常的病机；如肝气乘脾，或肝肾亏虚，可有脾失统摄、肾失封藏而致冲任不固的病机夹杂其中。又如阴虚阳搏，病起于肾，而肾阴亏虚不能济心涵木，以致心火亢盛，肝肾之相火夹心火之势亦从而相煽，而成为心、脾、肝、肾同病的崩漏证。

三、临床表现

月经来潮无周期规律而妄行，出血量多如山崩之状，或量少淋沥不止。出血情况可有多种表现形式，如停经数月而后骤然暴下，继而淋沥不断；或淋沥量少累月不止，突然又暴下量多如注；或出血时断时续，血量时多时少。常常继发贫血，甚至发生失血性休克。

四、治疗方法

1. 取穴：关元、隐白、足三里、三阴交。
2. 操作方法：患者取仰卧位，采用中粗火针。嘱患者针刺前排空小便，选定针具、腧穴经常规消毒。右手持针，左手持酒精灯，将火针针身前部1/3平放入酒精灯的外焰上，待针尖、针身烧至白亮，由拇指、示指、中指如握笔状手持针柄，速进速出，进针深度为0.5~1寸，隐白穴针刺深度为0.2~0.3寸。嘱患者注意局部针眼避免沾水，防止感染。隔日1次，5次为1个疗程，疗程间休息3d。

五、病案举隅

陈某，女，15岁。主诉：月经淋漓不净35d。患者2020年5月10日月经初潮，色淡量少，淋漓不净，服用多种中成药，月经淋漓2个月余方净，此后每次月经来潮均淋漓2~3个月。刻诊：月经淋漓不净月余，色淡量少，腰膝酸软，便溏，面色少华。舌淡苔白，脉细弱。证属脾肾阳虚，冲任失固。诊为崩漏。火针点刺关元、隐白、足三里、三阴交，隔日1次。治疗5d后即经净。连续治疗2个疗程。以后在每次月经来潮的第5d用上述方法治疗5次，以巩固疗效。巩固治疗3个月经周期后停止治疗，随访2年未复发。

按：患者多为冲任不固、脾失统血所致，治疗以调理冲任、健脾固摄为主。关元穴调理冲任、益气固摄而止血；三阴交为肝、脾、肾三经的交会之穴，可滋阴益肾，调补肝脾之阴，益气而固冲；隐白可健脾益气，统摄血行；配足三里，健脾益气以统血；隐白为脾经井穴，为治疗崩漏常用效穴，火针点刺隐白穴火针的温通作用促进脾经经气运行，增强健脾统血的功效，从而达到固摄止血的目的。

六、临床体会

崩漏中医学认为其发病机制是劳伤血气，脏腑损伤，血海蓄溢失常，冲任二脉不能固摄经血，以致经血非时而下。隋代巢元方《诸病源候论·妇人杂病诸候》载："崩中之病，是伤损冲任之脉……劳伤过度，冲任气虚，不能统制经血，故忽然崩下。"冲任二脉皆起于胞中，先天之精气与后天之气血均汇聚于冲脉，冲脉赖此得以充养，在天癸的作用下，冲脉所司之精、血旺盛，并下注于胞宫，则月经来潮。任脉行于前正中线，六阴经均在胸腹部与任脉贯通，任脉之气通，子宫得阴精之充养，月经按时而下。《千金方》云："三阴交主妇人下血泻痢。"针灸与针灸和中药结合的疗法也越来被广大患者接受，具有疗效好、毒副作用小、实用性广的特点。

第十二节　带　下　病

一、概述

白带增多是指妇女阴道内流出的分泌物增多，是西医妇科病如阴道炎、宫颈炎、子宫内膜炎、盆腔炎、宫颈糜烂、生殖器官结核、肿瘤等疾病的一个临床症状。据临床表现特征归属于中医"带下病"范畴。带下病首见于《素问·骨空论》："任脉为病，女子带下瘕聚。"该病在妇科病中较为多发、常见，带下病病程缠绵，反复发作，不易速愈。

二、病因病机

带下过多湿邪为患，而脾肾功能失常是发生的内在条件，感受湿热、湿毒之邪是重要的外在病因，由于湿邪影响任、带脉气机，以致带脉失约，任脉不固而形成，湿邪有内外之别，外湿源于外感，且多夹热；内湿多为脾虚失运，肾虚不固所致。

三、临床表现

患者多有妇产科术后感染史，盆腔炎性疾病史，急、慢性宫颈炎病史，各类阴道炎病或房事不节（洁）史。症状常表现为带下量多，色白或黄，或赤白相兼，或黄绿如脓，或混浊如米泔；质或清稀如水，或稠黏如脓，或如豆渣凝乳，或如泡沫状；气味无臭，或有臭气，或臭秽难闻；可伴外阴、阴道灼热瘙痒，坠胀或疼痛，或伴尿频、尿痛等症状。

四、治疗方法

1. 选穴：肾俞、脾俞、足三里（双）、三阴交（双）、阴陵泉（双）、太溪（双）、中极、归来。

2. 操作方法：患者取仰卧位，采用中粗火针。嘱患者针刺前排空小便，选定针具、腧穴经常规消毒。右手持针，左手拿酒精灯，将火针针身前部平放入酒精灯火焰的外上 1/3 处，待针尖、针身烧至白亮，右手持针柄，速进速出，腰部穴位刺 0.3~0.5 寸，足三里、阴陵泉、太溪、三阴交刺 0.2~0.3 寸。嘱患者注意局部针眼清洁干燥，防止感染。隔日 1 次，5 次为 1 个疗程，疗程间休息 3d。

五、病案举隅

苏某某，女，36 岁。主诉：白带增多。患者于 5 年前小产之后，带下增多，色白。开始时稠厚而气臭，以后逐渐转为清稀，绵绵不断，无气秽。常感少腹冷痛，腰背酸疼，纳食可，大便易溏。舌淡苔白腻，脉弦滑。妇科检查诊断为宫颈炎。证属脾肾阳虚。治当先温养脾肾，调理冲任。故取上述穴位以火针刺之，治疗 5 次后，带下明显减少，少腹冷痛也减轻，大便稀溏较前好转，连续治疗 1 疗程后，诸症明显好转，连续 1 月，诸症消失，妇科复查正常。

按：本例因小产后，湿热邪气伤及冲任二脉，故带下浸淫。久延损伤脾胃之阳，故出现纳呆便溏、腰背酸痛等脾肾阳虚之症。首先抓住脾肾之经穴位为主，再施以火针温阳散寒之力温养下元，促使正气来复，冲任固摄，故带下渐减，气血通畅，少腹冷痛亦去，宫颈炎症好转。

六、临床体会

带下病多为而脾肾功能失常，而致湿邪内生，或外感湿热之邪，湿邪影响任、带，以致带脉失约，任脉不固。故选取肾俞、脾俞均为足太阳经穴，可调理脾肾脏腑功能，温肾健脾，祛湿止带。足三里为全身补益要穴，火针该穴可理脾胃、补虚弱，以助气血生化之源；三阴交为足三阴经之交会穴，可疏理肝脾、补肾养肝、调理气血，为妇科之要穴；阴陵泉可健脾祛湿止带；中极为足三阴经与任脉之交会穴，通于胞宫，联系冲任，针之可通调冲任、补肾助阳、散寒逐瘀；太溪、水道、归来为足阳明胃经穴，胃者，与脾同属后天之本，共生精微，针之可调补脾胃、健脾祛湿。火针点刺以上腧穴，其较强温通之力可增强体内阳气运转，增强脾肾的脏腑功能，滋先天后天之源，使脾气健运，肾阳蒸腾气化之力增强，以除水湿之邪。火针疗法也具有疗效好、毒副作用小、实用性广的特点，越来越被广大的患者接受。

第十三节　子宫脱垂

一、概述

子宫脱垂指子宫从正常位置沿阴道下降，宫颈外口达坐骨棘水平以下，甚至子宫全部脱出于阴道口外，常伴有阴道前壁和后壁膨出。中医学称之为"阴挺""阴茄""阴疝"。

二、病因病机

发病原因主要是素体虚弱，产后气血未复，过早参加体力劳动，或多因多产伤气，或因分娩时用力过度，或便秘努责，以致气虚下陷，损伤胞络，失于固摄胞宫，以致此症。

三、临床表现

1.气虚症：子宫下移或脱出于阴道口外，劳则加剧：小腹下坠，少气懒言，四肢乏力，面色少华，小便频数，或带下量多，色白质稀。舌淡苔薄，脉虚细。

2.肾虚证：子宫下移或脱出于阴道口外，劳则加剧；小腹下坠，腰膝酸软，头晕耳鸣，小便频数，入夜尤甚。舌淡，苔薄，脉沉弱。

四、治疗方法

1.主穴：百会、气海、三阴交（双）、足三里（双）、子宫。

2.操作方法：患者取仰卧位，局部常规消毒后，选择中粗火针，将针烧红至白亮迅速刺入选定部位，只点刺不留针，针毕均用消毒干棉球按揉穴位。隔日1次，5次为1疗程。间隔3d进行下个疗程，3个疗程后评定疗效。

五、病案举隅

李某，女，57岁。自诉10余年阴道有下坠感，腰酸，尤为走长路后明显加重，小腹亦有坠胀感，两腿发沉，绝经后仍下坠。经妇产科检查诊为"子宫脱垂Ⅱ度"。纳可，二便调。舌质淡，舌苔薄白，脉沉细。辨证：素体虚弱，气虚下陷所致。治则：补益中气，收摄胞宫。火针点刺百会、气海、三阴交、足三里、子宫等穴位，每日1次。可配合百会灸及提肛运动锻炼盆底肌力，5次为1个疗程，连续治疗5个疗程。2疗程后患者自觉子宫上收。3个疗程过后，仍有上收感。经妇产科检查子宫下垂变为Ⅰ度。再次火针上穴，症状又减轻，共治疗5个疗程，子宫轻度下垂，阴道下坠感明显缓解。

按： 子宫脱垂属于中医"阴挺"范畴，多因产时胞络损伤、分娩用力太过、气虚下陷或肾虚不固所致，治宜益气升阳固脱、强肾健脾。百会为"诸阳之会"，具有升阳举陷之功。根据《内经》"陷下则灸之"，督脉为阳脉之海，百会穴会诸阳经于巅顶之上，连督脉而直通胞宫，火针较强温通之力可速达升阳举陷，固摄胞宫之捷效；气海为人体先天元气聚会之处，能大补元气；三阴交属肝、脾、肾三经汇聚之穴，善治各种妇科病，火针温通之力更能促进其健脾益气、养肝补肾；足三里为全身保健要穴，火针该穴可理脾胃、补虚弱，以助气血生化之源；子宫乃治疗妇科病奇穴，火针能加强子宫平滑肌收缩力，能固托胞宫。

六、临床体会

现代医学目前普遍认为子宫脱垂是由于分娩损伤，卵巢功能减退，先天发育异常或营养不良等因素导致盆底组织损伤、薄弱或缺乏张力，此外，年龄增长引起的子宫结构萎缩或长期的慢性咳嗽、盆腔积液、肥胖、持续性负重造成腹压增加等，也可能导致子宫脱垂的加重。火针结合了针刺和艾灸的作用，在激发经气的同时，其温通作用可增强刺激与强度，起到壮阳补虚、升阳举陷、鼓舞正气、扶正助阳的功能，对因中气不足，体质虚寒引起的各种疾病具有显著疗效。将其用于子宫脱垂患者的治疗，可升提中气、温阳利水，并起到健脾、益肝、补肾、益气等作用，疗效显著。

第十四节　男性不育症

一、概述

夫妇正常性生活一年以上，未避孕未孕，由于男方因素造成女方无法自然受孕的，称为男性不育症。

二、病因病机

精液异常是引起男性不育的主要原因，精液异常包括精液量少或精液不液化，精子量不足，精子活动率低或死精过多。《素问》云："丈夫八岁肾气实，齿更发长；二八肾气盛，天癸至，精气溢泻，阴阳和，故能有子。"肾为先天之本，肾藏精，主生殖，为精血生化之源。肾气的盛衰直接影响生殖机能，精子的成长依赖肾阴的滋养和肾阳的温煦，精液的异常与肾密切相关，"无子皆由肾冷精衰"。虽然导致不育症的病因非常多，有外感六淫、内伤七情、过食肥甘、房事劳伤、跌仆损伤等，但最终的病机必然是肾精不足、气血亏虚而致。肾阳不足，温煦功能失职，不能蒸化肾阴化生精气，则生殖功能减退，精少精冷而不育；肾阴不足则阴虚阳亢，性欲旺盛，房事过度，不加节制更加重了肾精的亏损。

三、临床表现

1. 肾阳虚证：性欲淡漠或阳痿、早泄，射精无力，腰膝酸软；精神萎靡，面色淡白，小便清长，夜尿量多，畏寒喜温。舌淡体胖，苔白，脉沉细弱。

2. 肾阴虚证：性欲强烈，性交过频，婚久不育，五心烦热，盗汗，口干，腰膝酸软，头晕耳鸣或足跟疼痛。舌红，少苔或无苔，脉细数。

四、治疗方法

1. 选穴：①肾阳虚取关元、中极、足三里、三阴交。②肾阴虚取关元、中极、足三里、三阴交、太溪。

2. 操作方法：患者取仰卧位，局部常规消毒后，选择中粗火针，将针烧红至白亮迅速刺入选定部位，只点刺不留针，针毕均用消毒干棉球按揉穴位。隔日 1 次，7 次为 1 疗程。间隔 3d 进行下个疗程，3 个疗程后评定疗效。

五、病案举隅

案 1：陈某，男，31 岁。主诉：婚 5 年，其妻未孕，自述行房事久而少量射精，直至疲劳乏力而入睡。数年来多方求医进行治疗未见效，望其形色健壮，纳食可，二便调，夜寐可。舌红，苔薄白，脉细数。综上述证候属中医的阳强范畴。治宜：滋阴潜阳，清热泻火。选穴：关元、中极、足三里、三阴交、太溪。毫火针针刺关元、中极使针感放射至会阴部，患者经 7 次治疗后，房事射精较前好转，半年后其妻怀孕后得子。

按：该患者阳强不射精、属相火亢盛、肾水不足、阴阳不能平衡，阴虚则阳偏亢。故取中极、关元、三阴交、太溪泻其相火之偏亢，其实质是补肾阴壮肾水，"壮水之主、以制阳光"。取足三里调和阳明胃经气血，针刺关元、三阴交以补肾阴，关元是阴中有阳的腧穴，刺关元既能补肾阴促进精子的生成，又能补肾气而补肾阳，促进精子活动能力。

案 2：于某某，男，35 岁。主诉：结婚 4 年，其妻不孕。其妻多次妇科检查，一切正常。患者精液检查报告：精子总数 800 万，活动力 40%，形态不正常 25%，1h 之内不液化。自诉饮食欠佳，大便溏，小便清长，尤其夜尿较多，苔白微腻，脉沉细。该患者属脾肾阳虚。治宜：补肾壮阳，健脾利湿。取穴：关元、中极、足三里、三阴交、太溪。用火针针刺中极、关元使针感放射至会阴部，使局部皮肤红晕，并有热感沿任脉上下移动更佳，隔日 1 次，5 次为 1 疗程。第三个疗程治疗结束后其妻于 2018 年年底发现怀孕。2019 年 8 月生一女婴。

按：张介宾指出："善治阳者必于阴中求阳，阳得阴助而生化无穷。"关元为足三阴、任脉之会，其有培肾固本、补益元气、回阳固脱之力；中极是任脉与足三阴经交会穴，可调节冲任之气，能鼓舞三焦气化功能，增强补阳作用。利用火针温通中极、关元两穴以温经散寒而补阳，阳气充盛则精子活动能力自然旺盛。足三里、三阴交两穴合用大补气血生化之源，促进脾胃运化功能，健脾利湿；太溪为足少阴肾经原穴，可清热生气、滋阴补肾。

六、临床体会

从针灸论治不育方面入手，主要与肾相关。《外经微言》曾言：肾之气与任督二脉相联系，任脉主人一身之阴气，督脉主人之一身阳气，肾气为人体先天之气，肾阴肾阳与人体密切相关，故任督二脉可补益肾之阴阳，调节人体的脏腑机能，维护相互平衡，从而阴阳平衡，健康无疾。中医认为精血是构成人体和维持生命活动的重要物质基础，均属阴质，精可生血，血可化精，精血同源互生，二者相互转化，即所谓"精血同源"。选用关元、三阴交、中极、足三里、太溪 5 个穴位，联系了足阳明胃经、任脉、足太阴脾经、足少阴肾经 4 条脉络。关元主要在于温肾阳，补益肾精、肾气；三阴交可滋肾阴、健脾胃以助生化之源，并可通调三阴经经气，调节肝脾肾三脏平衡；中极是任脉与足三阴经交会穴，可调节冲任之气；足三里穴是补益要穴，通过调节脾胃气机，增强气血生化功能，进而维系人之物质基础。取关元穴最能发挥任脉补益诸阴的功效，配以足三里可调补后天之本。4 穴相合，健脾益肾，精血生化有源，先后天互资，则精子的生成能力、活动能力加强，是改善妊娠率的一种辅助治疗手段，可广泛应用于临床治疗。

第五章　儿 科 疾 病

第一节　小儿消化不良

一、概述

小儿消化不良（即功能性消化不良）在儿科疾病中比较常见，表现出恶心呕吐、纳差、腹痛等症状，影响小儿发育及健康成长。目前临床上关于小儿消化不良发病机制尚不明确，与喂养方式、肠胃运动障碍等密切相关。由于小儿自觉性差，加上西药毒副反应，常出现不按时服药或不用药现象，疗效不是很理想。中医认为消化不良病机在于气机阻滞，治疗以行气、消积为主。

二、病因病机

古代文献中，消化不良属于"痞满""胃脘痛""呃逆""嘈杂""纳呆""食积"等范畴。古籍中对本病的病因病机论述颇多，主要总结为以下4种。

1. 乳食内积。由乳食内积所导致的小儿功能性消化不良在临床较为常见。《儿科萃精》中明确指出："乳贵有时，食贵有节，若父母过爱，乳食无度，虽曰爱之，其实害之。脾虚不运，气不流行，而积滞成矣。"小儿脾常不足，乳食不知自节，胃主受纳，为水谷之海，其气主降；脾主运化，为生化之源，其气主升。若乳食不节，脾胃受损，受纳运化失职，升降失调，则积而不化。

2. 外感六淫侵袭。《素问·风论》指出："久风入中，则为肠风，飧泄。"《张氏医通》中指出："脾心痛者，多由寒逆中焦。"《素问·至真要大论》指出："炎暑至，呕逆躁烦，腹满痛溏泄。"《素问·举痛论》曰："寒气客于肠胃，厥逆上出，故痛而呕也；热气留于小肠，肠中痛，瘅热焦渴，则坚干不得出，故痛而闭不通矣。"均指出外感六淫对饮食积滞的影响。

3. 脾胃虚弱。《素问·藏气法时论》指出："脾病者……虚则腹满，肠鸣飧泄，食不化。"《灵枢·本神》曰："脾气虚则四肢不用、五脏不安，实则腹胀经溲不利。"《脾胃论》中记载："脾胃之虚，怠惰嗜卧……食无味，大便不调，不嗜食，食不消。"

4. 饮食不节。《脾胃论》中指出："饮食失节，寒温不适，脾胃乃伤。"《素问·生气通天论》中指出："高粱之变，足生大丁。"说明过食肥甘厚味，往往会阻碍气机，壅滞脾胃。《灵枢·五味》说："故谷不入，半日则气衰，一日则气少矣。"指出不按节律进餐的危害性。

三、临床表现

小儿消化不良以厌食、嗳气、便秘、夜寐欠安、汗多等为主要表现，脉象多滑。经检查排除引起临床症状的器质性疾病的一组临床综合征。

四、治疗方法

1. 取穴：中脘、下脘、气海、关元、滑肉门、外陵、大横、天枢。

2. 操作方法：患儿取仰卧位，穴位常规消毒，酒精灯将一次性细火针烧到白赤，迅速准确地刺入穴位，刺入深度0.2~0.3寸，迅速出针不留针，出针后消毒棉签按压针孔片刻。嘱点刺部位勿沾水，1周治疗1次，4次为1个疗程，休息1周进行下一疗程，治疗2个疗程后观察疗效。

五、病案举隅

患儿，男，7岁，2018年12月初诊。主诉：食欲不振4年。患儿4年前上呼吸道感染后出现不欲饮食，伴腹胀，入睡困难，睡眠质量差，易醒少寐等症状，每于饮食生冷油腻食物或多食后，易出现积食、感冒，形体较同龄儿童瘦弱。否认药物、食物过敏。刻下症：食欲不振，形体消瘦，面色少华，全身皮肤偏干，头发结穗，入睡困难，眠差易醒，小便可，大便偏干，每2~3d1次。舌淡苔白，脉细缓。西医诊断：功能性消化不良，厌食症；中医诊断：厌食，脾胃气虚证。治法：健脾益气，和胃调肠。取穴：中脘、下脘、气海、关元、滑肉门、外陵、大横、天枢。操作方法：患儿取卧位，穴位常规消毒，细火针烧到白赤，迅速准确地刺入已经选好的穴位，刺入深度 0.2~0.3 寸，不留针，1 周治疗 1 次，4 次为 1 个疗程，休息 1 周进行下一疗程，治疗 2 个疗程后观察疗效。治疗 4 次后，患儿食欲增加，面色较前红润，睡眠改善。治疗 8 次后，患儿食欲明显改善，面色红润，皮肤光滑，睡眠情况明显改善，二便调，未再就诊。半年后随访，患儿家属述其上述诸症消失，身高增长 5cm，体重增加 4.5kg。

按：小儿脏腑发育尚不成熟，容易受外感六淫所伤等导致脾胃功能受损，脾不健运，胃失和降，发为厌食。基于儿童"脾常不足""脏腑娇嫩，形气未充"的特点，腹部穴位治疗该病疗效良好。中脘、下脘主中焦气机升降，气海为气之海，关元培肾固本，四穴合用可引气归元；滑肉门、外陵为足阳明胃经穴，主通调气血，运输经气，充养四肢；大横为足太阴脾经穴，主健脾益气；天枢为大肠募穴、足阳明胃经穴，主通调肠腑、理气行滞、消食，针刺可改善胃肠功能。腹部脏腑经脉分布最多、最集中，细火针点刺腹部穴位，可刺激人体脏腑自我调节平衡，改善脾胃运化功能，"以后天养先天"，加强肾中精气充盈，有效改善小儿食欲、生长发育。

六、临床体会

中医理论中，胃主受纳，脾主运化，脾胃为后天之本，生化之源，脾胃运化失司，脾气虚及气郁则不能运行，中焦气机不利，升降失常，水谷纳运、吸收失调即发脾胃疾病。且中医认为，小儿禀赋不足，肝气偏盛，脾胃薄弱，因喂养不当、饮食失节等更易导致脾胃受损，脾气虚弱，运化失调，食积、湿热、瘀血等阻碍中焦，气机升降失调，使脾胃运动功能失调而发病。小儿消化不良病位在胃，与肝、脾密切相关，多为脾气虚证，应以健脾补胃、行气消积为治疗原则，采用内服中药、推拿、针灸、穴位贴敷等方法治疗。针灸在治疗功能性消化不良中同样具有良好疗效，通过针刺穴位可实现调理脏腑气血与阴阳，达到治疗目的。细火针点刺迅速经皮作用于病灶，发挥温通经脉、调理气血、提高免疫等功效，取穴为中脘、下脘、气海、关元、滑肉门、外陵、大横、天枢，均为功能性消化不良传统针灸治疗中选取的穴位，经传统针灸治疗临床研究证实可调节电生理，促进消化液分泌、促进胃肠运动、胃局部血流及促进胃肠激素、神经肽 Y

分泌的作用，可实现治疗目的。

第二节　小儿营养不良症（疳积）

一、概述

　　小儿营养不良是儿童在食物中摄取的蛋白质和能量不足，或者因为某些疾病引起的营养不良症状。小儿营养不良常伴随皮下脂肪减少、水肿、日渐消瘦、器官衰竭等临床症状，不利于儿童的生长发育和疾病康复，对儿童的健康成长造成影响。小儿营养不良是从积滞，到厌食，到疳积的症状不断变化。中医治疗强调整体观。中医认为"人是一个统一的整体"，一旦局部的组织或者器官受损，会导致整体功能受损害，并且脏器之间的协调性也会受到损害。所以治疗要标本兼顾。小儿"脾常不足"，所以本研究在治疗上以补脾胃为基础，再以各脏之虚而补之，消食导滞，理气和胃。

二、病因病机

　　中医学中，疳证是小儿的常见疾病，是以小儿形体虚弱羸瘦、饮食异常、大便不调、面色无华、毛发枯黄、精神萎靡或烦躁等为主要特征的慢性营养不良疾病，是中医儿科四大要证（痘、麻、惊、疳）之一。且病程长短有别，病情轻重差异悬殊，临床一般按病程和证候特点将其分为疳气、疳积和干疳三种证候，临床上以疳气型为主。疳证的发展是一个渐进过程，由浅入深，由轻到重，主要病变脏腑在脾胃，并由脾胃蔓延至其他脏腑。病之初期，病情尚轻，表现为脾胃不健、运化失职的证候，称为疳气。若病情进一步发展，脾失健运，积滞内停，壅滞气机，即为疳积。病情持续进展，脾胃虚损，津液消亡，气血俱衰，导致干疳。病尚轻浅，仅为脾胃受损，尚未涉其他脏腑，气机上以失调为主。脾胃气虚，津液不足，不能养荣，故见消瘦发稀、面色不华。因此，疳病的主要病变脏腑在脾胃，基本病理是脾胃损伤，故在治疗上尤其注重调理脾胃，当予补运兼施的益气助运法，旨在补而不滞，生化有源。

三、临床表现

一般表现以体重不增以至减轻，皮下脂肪减少，精神烦躁，睡眠不佳，食欲低下，伴有呕吐、腹泻。体重低于同龄儿正常平均体重的 15% 以上。肌肤干燥松弛，肌张力低下，运动功能及智力发育落后。咬指甲，喜揉眉擦眼，颜面抽搐等。伴贫血的患儿口唇及皮肤苍白，手脚冰冷等。

四、治疗方法

1. 取穴：中脘、足三里、脾俞、四缝。

2. 操作方法：穴位常规消毒，用一次性 1mL 无菌注射器针头点刺双手四缝穴，挤出少量黄水或乳白色黏液；患儿取卧位，选用细火针或 0.30mm×40mm 的毫针烧针，迅速针刺中脘、足三里、脾俞 0.2~0.3 寸，迅速出针不留针，出针后消毒棉签按压针孔片刻，嘱点刺部位保持干净清洁勿沾水。疗程：每周治疗 2 次，5 次为 1 个疗程。

五、病案举隅

王某，男，3 岁 2 个月。主诉：形体消瘦 6 月。缘患儿于半岁时，母亲因病停止母乳喂养，改人工喂养，因患儿拒食奶粉，强喂牛奶于进食后出现腹泻情况。家长改用米糊喂养。7 月大时，患儿体重增长缓慢，开始出现消瘦、精神不振、面黄发枯、较烦躁，并反复出现呼吸道感染及支气管肺炎。近 3 个月体重未见增长而来我院就诊。来诊症见：精神稍疲乏，烦躁，形体消瘦，面黄发枯，脘腹胀满，大便干稀不调。舌淡红，苔微黄，指纹淡紫于风关。查：体重 6.5kg，皮肤弹性差，腹部皮下脂肪约 0.3cm，腹部膨胀、腹壁静脉清晰可见。血常规：血红蛋白 8g/L。诊断：中医：疳症（脾胃虚弱）；西医：小儿营养不良。治疗：以标本兼治为原则，以健脾益气、助运消食和中为法。穴位常规消毒，用一次性 1mL 无菌注射器针头点刺双手四缝穴，挤出少量黄水或乳白色黏液；患儿取卧位，选用细火针烧到白赤，迅速准确地刺入穴位，以细火针针刺中脘、足三里、脾俞 0.2~0.3 寸，不留针，点刺部位勿沾水。嘱从少至多逐渐添加肉类、蛋类及乳制品喂养。治疗 3 次后复诊，患儿体重增加 0.6kg，精神好转，面色较红润，仍有脘腹胀满，继续原治疗方案。复诊患儿体重增至 10.3kg，精神好，食欲佳，面色红润，腹胀消，血色素上升至 10.5g/L。

按：本病病本在脾胃，中脘乃胃募、腑会穴，足三里是胃之下合穴，合脾之背俞穴，共奏健运脾胃、化滞消疳之效；四缝为经外奇穴，是治疗疳积的经验效穴。

六、临床体会

小儿营养不良属中医"疳积"范畴。《小儿药证直诀》指出："疳皆脾胃病，亡津液之所作也。"本病为本虚标实，虚实相兼之证。脾胃气虚，津液干涸为其本，有形之邪蕴积中焦为其标。临证之时，首先应辨明虚实，分清主次。一般病之初期，以实证为主，邪多虚少。病之中期，脾胃气虚，积滞内停，属虚实夹杂。病之后期，五脏皆虚，虚多邪少，以虚为主。小儿疳积在临床上以饮食不能消化，嗳气酸馊，肚腹胀满，大便干燥或时干时稀，舌苔厚腻，脉滑为主要表现。若积滞日久化热后，还可出现夜卧不宁，辗转反侧，手足心热，排气恶臭等症状。《保婴摘要·食积寒热》："小儿食积者，因脾胃虚寒，乳食不化，久而成积。"

第三节　小儿泄泻

一、概述

泄泻是以大便次数增多，粪质稀薄或如水样为特征的小儿常见病。一年四季均可发病，夏秋季节发病率高。不同季节发生的泄泻，证候表现有所不同。2 岁以下小儿发病率高，是我国婴幼儿最常见的疾病之一。本病轻证治疗得当预后良好；重证则预后较差，可出现气阴两伤，甚至阴竭阳脱；久泻迁延不愈，则易转为慢惊风或疳证。西医学称为腹泻，病因分为感染性和非感染性两类，感染性腹泻主要由病毒（如轮状病毒、柯萨奇病毒、埃可病毒等）、细菌（如致腹泻大肠埃希菌、空肠弯曲菌、耶尔森菌等）引起；非感染性腹泻常由饮食因素（如喂养不当、过敏性腹泻、乳糖酶缺乏）及消化功能紊乱等引起。

二、病因病机

小儿腹泻属临床常见疾病，轮状病毒感染是引起婴幼儿腹泻病中最常见最重要的原因，每年发病高峰季节为冬末、初春或深秋季节，可能与温度及湿度有关。祖国医学认为本病多为内伤饮食、感受外邪、脾胃虚弱、脾肾阳虚等原因引起。小儿脏腑娇嫩，脾常不足，胃肠功能薄弱，遭外邪侵袭即易作泻。《景岳全书·泄泻》指出泄泻之本无不由脾胃。脾胃为后天之本，脾主运化输布水谷精微，以升清上运为宜，五脏六腑四肢百骸赖以营养；胃主受纳，腐熟水谷，以通降下行为顺。脾运胃和，则分清泌浊；若脾胃受损，则清浊不分，合污而下则为泄泻。

三、临床表现

大便次数明显增多，严重者达每日 10 次以上。大便呈淡黄色或清水样；或夹奶块、不消化物，如蛋花汤状；或黄绿稀溏；或色褐而臭，夹少量黏液。同时可伴有恶心、呕吐、纳减、腹痛、发热、口渴等症。重症泄泻，可见小便短少，精神烦躁或萎靡，皮肤干瘪，眼窝、囟门凹陷，啼哭无泪等脱水症状，以及口唇樱红、呼吸深长、腹部胀满、四肢逆冷等症。

四、治疗方法

1. 取穴：大肠俞、天枢、上巨虚、三阴交、阴陵泉。

2. 操作方法：患儿取卧位，穴位常规消毒，选用一次性细火针用酒精灯烧至针身前 2/3 白赤，迅速针刺大肠俞、天枢、上巨虚、三阴交、阴陵泉 0.2~0.5 寸，迅速出针不留针。嘱火针点刺部位 3d 内勿沾水，保持施术部位清洁。3d 治疗 1 次，5 次为 1 个疗程，治疗 1 疗程后观察疗效。

五、病案举隅

马某，女，5 个月，初诊：2013 年 10 月。主诉及病史腹泻 3 个月。每日 10 余次，甚则 20 余次。大便清稀，或泻下清谷。伴乳食不香，神疲肢软，睡时露睛，头颈汗多，小便短少。曾住院以西药输液治疗月余效不显，而请中医治疗。诊查面色少华，唇、舌质淡红，苔薄白，指纹淡。中医诊断：小儿泄泻（脾胃虚弱证）；西医诊断：慢性肠炎。治疗：嘱患儿取卧位，穴位常规消毒，一次性细火针用酒精灯烧到白赤，迅速针刺大肠俞、天枢、上巨虚、三阴交、阴陵泉 0.2~0.5 寸，不留针。嘱火针点刺部位 3d 内勿沾水，3d 治疗 1 次，5 次为 1 个疗程。治疗 10 次后，患儿面色红润，纳食尚可，精神可，大便正常，未再就诊。

按：婴幼儿腹泻，无论是外感，还是内伤，主要病变部位是脾胃，治疗均应以调理脾胃为大法。足阳明胃经，属胃络脾，天枢、足三里皆为胃经穴位，且天枢为大肠募穴，足三里为胃经合穴。针刺天枢、足三里具有健脾和胃、理气化湿之功。

六、临床体会

小儿泄泻是由多种因素引起以大便次数增多、粪质稀薄、如水样为特征的一种小儿常见疾病，四季皆可发生，夏秋季节相对较多，以小于 2 岁婴幼儿较为多见。据流行病学统计，小儿泄泻病是婴幼儿死亡前 3 位主因之一。中医药治疗小儿泄泻历史悠久，方法多样，内有辨证论治，外有针灸、穴位贴敷、推拿等，且中医药疗法具有简单、方便、疗效确切等特点。针灸针刺治疗泄泻疗效肯定，细火针兼有补泻双向功能与特性。于天枢、上巨虚、阴陵泉、三阴交和大肠俞施加细火针，具有更好的临床疗效。本病病位在肠，故取大肠的募穴天枢、背俞穴大肠俞，属俞募配穴法，与大肠之下合穴上巨虚合用，可调理肠腑而止泻；三阴交健脾利湿，兼调理肝肾，各种泄泻皆可用之。目前有实验研究表明，针刺对高张力、运动亢进的肠管具有抑制作用，可使肠管病理性痉挛得以缓解，捏脊能提高患儿血红蛋白、血浆蛋白、血清淀粉酶指数，加强小肠吸收功能。在临床中，由于小儿多动性以及操作困难，针刺治疗有一定难度。

第四节 小舞蹈症

一、概述

小舞蹈症又称风湿性舞蹈病，是与风湿有关的一种弥散性脑病，多见于儿童和青少年，临床特征以舞蹈样动作、肌张力降低、肌力减退抑或精神症状为主。本病属于中医"痉挛""瘛疭"等病范畴。如《素问·至真要大论》云："诸风掉眩，皆属于肝"；"诸暴强直，皆属于风"。阐述了肢体摇摆不定、筋脉拘挛、手足抽动、不得屈伸等皆为风象，体现了风邪致病特性。此外，"风为阳邪，易袭阳位"，故四肢多有病变。

二、病因病机

近年来对小舞蹈病的中医相关病因病机有了进一步认识，认为本病多由外感风寒、风湿之邪，或湿郁化热、浸淫阻滞经络，或因先天禀赋不足、阴阳失调、肝肾功能失常，而致风、火、痰、瘀等病理产物相互影响，并在气血不足、情志不调、外邪侵袭等诱因下引发肝风内动、手足抽搐舞动、筋脉弛软、动作障碍和情绪改变。根据临床表现，可分为外感风邪、气血两虚、肝肾亏虚三型，气血两虚型、肝肾亏虚型最为常见，治疗上治宜疏散风邪、益气养血、滋补肝肾兼以息风通络。

三、临床表现

小舞蹈病发病年龄 5~15 岁，女性多于男性，发病多为亚急性或隐性起病，少数可因精神刺激发病。表现为面部不自主运动，扮鬼脸，表情怪异，挤眉弄眼，注意力分散，学习成绩下降，肢体动作笨拙，多数患者情绪不稳定，容易激动，神经过敏，喜怒无常，或步态不稳。临床多为舞蹈样动作、肌张力及肌力减退、精神症状三种典型表现。

四、治疗方法

1. 取穴：人中、百会、四神聪、神门、内关、三阴交、脾俞、肾俞配合督脉十三针（分为两组，第一组穴位选百会、大椎、身柱、至阳、脊中、命门、腰阳关；第二组选风府、陶道、神道、筋缩、悬枢、长强。两组穴交替使用）。

2. 操作方法：患儿取卧位，穴位常规消毒后，将 0.35mm × 40mm 一次性毫针在酒精灯火焰上将针身前 1/3 烧至通红后迅速刺入人中、百会、四神聪、神门、内关、三阴交，不留针，点刺部位 3d 内勿沾水。再嘱患儿取俯卧位，将 0.35mm×40mm 一次性毫针烧至通红，快速针刺脾俞、肾俞、督脉十三针（每周首次火针针刺第一组穴位、第二次针刺第二组穴位），针刺深度 0.2~0.3 寸，留针 15~20min。每周 2 次，治疗 1 月后观察疗效。

五、病案举隅

马某，女，10 岁。初诊：2017 年 10 月 5 日。主诉及病史：患者手舞足蹈嘴歪半年，西医诊断为"舞蹈症"，用镇定类药物疗效欠佳，故前来求治于中医。诊查手足不自主屈伸内收，嘴角向右侧歪斜，阵发性头痛，心烦易怒，睡眠不安。苔薄白，脉细数。中医诊断：动风证；西医诊断：小舞蹈症。治疗：患儿取卧位，穴位常规消毒后，将 0.35mm×40mm 一次性毫针在酒精灯火焰上将针身前 1/3 烧至通红后迅速刺入人中、百会、四神聪、神门、内关、三阴交 0.2~0.3 寸，不留针。再嘱患儿取俯卧位，将 0.25mm×40mm 一次性毫针烧至通红，按上法操作。初期隔天针 1 次，后期改为 1 周 2 次，针至 30 余次，因患儿要求停针而结束治疗。后曾联系观察达 1 年余，患儿手足屈伸动作减少，嘴角略向右侧歪斜，睡眠改善。

按：《素问·六节藏象论》云"肝者罢极之本，其华在爪，其充在筋"，所以肢体震颤及僵直等症状与肝脏关系密切相关。主穴人中、百会、四神聪、神门、内关、三阴交。人中为督脉、手足阳明之会，督脉起于胞中，上行入脑达巅，故刺人中可直通脑府，以达醒脑开窍安神之功。百会、四神聪位于头部，可安神定志，健脑益智；神门为心之原穴，内关为心包经的络穴，二穴合用可宁心安神；三阴交为脾、肝、肾三经交会穴，配合脾俞、肾俞可健脾、调肝、益肾。以上诸穴相配伍，具有健脑安神开窍、平肝息风止痉之功效，从而达到治疗目的。

六、临床体会

小舞蹈病属于中医学"痉挛""瘛疭"等范畴。临床上多以面部不自主运动，表情怪异，注意力分散，肢体动作笨拙等为主要表现。《金匮要略方论本义·痉病总论》云："脉者人之正气正血所行之道路也，杂错乎邪风、邪湿、邪寒，则脉行之道路必阻塞壅滞，而拘急蜷挛之证见矣。"认为外感风寒、风湿之邪，湿郁化热，留滞壅塞经络，气血运行不畅，筋肉失于濡养而发拘急是本病的外在基础。明代张景岳在《景岳全书·痉证》中云："凡属阴虚血少之辈，不能养营筋脉，以致搐挛僵仆者，皆是此证。"指出阴血虚少、经脉失养是本病发生的基础条件。

临床中喜用针灸名家王乐亭经验处方督脉十三针，督脉统领一身之阳，通髓达脑，是十四经中唯一直接与脑络属的经脉。督脉与冲任二脉"一源三歧"，别络太阳，且部分与太阳经并行，体内各脏腑通过膀胱经的背俞穴与督脉产生关联，因此可以说，督脉与所有的脏腑经络均有直接或间接的联系，从而起到取一经之穴疏通多条经脉的作用。取督脉上述穴位组方可振奋诸阳，其中百会为督脉之巅、诸阳之会，长强为督脉络穴，别走任脉，为足少阴、少阳之会，诸穴共济阳生阴长、调节脏腑之功，从而治疗瘛疭。且此病患者不自主运动，取肢体穴位多有不便，而督脉为主治疗则更为便捷。

第五节　脑发育不全

一、概述

脑发育不全，是指由于胎儿期、分娩期或婴儿期因感染、中毒、外伤、内分泌障碍或营养不良的影响，或由于某种遗传缺陷，致大脑发育停滞，或发生畸形，从而引起的智能及运动障碍。中医学将其归为"五迟""五软""痴呆"等范畴，名称纷杂，对其病因病机的认识，有的从肝脾亏虚论述，有的从肝肾两虚立论，有的则从禀赋分述，还有的认为本病是气血不足的结果，但总的来说，都不外乎先天不足与后天调养失调。本病病位在脑，与先天之肾和后天之脾关系密切。

二、病因病机

《灵枢》曰："心藏神，心气怯则性痴而迟语，肾藏智，肾虚则智不足。"心主神志，肝主谋略，肾主智且藏精，精生髓，髓上充于脑，人的生长发育，包括脑的发育均需靠肾所藏之精气，若肝肾不足则髓海不充，脑无所养而智力低下；若生后体弱多病，或哺养失调等导致小儿后天不足，无以生髓养脑而发痴。其发病内因多为脑髓不足、肾精亏虚、脾虚失运、心肝血虚，外因包括痰浊瘀血等病邪致病。本病虚多实少，虚证有先天后天之分，尤以先天因素为重要，多造成患儿心脾气血不足，或肝肾阴精亏虚，上不能充髓以养脑，外不能滋养筋骨肌肉，以致精明之腑失于充慧，肢体萎软，神智、活动皆差于同龄儿童。实证患儿多因产伤、外伤损脑，瘀阻脑内，或热病痰浊留滞，使窍道不通，心脑神明失主。

三、临床表现

小儿脑发育不全，临床表现以智力发育障碍为主，常伴有运动发育迟缓或障碍。少数病儿可并发癫痫、婴儿痉挛症。本病虽非常见，但严重影响小儿预后，且目前诊断及治疗上均存在一些困难。

四、治疗方法

1.取穴：神庭、百会、风府、四神聪、悬钟、足三里、脾俞、肾俞、督脉十三针（分为两组，第一组穴位选百会、大椎、身柱、至阳、脊中、命门、腰阳关；第二组选风府、陶道、神道、筋缩、悬枢、长强。两组穴交替使用）。

2.操作方法：患儿取卧位，穴位常规消毒，以0.35mm×40mm一次性毫针在酒精灯火焰上将针身前1/3烧至通红后迅速刺入神庭、百会、风府、四神聪、悬钟、足三里0.2~0.3寸，不留针，点刺部位保持清洁干燥。再嘱患儿取俯卧位，将0.35mm×40mm一次性毫针烧至通红，快速针刺督脉穴脾俞、肾俞及督脉十三针（选用7穴）0.2~0.3寸，留针15~20min。隔天治疗1次，每5次治疗后休息2d，10次治疗为1个疗程，治疗3个疗程后观察疗效。

五、病案举隅

杨某，男，2019年5月25日初诊。患儿2岁5个月，肢体软而无力，颈项及腰脊软，可自行翻身，靠墙能坐稳，不能爬行，不能独站，不能言语，流清涎，反应迟钝，追视物体差，纳可，眠差，二便尚调。舌淡，苔薄白。患儿足月顺产出生，出生体重5.1kg，出生时无窒息发绀、无畸形及出血。母乳喂养8个月，5个月竖头稳，18个月坐稳，23个月可靠墙站立。辅助检查：

当地医院查脑电图为中度异常脑电图，偶可呈单一节律、过量 β 波。头颅 MRI：胼胝体及双侧大脑半球白质发育不良。诊断：中医五迟（肝肾不足证）；西医：小儿脑发育不全。治疗：患儿取卧位，穴位常规消毒，以 0.35mm×40mm 一次性毫针在酒精灯火焰上将针身前 1/3 烧至通红后迅速刺入神庭、百会、风府、四神聪、悬钟、足三里 0.2~0.3 寸，不留针。再嘱患儿取俯卧位，将 0.25mm×40mm 一次性毫针烧至通红，快速针刺脾俞、肾俞、督脉十三针（分为 2 组，每次选取 7 穴，2 组穴交替使用）0.2~0.3 寸，留针 15~20min，隔天针 1 次。复诊：治疗 40 余次后，患儿能坐稳，可扶站，睡眠改善，体重增加 1kg。继续原治疗方案，治疗 60 余次之后，患者可独站 1~2min，脚轻微能挪动小步，可无意识发声，流涎改善，嘱继续当前治疗，配合康复锻炼。

按：毫火针可改善四肢血液循环，使脑部灌注量、血氧供给增加，从而减轻脑部缺血、缺氧症状。同时，在相应穴位的刺激下，能有效解除肌肉痉挛，使其纤维紧张度、感觉神经卡压降低，从而改善肢体功能。毫火针联合综合康复疗法能在肢体得到有效锻炼的基础上疏通其经络，进一步改善其肢体功能。毫火针联合综合康复疗法还能提高患儿的生存质量。

六、临床体会

中医学认为脑瘫的成因源于母体虚弱感受邪毒影响胎儿发育导致，或其父母酒色过度，元气虚弱者，导致小儿先天不足或难产、外伤等引起后天损伤，主要病机为肝肾不足，元气不充，脉络不畅，肢体不用，脑髓空虚。因肝主筋，肾主骨，肝肾不足则筋骨不支，又项为督脉及足太阳经所过，督脉空虚，精髓不足，太阳经失养以至头项软弱不正。后天失调脾气虚遂五软，病机在脾胃，胃为水谷之海，五脏六腑之化源，脾胃失调脏气失其所察，四肢无所主，故手软而懒于抬，足软而艰于步；肌瘦皮宽，清阳之气不升，故头不举，项软难收。上下齿属手足阳明，足太阴脾经连舌本，散舌下，脾胃虚，舌不能藏而舒出，口软不收而成五软。所以此病变部位涉及脑、肝、脾、肾。治则当以醒脑开窍、疏肝、补肾、健脾、养心、生智。

脑为髓海，其输上在百会、下在风府，故取百会、风府，补髓健脑，开窍益智；四神聪为经外奇穴，有宁神醒脑益智之功；悬钟为髓会，可益髓充脑、强壮筋骨；足三里为胃的下合穴，可培补后天之本，化生气血，滋养筋骨、脑髓、五脏。取脾俞、肾俞调理先后天之本，小儿脑发育不全患儿多有先天发育不足，调理后天之脾胃便尤为重要。脾气健运，化源充足，精气充盛，化而为髓，脑得所养。

督脉为阳脉及全身经脉之海，为肾气、肾水之通路，主生肾气，交通心肾，充养髓海，益脑，主生殖功能等。而夹脊穴属经外奇穴之一，位于人体腰背部第一胸椎至第五腰椎每块椎体棘突下，分居脊柱两侧共 34 穴，距正中线旁开 0.5 寸。针刺督脉具有振奋督阳、调节脏腑、调和气血、平衡阴阳、理筋散结、疏通经络、外达四肢之功效，可使髓海充足、脑得所养。现代医学研究表明，针刺督脉可刺激机体两侧神经，增强大脑代偿功能，促进抑制状态脑细胞激活，改善脑瘫患儿症状。

第六节　遗　尿

一、概述

遗尿是指 5 岁以上的小儿不能自主控制排尿，经常睡中小便自遗，醒后方觉的一种病证，又称尿床、遗溺。类似西医学儿童单症状性夜遗尿。婴幼儿时期，由于经脉未盛，气血未充，脏腑未坚，智力未全，排尿的自控能力尚未完善；学龄儿童可因白天游戏玩耍过度，夜晚熟睡不醒，偶尔发生遗尿，均非病态。年龄超过 5 岁的儿童，睡中经常遗尿，轻者数夜一次，重者可一夜数次，则为病态。本病多见于 10 岁以下的儿童，男孩多于女孩，部分有家族遗传倾向。长期遗尿，可影响小儿身心健康发育。

二、病因病机

1. 肾气不足：小儿先天不足，肾气虚弱，下元虚冷所致。《诸病源候论》曰："遗尿者，此由膀胱虚寒，不能约水故也。"肾主闭藏，开窍于二阴，职司二便，与膀胱互为表里。如肾与膀胱之气俱虚，不能制约水道，因而发生遗尿。

2. 肺脾虚弱：脾主运化，喜燥而制水，肺脾功能正常，体摄有节，才能维持机体水液的正常输布和排泄。尤在泾说："脾肺气虚，不能约束水道而病为不禁者，《金匮要略》所谓上虚不能制下者也。"饮食入胃，经脾的运化散精，上归于肺，然后下输膀胱，保持正常的排尿功能。肺为水上之源，属上焦，脾胃属中焦。脾肺气虚，则水道制约无权，因而发生遗尿。

3.肝经郁热：肝主疏泄，肾主闭藏，由于肝经郁热所致的疏泄作用超过了肾的闭藏作用，使肾关开合制约失力，膀胱不藏而发生遗尿。

三、临床表现

遗尿患儿主要表现为在达到能够自行控制排尿的年龄，也即5岁后（对于存在发育障碍的儿童，智龄5岁后），却不能够自行控制小便，而此现象并不是由于服用利尿剂所引起，也不是由于各种躯体疾病或其他精神障碍所致。具体表现可为夜间睡眠中尿湿床单，少数患儿表现为白天控制不住小便而尿湿裤子，或两种情况兼而有之。

四、治疗方法

1.取穴：气海、关元、中极、肾俞、膀胱俞、三阴交。

2.操作方法：患儿取卧位，穴位常规消毒后，选用一次性毫火针用酒精灯烧到白赤，迅速点刺气海、关元、中极、三阴交、肾俞、膀胱俞各0.2~0.3寸，不留针。开始每天针1次，3d后隔日针1次。5次为1个疗程，治疗2个疗程后观察疗效。

五、病案举隅

于某，男，8岁，于2021年10月22日初诊。病史：自幼尿床，经治未愈。现每夜尿床2~3次，午睡时亦常遗出。夜寐特深，不易唤醒，即或拖唤起床，促其排尿，亦迷迷糊糊，很少有清醒状态。刻下症：夜尿2~3次，尿时不自知，精神不振，食欲减退，大便溏薄。舌淡、苔薄白，脉沉细无力。西医诊断：习惯性遗尿；中医诊断：遗尿（肾气不固证）。中医治则：温补肾阳，固涩小便。治疗方法：细火针法。取穴：气海、关元、肾俞（双）、膀胱俞（双）、三阴交（双），操作取上述方法。嘱火针点刺部位勿沾水，开始每天针1次，3d后隔日针1次。第5次针后即无尿床出现，针至8次，因患儿要求停针而结束治疗。曾联系随访达半年余，未见复发。

按： 遗尿主要与肾、膀胱关系密切。钱乙认为"肾主虚"为小儿遗尿之根本。本案患儿由于先天肾气虚弱，膀胱虚冷，不能制约，故睡眠中经常遗尿。治疗当以温补肾阳、固涩小便为主。督脉为"阳脉之海"，膀胱经第一侧线上有诸多脏腑背俞穴，用火针刺激可有效激发人体阳气，调节各脏腑功能平衡。使用毫火针法作用于气海、关元、中极、三阴交，既有培补先后天之气的特点，又借助持续的温热之力振奋阳气。以毫火针点刺，使肾阳振奋、气化有权，膀胱约束有力而遗尿自止。

六、临床体会

本病重在辨脏腑虚实寒热，虚寒者多，实热者少。虚寒者病程长，体质弱，小便清长，量多次频，兼见面白神疲、肢冷自汗、纳少便溏、反复感冒等症。实热者病程短，体质尚壮实，小便短涩，尿黄味臊，兼见面红唇赤、烦躁夜惊、睡眠不宁等症。治疗以温补下元、固摄膀胱为基本治则。取穴关元为任脉与足三阴经的交会穴，通调肝、脾、肾三经经气，可培补元气，益肾固本；中极乃膀胱经之募穴，配背俞穴膀胱俞，为俞募配穴法，可调理膀胱气化功能；三阴交为足三阴经的交会穴，通调肝、脾、肾三经经气，可健脾益气，益督固本而止遗。毫火针即是传统针灸的创新疗法，其将火针功能进行发展与延伸，将针刺的机械刺激作用和火的温热作用相结合，实现深浅可控、量化进针、一针可治多病的特色疗法，具有温经散寒、通络活血、行气化湿、扶正祛邪、强壮补虚的作用。

第六章　五官科疾病

第一节　鼻　窒

一、概述

鼻窒是指因脏腑失调、邪滞鼻窍所致的以经常性鼻塞为主要特征的慢性鼻病。西医学的慢性鼻炎等疾病可参考本病进行辨证施治。

鼻窒一名，首见于《素问·五常政大论》："大暑以行，咳嗽鼽衄鼻窒。"《素问玄机原病式·六气为病》曰："鼻窒，窒，塞也。"又曰："但见侧卧上窍通利，下窍窒塞。"指出了鼻窒的主要症状特点。

对于慢性鼻炎的治疗，西医主要采用激素、抗生素、鼻减充血剂、手术等治疗方法，但临床疗效欠佳，易反复发作。根据理论基础及临床经验，火针疗法治疗慢性鼻炎既能有效调理肺气和增强肺功能，又能有效地通利鼻窍和调整阳明经气，且操作方便，疗效显著。

二、病因病机

《灵枢·脉度》云："肺气通于鼻，肺和则鼻能知香臭矣。"肺开窍于鼻，肺和则鼻窍通利，若肺气虚弱，外邪犯肺，肺气清肃功能失常，以致邪滞鼻窍鼻塞不通，日久易引起血瘀。中医认为伤风鼻塞反复发作，余邪未清、滞留肺窍，日久致肺经蕴热可发为本病。鼻窍及其邻近病灶的影响，不洁空气。过用血管收缩剂滴鼻等亦可致本病。其病机与肺、脾二脏功能失调及气滞血瘀有关。

三、临床表现

临床主要以鼻塞为主要症状，鼻塞呈间歇性或交替性，病情较重者，可呈持续性鼻塞，鼻涕不易擤出，久病者可有嗅觉减退，或有头晕、头重、咽部不适等症状。早期鼻黏膜色红或暗红，下鼻甲肿胀，表面光滑，触之有硬实感，弹性差。部分患者可见严重的鼻中隔偏曲。

四、治疗方法

1. 取穴：内迎香、迎香、肺俞、风池、风门、大椎、合谷。

2. 操作方法：穴位常规消毒后，点燃酒精灯，左手持酒精灯，右手拿细火针，使火焰燃烧部分针体和针尖，直至通红为度，火针烧针后急刺疾出，陆续点刺内迎香、合谷、肺俞、风池、风门、大椎穴0.1~0.2寸，不留针；迎香以毫火针点刺，留针20min，出针后用无菌干棉球按压针孔，严禁揉按，以避免出血；亦可火针后在大椎、肺俞穴处用三棱针点刺出血后各拔一火罐，留罐10min左右，10次为1疗程。

五、病案举隅

李某，男，50岁，鼻塞反复发作2年余。鼻塞常作，呈交替性，嗅觉减退，受寒则加重，偶有鼻痒、喷嚏，长期呈阻塞性鼻音，鼻塞严重时头痛，无鼻出血，无耳鸣耳聋，少气懒言，纳差。舌质淡，苔白略腻，脉细。检查：下鼻甲稍感肥大，鼻咽部检查未见异常。火针疗法针刺第一次，患者鼻塞感减轻，10次1疗程后，鼻塞明显改善，嗅觉明显好转。继续巩固治疗1疗程后患者鼻塞消失，身体健康。半年后随访，患者仅复作1次。

按：本案患者属鼻窒肺脾气虚、邪滞鼻窍型。肺脾气虚，卫外不固，腠理疏松，易受邪毒侵袭，失去清肃功能，致邪滞鼻窍，壅阻脉络，遏制气血而发病。治以补益肺脾，散邪通窍。内迎香为经外奇穴，配迎香是治疗鼻病的要穴；风池、风门为治风要穴；肺俞为肺之背俞穴，大椎为督脉之穴，督脉总督一身之阳气，为手足三阳经与督脉交会穴。根据"经脉所过，主治所及"以及四总穴歌"面口合谷收"的理论，选取合谷等穴火针针刺诸穴，以达到宣肺通利鼻窍、理气活血的作用。

六、临床体会

《素问玄机原病式·六气为病》言"鼻窒，窒，塞也"，也就是鼻窍不通。其病机与气虚及血瘀有关，其发病机制在于伤风鼻塞失治或邪毒久留不去、壅塞鼻窍而致鼻络瘀滞，鼻络瘀滞为慢性鼻炎的重要发病原因之一。肺开窍于鼻，肺和则鼻窍通利，若肺气虚弱，外邪犯肺，肺气清肃功能失常，以致邪滞鼻窍鼻塞不通，日久易引起血瘀。火针疗法既能有效调理肺气和增强肺功能，又能有效地通利鼻窍和调整阳明经气，益肺以治其本，通窍以治其标，从而起到标本皆治的作用。

第二节　过敏性鼻炎

一、概述

过敏性鼻炎即变应性鼻炎，是对某些特异性物质的敏感反应，它的发生与遗传、环境等因素有关，临床典型症状主要是阵发性喷嚏、清水样鼻涕、鼻塞和鼻痒，部分伴有嗅觉减退。属于中医的"鼻鼽"或"鼽嚏"范畴。西医治疗方面，临床上使用的药物基本只能控制其临床症状，无法改变其免疫基础，故病情容易复发，严重影响患者的生活质量，目前主要采取保守治疗手段对过敏性鼻炎进行干预。火针轻轻点刺患者头面部诸穴，起到温经通络、引邪外达的作用，患者痛苦较少，易于接受。

二、病因病机

刘河间在《素问玄机原病式》中对鼽嚏的证候作出描述："鼽者，鼻出清涕也。嚏者，鼻中因痒而气喷作于声也。"中医认为鼻鼽多因肺、脾、肾三脏虚损，卫阳不固，风寒邪气乘虚而入，引动伏风，邪犯鼻窍，津液停聚，致鼻窍阻塞、痒欲气喷而作鼻鼽。其基本病机为本虚标实。

三、临床表现

病史：部分患者有过敏史或家族史。临床症状：本病发作时主要表现为鼻痒、喷嚏频频、清涕如水、鼻塞，具有突然发作和反复发作的特点。检查：在发作期鼻黏膜多为灰白或淡蓝色，亦可充血色红，鼻甲肿大，鼻道有较多水样分泌物，但在间歇期以上特征不明显。

四、治疗方法

1. 取穴：上迎香、印堂、大椎、肺俞、风门、足三里、合谷。

2. 操作方法：穴位常规消毒后，点燃酒精灯，左手持酒精灯，右手拿细火针，使火焰燃烧部分针体和针尖直至通红为度，以火针烧针后急刺疾出，点刺内大椎、肺俞、风门、足三里、合谷，不留针；上迎香、印堂为颜面部穴位，以毫火针点刺留针20min，出针后用无菌干棉球按压针孔，严禁揉按，以免出血；结束后在大椎、肺俞穴处用三棱针点刺出血后各拔一火罐，留罐10min左右。10次为1疗程。

五、病案举隅

高某，女，35岁，喷嚏、清涕、鼻塞、鼻痒1年余。患者自诉双侧持续性鼻塞，大量水样清涕，鼻及眼部周围痒，喷嚏连作，7~8个/次，上述症状以晨起为甚。需用热毛巾敷鼻部后稍觉舒服，患者平素易感冒，自汗，稍动则汗出，怕冷，易疲乏感，纳差，眠可，二便调。舌质暗，苔薄白稍紫，脉细涩。检查见：鼻腔黏膜色苍白，双下鼻甲肿胀，总鼻道可见水样分泌物。火针疗法针刺第一次，患者喷嚏、清涕、鼻塞、鼻痒症状略减轻。10次1疗程后，症状明显改善。继续巩固治疗1疗程后患者自觉症状消失，鼻黏膜肿胀消退，随访半年无复发。

按：本案患者平素体弱，属肺气虚寒型，变应性鼻炎最常见的中医发病机制就在于肺气素虚，卫表不固，腠理疏松，风寒、异气乘虚而入，邪正相争，争而不胜，故发病。临床使用火针疗法是利用火针的温热作用，刺激穴位或患处，增加人体阳气，激发经气，调节脏腑功能，使经络通畅、气血运行。

六、临床体会

过敏性鼻炎多病程较长，久病必瘀，虚实夹杂。火针是用火烧红针尖迅速刺入穴内以治疗疾病的一种方法，火针具有温阳散寒、行气化水、温经通络、补养气血、引邪外达等作用。以细火针点刺治疗过敏性鼻炎，疗效甚为迅速，一般针后即可见效。对于病程很长的患者，亦可经一至数疗程的治疗而愈。本方法简便易行，疗效显著，不失为一种治疗过敏性鼻炎的独特方法，值得临床推广应用。

第三节　耳鸣耳聋

一、概述

耳鸣是以耳内鸣响，如蝉如潮，妨碍听觉为主症；耳聋是以听力不同程度减退或失听为主症。临床上耳鸣、耳聋既可单独出现，亦可先后发生或同时并见。耳鸣主要指主观症状，周围并没有相应的声源，患者自觉耳内存在异常声响或者是鸣响。耳聋主要是指感音功能异常、听觉系统传音功能异常导致的听力减退或者是听觉障碍。西医学中，耳鸣、耳聋多见于耳科疾病、高血压病、动脉硬化、脑血管疾病、贫血、红细胞增多症、糖尿病、感染性疾病、药物中毒及外伤性疾病。

耳鸣早在《内经》已有明确记载，历代医籍中还有苦鸣、蝉鸣、耳中鸣、耳数鸣等不同的名称。耳聋程度较轻者，也称"重听"，根据发病的时间长短以及病因病机等不同，在中医古籍中又有暴聋、猝聋、厥聋、久聋、渐聋、劳聋、虚聋、风聋、火聋、毒聋、气聋、湿聋干聋、聩聋、阴聋、阳聋等不同的名称。

《素问·脉解》曰："所谓耳鸣者，阳气万物盛上而跃，故耳鸣也……所谓浮为聋者，皆在气也。"《诸病源候论·耳鸣候》言："肾与膀胱合，病苦耳鸣，忽然不闻，时恶风。"故可取太阳经腧穴听宫、后溪、腕骨、肾俞治疗。少阳经耳部支脉，从耳后进入耳中，出走耳前，因阳气盛上而踊跃，冲动听宫，则耳窍喧鸣，聋即浊气上逆而闭塞者。

二、病因病机

耳鸣、耳聋的发生常与外感风邪、情志失畅、久病、年老体弱等因素有关。本病病位在耳，肾开窍于耳，少阳经入于耳中，故本病与肝、胆、肾关系密切。实证多因外感风邪或肝胆郁火循经上扰清窍；虚证多因肾精亏虚，耳窍失养。基本病机是邪扰耳窍或耳窍失养。

三、临床表现

耳鸣以患者自觉一侧或两侧耳内或头颅内外有鸣响声，如蝉鸣声、吹风声、流水声、电流声、沙沙声、嗞嗞声、嗡嗡声等，这种声感可出现一种或数种，呈持续性或间歇性，鸣响的部位甚至可出现在身体周围。患者常因听到这种鸣声而引起烦躁、焦虑、抑郁、失眠、注意力不集中等症状，影响学习和工作。耳聋病史可有耳外伤史、爆震式噪声接触史、耳毒性药物用药史等。轻者以听音不清，重者则可完全失听。暴聋者耳聋突然发生，以单侧为多见，常伴有耳鸣及眩晕；渐聋者听力逐渐减退，可单侧或双侧发病。部分耳聋患者可呈波动性听力减退。

四、治疗方法

1.取穴：百会、听宫、听会、翳风、率谷、风池。实证加中渚、侠溪；虚证加太溪、肾俞。

2.操作方法：将所选取穴位进行常规消毒，施术时一手持点燃的酒精灯，另一手持细火针烧灼，迅速准确地刺入穴位。烧针时应尽量靠近所扎部位，针刺的深浅应依据所针穴位皮肤肌肉的丰厚程度来针刺，一般头面部俞穴针刺深度为0.1~0.3寸，皮肤肌肉丰厚处地方0.3~0.5寸，针刺较深的部位须将针身烧至白亮，针刺较浅部位针身须烧制通红，若仅为在皮肤表面点刺，则将针烧至微红即可。点刺应迅速，出针后用无菌干棉球按压针孔，严禁揉按，以免出血。

五、病案举隅

田某，男，40岁，双耳听力下降伴左耳耳鸣半月。半月前因暴怒突然出现两耳听力下降，耳内胀满，堵塞感明显，次日左耳出现持续性耳鸣，如蝉鸣音。伴有头晕、头胀，时有恶心呕吐，口干口苦，乏力明显。经电测听等检查后确诊为"突发性耳聋"。现患者两耳听力下降，伴左耳耳鸣，头晕、头胀、烦躁易怒，咽干口苦，纳差，大便干燥，小便短赤。舌红、苔黄，脉弦数。中医诊断：耳聋（肝胆火盛）；西医诊断：突发性耳聋。治法：疏肝利胆，清热开窍。火针疗法针刺第二次，患者双耳听力下降伴左耳耳鸣症状减轻。10次1疗程后，患者自觉耳聋、耳鸣症状明显改善，听力较前好转，左耳耳鸣基本消失。继续巩固治疗1疗程后患者自觉症状消失，无身体不适，建议患者调畅情志，避免噪声环境，随访半年疾病无复发。

按：突发性耳聋即指在短时间内，起病急骤，发作突然的以听力障碍为主要表现的感音神经性耳聋。多一侧发病为主，有时或为双侧，可伴或不伴有耳鸣、眩晕等症状。起病迅速，病情严重，给患者带来极大的不便与痛苦。耳的疾病多与肾、肝、脾、胆等脏腑密切相关，尤其是肾。耳聋主要与手足少阳经、足厥阴肝经、手足少阴经、手足阳明经、手足太阳经有关，临床使用火针选取耳周相应腧穴。耳聋日久，耳脉必有瘀阻，使用火针以疏通气血，使壅滞得复，耳脉通畅。治疗的同时，嘱患者积极配合调畅情志，生活规律，避免劳累，保持耳道清洁。

六、临床体会

本案患者为突发性耳聋，《古今医统大全·耳症门》："耳聋证，乃气道不通，痰火郁结，壅塞而成聋也。"故突发性耳聋应责之于肝胆、三焦火盛循经上扰，少阳经气闭阻所致。清泻少阳之火，活血通络，宣通耳窍，是治疗本病的关键。有研究表明毫针联合火针在突发性耳聋的效果中指出，突聋是因内耳循环不好再加有炎症渗出或内耳水肿所致，针刺耳周穴如听宫、率谷、翳风，可改善耳部血液循环。另外火针有可进一步加强内耳血液循环的作用，二者并用，可加强气血调整，达到改善内耳环境、促进听力的目的。耳鸣耳聋严重影响人们正常的工作、学习和生活，本疾病没有自愈性，如不及时医治很可能给患者造成终生的残疾，给患者带来极大的不便和痛苦。火针疗法具有操作简单、方便安全的特点，且在治疗耳鸣耳聋上有起效快速的特点，值得推广。

第四节　耳源性眩晕

一、概述

耳源性眩晕是以头晕目眩、如立舟船、天旋地转，甚或恶心呕吐为主要特征的疾病，属于中医学"耳眩晕"范畴。眩晕在中医学里是一类较广泛的头部不适的感觉，眩即目眩，指眼前昏花缭乱或昏暗；晕为头晕，指头部运转不定的感觉。两者可以单独出现，也可以同时并见。在中医古文献中尚有眩运、眩冒、旋晕、头眩、掉眩、脑转、风眩、风头眩、头晕、昏晕等别称。

早在《内经》里已有类似耳眩晕的记载。如《灵枢·海论》谓："髓海不足，则脑转耳鸣，胫酸眩冒，目无所见，懈怠安卧。"《丹溪心法·卷四》则描述得更为形象："眩者言其黑运转旋，其状目闭眼暗，身转耳聋，如立舟船之上，起则欲倒。"

二、病因病机

眩晕之病因，以内伤为主。然历代各医家学说不一，如《素问·至真要大论》说"诸风掉眩，皆属于肝"，说明肝风可引起眩晕；《灵枢·海论》和《灵枢·口问》又分别指出"髓海不足"和"上气不足"是引起眩晕的病因病理。张仲景则多从痰饮论治；朱丹溪认为"无痰不作眩"；张景岳强调"无虚不作眩"，认为"眩晕一证，虚者居其八九，兼火兼痰者不过中之一二耳"。本病有虚有实，虚者多为肾、脾之虚，如髓海不足、上气不足等；实者可见于外邪、痰浊、肝阳、寒水等上扰清空为患。

三、临床表现

眩晕发作时的典型症状是诊断本病的主要依据。即眩晕突然发作，自此发觉天旋地转，身体有向一侧倾倒的感觉，站立不稳，体位变动或睁眼时可诱发或加重眩晕，但神志清楚，多伴有恶心呕吐，出冷汗、耳鸣、耳聋等症状，眩晕持续时间可长可短。

四、治疗方法

1. 取穴：百会、风池、内关、听宫、翳风；实证加太冲、丰隆、率谷；虚证加悬钟、太溪、足三里。

2. 操作方法：将所针刺部位常规消毒，施术时一手持点燃的酒精灯，另一手持细火针烧灼，迅速准确地刺入穴位。烧针时应尽量靠近所针刺部位，针刺的深浅应依据所针穴位皮肤肌肉的丰厚程度来针刺，一般头面部腧穴针刺深度为 0.1~0.3 寸，皮肤肌肉丰厚处地方 0.3~0.5 寸，针刺较深的部位须将针身烧至白亮，针刺较浅部位针身须烧制通红，若仅为在皮肤表面点刺，则将针烧至微红即可。点刺应迅速，出针后用无菌干棉球按压针孔，严禁揉按，以免出血。初期每日 1 次，针刺 2 周后可隔日 1 次，5 次为 1 疗程。

五、病案举隅

史某，男，50 岁，头晕、耳鸣半年。现头晕，呈天旋地转感，偶有脚踩棉花感，耳鸣，左耳为甚，时有恶心、呕吐，呕吐物为胃内容物，口苦咽干，每因情绪波动、心情不舒时发作或加重，急躁易怒，左侧头部连及后枕部胀痛，无一过性黑蒙，无听力下降，少寐多梦。舌质红，苔黄略腻，脉弦数。火针疗法针刺 3 次后，患者头晕症状减轻。5 次 1 疗程后，患者头晕、耳鸣症状明显缓解。继续巩固治疗 1 疗程后患者自觉症状消失，睡眠好转。建议患者调畅情志，避免劳累，宜进低盐饮食，禁烟、酒、咖啡及浓茶，随访 3 月后未见复发。

六、临床体会

耳源性眩晕属中医学"眩晕"范畴，西医治疗以扩张血管和改善微循环为主，但耳源性眩晕发病机制目前尚不明确，西医治疗效果欠佳，严重影响患者的生活质量。朱丹溪在《丹溪心法·头眩》中有"无痰不作眩"之说。张仲景《金匮要略·痰饮咳嗽病脉证并治》："病痰饮者，当以温药和之。"提出温阳化饮的基本治疗原则。火针疗法最早见于《黄帝内经》，称为"燔针"，是将针体烧红，然后刺入人体穴位或部位，从而达到祛除疾病的一种针刺方法。火针集聚针、温热于一体，是针与灸的有机结合，达到增加人体阳气，激发经气，调节脏腑功能，使经络通、气血行的目的。火针点刺治疗耳眩晕患者，可即刻减轻眩晕症状，体现中医学"急则治其标"的治则。

第五节　慢 性 咽 炎

一、概述

慢性咽炎为咽部黏膜、黏膜下及淋巴组织的弥漫性炎症，属于中医学"喉痹"范畴。是指因外邪壅遏肺胃或脏腑虚损、咽喉失养所致的以咽痛或咽部不适感、咽部红肿，或喉底有颗粒状突起为主要特征的咽部疾病。

喉痹一词，早见于帛书《五十二病方》，以后《内经》多次论述了喉痹。如《素问·阴阳别论》曰："一阴一阳结，谓之喉痹。"痹者，闭塞不通之意。喉痹可发生于各年龄段，一年四季均可发病，一般急性发作者实证居多，反复发作久病不愈者虚证居多。

目前，西医治疗慢性咽炎多采用抗生素抗炎，虽可快速缓解症状，但无法有效根治，存在不良反应并易反复发作。针灸在治疗慢性咽炎中效果突出。采用火针治疗慢性咽炎疗效更显著，作用可持久。

二、病因病机

《灵枢·经脉》中足厥阴肝经"循喉咙之后，上入颃颡"，肝主情志，情志不舒，肝郁气滞，气滞血瘀，咽喉部气血运行不畅，乃见滤泡增生、充血、有异物感等表现。同时，脾胃虚弱，升降失常，继而引起脏腑阴阳气血失调，生化乏源，津液气血不能上布于咽喉，咽喉脉络失于濡养。本病多为本虚标实之证，病久不愈而发为慢喉痹。

三、临床表现

起病急者，多表现为咽部疼痛为主，吞咽时咽痛加重；病久者，多表现为咽干、咽痒、咽部微痛及灼热感、咽喉异物阻塞感、吞咽不利等种种咽喉不适症状。检查患者咽黏膜充血、肿胀，咽后壁或见脓点，或见咽黏膜肥厚增生，咽后壁颗粒状隆起，或见咽黏膜干燥。

四、治疗方法

1. 取穴：实证取少商、商阳、关冲、内庭、扶突、天突、廉泉、咽后壁增生的淋巴滤泡或扩张的小血管局部取穴；虚证取太溪、照海、列缺、鱼际、扶突、天突、廉泉、咽后壁增生的淋巴滤泡或扩张的小血管。

2. 操作方法：令患者取仰卧位，肩背部垫高，下颌上抬，充分暴露前颈部，穴位常规消毒，点燃酒精灯，将一支细火针烧至通红，速刺廉泉穴，针尖应斜向舌根部；刺天突穴，针尖略向斜下；刺扶突穴，垂直进针。针刺以上3穴，均要速刺疾出，深度在0.2~0.3寸之间，余根据辨证之虚实刺其相应穴位。刺咽后壁增生的淋巴滤泡或扩张的小血管，嘱患者张大嘴，用压舌板压舌前2/3处，并发出"啊"音，以充分暴露咽部，用平头火针烙烫2~3处即可。深度不超过0.1寸。隔日治疗1次，10次为1疗程。

五、病案举隅

马某，女，28岁，自诉咽部干涩疼痛3个月。劳累或咽干甚则咽痛，严重时影响工作和睡眠，饮水服药不能缓解。现症：咽干涩疼痛，咽部有异物感，吞咽不利，偶有咽痒、咳嗽咳痰，痰涎稀白，自觉呼吸时咽部灼热感，口干欲饮，大便干，小便调。舌红少苔，脉细数。咽后壁淋巴滤泡多处增生。本案患者辨证为喉痹之虚证，故采用上述虚证之火针操作方法治疗1疗程后，患者咽部干涩疼痛、有异物感症状明显缓解。继续巩固治疗1疗程后，患者咽部无不适。

按： 本案患者诊断为阴虚肺燥型喉痹。慢性咽炎属疑难顽症，易反复发作。《医学入门》提出了"咽喉病皆属于火"的著名论断。十二经脉中，除手厥阴心包经和足太阳膀胱皆通于咽喉处，其余经脉均直接通过，咽喉是各经脉循行交会之处。各种原因所致脏腑功能失调，均可循经上扰咽喉而发喉痹。根据"经脉所过，主治所及"的治疗理论，故选取火针刺之，有清泻热邪、利咽解毒之功。

六、临床体会

慢性咽炎在中医学中属于"喉痹"，孙思邈在《备急千金要方》首先将火针应用于外科，治疗疮疡痈疽。本病与外界环境刺激、烟酒辣椒或情志因素等密切相关。其病程长、病情顽固，治疗棘手，发病率有逐年增高的趋势。选取天突、廉泉穴皆为阴维、任脉之会，扶突为手阳明之经穴。火针刺之，有清热解毒、利咽化痰之效；火针烙灸咽后壁增生的淋巴滤泡或扩张的小血管，有消瘰散结、活血祛瘀之功；配合余穴，起到温通经络、清热利咽、消肿止痛的效果。

第六节　颞下颌关节紊乱

一、概述

颞下颌关节紊乱综合征是因外伤、劳损、寒冷刺激或周围组织炎症波及等因素导致咀嚼肌疲劳、炎症反应或颞下颌关节各组成结构之间运动失常而引起的疼痛、弹响、肌肉酸痛、张口受限等症状为表现的病证。少数患者伴有头昏、耳鸣和听觉障碍。颞下颌关节紊乱综合征属祖国医学"痹证"范畴，中医认为痹证是由风寒湿三气杂至合而为病，故取火针疗法为主，火针治疗具有温经散寒、通经活络的作用，而且疗效肯定，值得临床推广应用。

二、病因病机

其发生常与外邪侵袭、咀嚼硬物、暴力打击等因素有关。或因卫外不固，风寒湿邪乘虚而入，或因外伤、哈欠过度，或因肝肾亏虚，筋骨失养，不论证型，皆属经筋病证。本病病位在面部经筋，基本病机是面部经筋痹阻，气血不通。

三、临床表现

主要症状以颞下颌关节区疼痛，张口受限，下颌运动障碍，咀嚼肌无力、强直或酸胀，运动有弹响为主。本病多单侧发病，也有双侧发病。

四、治疗方法

1. 取穴：阿是穴、下关、颊车、听宫、合谷。寒湿痹阻配风池、外关；瘀血阻滞配足三里、膈俞；伴有弹响配颧髎、上关。

2. 操作方法：将所针刺部位常规消毒，施术时手持点燃的酒精灯，另一手持细火针烧灼，迅速准确地刺入穴位。烧针时应尽量靠近所扎部位，针刺的深浅一般头面部俞穴针刺深度为 0.05~0.3 寸，皮肤肌肉丰厚处地方 0.3~0.5 寸，针刺较深的部位须将针身烧至白亮，针刺较浅部位针身须烧制通红，若仅为在皮肤表面点刺，则将针烧至微红即可。点刺应迅速，出针后用无菌干棉球按压针孔，严禁揉按，以免出血。

五、病案举隅

严某，30 岁，右侧颞下颌关节区疼痛 1 周。现张口受限，咀嚼无力，肌肉酸胀，运动偶有弹响，遇寒冷症状加重，得热则减。舌淡，苔薄白，脉弦紧。治疗：患者取左侧卧位，暴露患侧，穴位常规消毒后，取细火针，在夹有 95% 酒精棉球的止血钳上将针体及针尖烧至通红，迅速针刺所选穴位，快刺快出，治疗后再次进行局部皮肤消毒，并嘱注意保暖，避免咀嚼生硬、寒凉、刺激性食物及过度张口。治疗 2 次后患者复诊诉症状已明显减轻。治疗 1 疗程后，患者症状消失，随访痊愈未再发。

按：足阳明胃经和少阳经刚好从颞颌部经过，故颞下颌关节紊乱综合征除了局部疼痛以外，这三条经络在头面部的运行也会出现不畅而引起气血阻滞不通，引发疼痛。火针具有针刺和艾灸的双重功效，除了有针刺疏通经络的作用，还有通过其有形无迹之热力，鼓动三条阳经的阳热之气，使气血运行通畅，祛散寒邪，脉络调和，疼痛自止。

六、临床体会

颞下颌关节功能紊乱是口腔常见病、多发病，因以疼痛、关节活动受限为主症，影响患者进食，降低了生活质量，所以患者常常寻求针灸治疗。本病病位在面部经筋，与手足三阳经联系密切，足阳明经"循颊车，上耳前"，足阳明经筋"从颊结于耳前"，少阳、阳明经循颞过颌。颌关节处和咬肌区，其下密布肌肉、面神经分支。取细火针点刺可祛寒除湿，舒筋活络，通络止痛，疏通宣畅局部经气及少阳阳明之经气，从而恢复下颌运动功能，消除颞下颌关节区关节周围肌群的疼痛。此疗法具有治疗时间短、取穴少、操作易行、安全性高、止痛迅速及无不良反应等优势。

第七节　牙　痛

一、概述

牙痛是指外邪侵袭或脏腑失和所致的以牙齿疼痛为主要特征的病证。牙痛是口腔科临床最常见的症状，龋齿、牙宣、牙痈、牙咬痛、骨槽风及其他疾病都可引起不同程度的牙痛。本节所论述的是以牙齿疼痛、牙龈无明显红肿为主要特征的牙病。西医学的牙髓炎、龋齿疼痛和其他疾病引起的牙痛可参考本病进行辨证施治。针灸治疗牙痛，无论在临床疗效还是在降低复发率上，相比传统抗生素及止痛药治疗有一定的优势。

二、病因病机

牙痛最早见于《内经》，始称"齿痛"，《诸病源候论》分别提出了"牙痛""齿痛""牙齿痛"等名称，并论述了齿、骨、髓之间的关系和牙痛的原因，"牙齿皆是骨之所终，髓之所养，而手阳明之脉入于齿，脉虚髓气不足，风冷伤之，故疼痛也"。牙痛发生的原因概括起来有寒、热、虚三个方面。其病机是外感风寒或风热，引起脉络阻滞，不通则痛；胃火炽盛，循经上炎于口而牙痛；也可因肾阴虚，虚火循经上炎而疼痛。

三、临床症状

可有龋齿、牙体缺损、牙周组织疾病等病史，或牙齿受到化学、物理刺激及创伤史，以牙齿疼痛为主要症状。

四、治疗方法

1. 取穴：颊车、下关、大椎、合谷、内庭。

2. 操作方法：穴位常规消毒后，施术时一手持点燃的酒精灯，另一手持 0.35mm×40mm 的毫针，使火焰燃烧部分针体和针尖，至烧红为度，以毫火针烧针后急刺，陆续刺颊车、下关、大椎、合谷、内庭 0.2 寸左右，留针 30min。5 次为 1 疗程。

五、病案举隅

宋某，男，40 岁，主诉：牙痛间作 3d。患者 3d 前进食麻辣火锅后，即感觉咽干口燥、牙痛，饮凉水以后稍缓解，后牙痛剧烈，口干口苦，自行口服消炎药物（具体用药不详），效果欠佳。小便黄，大便黏滞不畅。舌红，苔黄燥，脉数。齿龈处红肿压痛，口中能闻及异味。火针疗法针刺第一次，患者牙痛减轻。治疗 3 次后，牙痛明显减轻，口干口苦改善，口中异味减轻。继续治疗 1 疗程后患者神清气爽，牙痛症状消失，无明显口干口，口中无异味，二便调。建议患者注意口腔卫生，忌食过热、过凉、过酸等食物，以免受到刺激而引起牙痛。

按：牙痛的治疗取穴上，主要选用手、足阳明经的穴位。选择手、足阳明经的腧穴与此两经循行入齿密切相关，足阳明贯于上齿，手阳明贯于下齿，况阳明经多血聚。本案患者进食辛辣刺激食物引动胃火上蒸牙床出现疼痛，故用火针治疗以达到清热泻火止痛之效。

六、临床体会

牙痛是指因各种原因引起的牙齿疼痛，是口腔疾患中常见的症状之一，牙痛严重影响人们的日常生活和工作。虽然治疗牙痛的中西医方法很多，但针灸治疗本病以其见效快、痛苦小等优势被推崇和认可。牙痛多由风、火、虫所致，根据其病因，牙痛可分为风火牙痛、胃火牙痛、虚火牙痛以及龋齿牙痛。实火牙痛往往多由胃肠实热、循经上扰，或风邪外袭、内郁阳明、胃火上炎所致，因此牙痛治疗以清热通络止痛为主。选取颊车、下关不仅隶属阳明经，更是局部常用穴，治疗以火针刺可泻病所之火毒，疏通经气而止痛，面口合谷收，合谷为牙痛之经验要穴，内庭为胃经荥穴，"荥主身热"，故针刺可泻胃火，引热下行，刺大椎以清热邪；阳明热毒得清，气机和利，则疼痛消失。

参 考 文 献

［1］梁笑霞，邓玫.毫火针治疗支气管哮喘急性发作的临床研究［J］.中国医药科学，2021，11（13）：50–53.

［2］周琪，杨勇.支气管哮喘慢性持续期中医研究进展［J］.陕西中医药大学学报，2022，45（03）：124–129.

［3］宗慧琪，范艺龄，何沂，等.基于"攻补平衡"法则从肺肾辨治支气管哮喘［J］.吉林中医药，2021，41（07）：846–849.

［4］盛强，曹玉霞.火针治疗慢性非萎缩性胃炎的作用机制及临床研究［J］.中国民间疗法，2021，29（18）：116–118.

［5］陈陶劲，刘哲.针灸治疗脾胃虚寒型胃溃疡临床取穴配伍的数据挖掘研究［J］.中医药临床杂志，2022，34（05）：872–878.

［6］梁涵，徐之睿.探析《伤寒论》指导下胃痞的针灸治疗［J］.四川中医，2020，38（02）：45–47.

［7］张大尉，张虎.微通法联合温通法治疗脑卒中后顽固性呃逆的临床观察［J］.中西医结合心脑血管病杂志，2020，18（17）：2912–2913.

［8］刘秀芝.半夏厚朴汤加减联合调神理气针法治疗胃肠神经官能症疗效观察［J］.环中医临床研究，2019，11（30）：80–82.

［9］王海军，曹玉霞，姬俊强，等.针灸优势技术组合治疗慢性顽固性便秘之应用浅探［J］.中国针灸，2019，39（12）：1311–1312.DOI：10.13703/j.0255–2930.2019.12.014）

［10］吴凡伟.电针刺激足三里穴对脓毒证患者炎症反应和免疫功能的影响［J］.中国中医急症，2016，25（09）：1794–1797.

［11］李少娟，李丽霞．针刺结合岭南火针点刺百会穴治疗慢性主观性头晕的临床疗效［J］．中西医结合心脑血管病杂志，2021，19（20）：3587-3590．

［12］文新．百会穴区药灸治疗顽固性面瘫的临床疗效观察［J］．西部中医药，2019，32（06）：117-120．

［13］韩雁鹏，王希，姚敏，等．基于"阳化气，阴成形"探讨水肿病的中医证治［J］．北京中医药，2022，41（02）：171-172．

［14］智沐君，史灵心，王富春．基于现代文献针灸治疗阳痿的"同功穴"规律分析［J］．吉林中医药，2017，37（05）：433-436．

［15］孟明洋．补肾固涩汤治疗遗精55例疗效观察［J］．国医论坛，2018，33（01）：41-42．

［16］王桂玲，胡俊霞，张帆，等．国医大师贺普仁癫痫辨治经验［J］．中华中医药杂志，2021，36（06）：3336-3338．

［17］姜德友，任鹏鹏，李文昊，等．脏躁考辨［J］．吉林中医药，2020，40（07）：880-884．

［18］李曼，周文，杨翼豪，等．针灸治疗郁证的临床研究进展［J］．云南中医中药杂志，2022，43（03）：81-84．

［19］姜同菲，胡俊霞，王桂玲，等．应用火针调理五脏治疗失眠的思路探析［J］．环球中医药，2022，15（02）：325-327．

［20］李德根，王海军，曹玉霞．火锟针滑烙刺治疗慢性咽炎验案［J］．中国民间疗法，2021，29（19）：94-95．

［21］张晶晶，杜元灏，李晶，等．针灸治疗股外侧皮神经炎的优势方案筛选研究［J］．中国针灸，2019，39（03）：323-328．

［22］林少霞，黄杏贤，张金焕，等．火针治疗周围性面瘫疗效及安全性的Meta分析［J］．广州中医药大学学报，2021，38（07）：1377-1383．

［23］张帆，秦晓光，柯义泽，等．中医治疗面肌痉挛的研究概况［J］．实用中医内科杂志，2022，36（05）：20-22．

［24］侯学思，曾炜美，刘如林，等．基于气街理论探讨面肌痉挛的针灸诊疗思路［J］．中国针灸，2021，41（06）：671-674．

［25］佟梁，海英．基于《伤寒论》探析头痛的证治［J］．实用中医内

科杂志，2020，34（05）：41-44.

［26］王俊霞，付星，赵新雨．金伯华火针结合毫针治疗三叉神经痛的临床经验［J］．中国针灸，2018，38（06）：641-643.

［27］张旖旎，李非洲，王平，等．王平从培调元气论治中风后遗症的经验［J］．中华中医药杂志，2021，36（02）：866-868.

［28］王燕平，张维波，李宏彦，等．《黄帝内经》"膀胱"概念解析［J］．中医学报，2019，34（1）：9-14.

［29］中华人民共和国卫生健康委员会．中国居民营养与慢性病状况报告（2020年）［J］．营养学报，2020，42（06）：521.

［30］曹玉华，尹旭辉．火针结合拔罐治疗神经根型颈椎病疗效观察［J］．世界中医药，2015，10（08）：1235-1237.

［31］陈迎春．火针治疗肩周炎不同证型疗效观察［J］．浙江中西医结合杂志，2016，26（04）：347-349.

［32］王思思．排刺干预肩胛肌筋膜炎的临床研究［D］．成都：成都中医药大学，2019.

［33］王孟雨．针刺治疗强直性脊柱炎临床研究及疗效机制探讨［D］．广州：广州中医药大学，2021.

［34］李洋，宋永伟，鲍铁周．中药熏蒸联合推拿治疗寒湿瘀阻证腰椎增生性脊柱炎的疗效观察［J］．中医临床研究，2019，11（06）：71-73.

［35］张刘波，周峻，王佩佩，等．针刺治疗坐骨神经痛的选穴规律研究［J］．针灸临床杂志，2020，36（01）：53-56.

［36］赵恒，王想福，叶丙霖，等．中医药防治腰肌劳损的研究进展［J］．中医临床研究，2020，12（18）：103-105.

［37］赵成珍，赵耀东，张国晓，等．腰椎间盘突出症的中医药治疗进展［J］．中医研究，2020，33（07）：67-71.

［38］李晓阳，陈扬，贺书萌，等．针刺治疗腰椎管狭窄症的取穴规律研究［J］．陕西中医药大学学报，2021，44（05）：91-97.

［39］屠建锋，王丽琼，石广霞，等．针刺对膝骨关节炎患者膝关节损伤与骨关节炎评分的影响［J］．中国针灸，2021，41（01）：27-30.

［40］龚雪，汪元．类风湿关节炎中医病因病机研究进展［J］．风湿病

与关节炎，2020，9（06）：62-65.

［41］高俊虎，王博，田园，等.火针配合康复训练对网球肘的疗效及对炎症因子的影响［J］.针灸临床杂志，2020，36（03）：20-24.

［42］徐涵斌，刘芳，徐建华，等.贺氏火针围刺法治疗腱鞘囊肿50例［J］.中医外治杂志，2020，29（05）：64-65.

［43］段静，赵建华.针刀配合臭氧水与传统针灸治疗足跟痛的疗效对比研究［J］.中医外治杂志，2020，29（01）：36-37.

［44］庄鎔璞.火针围刺法治疗痛风性关节炎的临床研究［D］.广州：广州中医药大学，2020.DOI：10.27044/d.cnki.ggzzu.2020.000835.

［45］王桂彬，姜晓晨，刘福栋，等.甲状腺结节中医辨治浅析［J］.环球中医药，2021，14（09）：1630-1633.

［46］陈润铭，谢存香，杜玉青，等.《外科正宗》中臁疮治疗的探析［J］.北京中医药，2021，40（09）：999-1001.DOI：10.16025/j.1674-1307.2021.09.018.

［47］贺普仁.针灸治痛［M］.北京：人民卫生出版社，2013：66.

［48］刘秀芬，冶尕西，王顺吉.火针放血治疗下肢血栓性浅静脉炎疗效观察［J］.现代中医药，2016，36（01）：34-35.

［49］孙云霞，王芳芳，褚胜杰，等，肩井穴"扎跳"针法治疗肝郁痰凝型乳腺增生疗效观察［J］.现代中西医结合杂志，2021，30（8）：856-860.

［50］李梦丽，宋红旗.痔疮的临床治疗研究进展［J］.中国民间疗法，2020，28（03）：88-89.

［51］陈海龙.艾熏灸联合红外线治疗肛周脓肿的临床效果［J］.中外医学研究，2021，19（34）：67-70.

［52］刘琪，杨洁，苏梦，等.特色针法治疗慢性荨麻疹临床研究进展［J］.针灸临床杂志，2020，36（01）：87-91.

［53］吕建琴,潘慧,李宁.神经性皮炎案［J］.中国针灸,2019,39（02）：147-148.

［54］涂焱华，时文远，袁朵.芩萎清利汤结合火针治疗湿疹（湿热证）临床疗效观察［J］.中华中医药学刊，2022，40（04）：191-194.

［55］李晶晶，周鹏，秦烨，等.林国华教授基于"火郁发之"理论探讨岭南火针治疗带状疱疹及其后遗神经痛机理［J］.四川中医，2019，37（02）：5-7.

［56］秦琴，张毅.张毅教授治疗扁平疣经验［J］.四川中医，2022，40（06）：3-5.

［57］姜敏，曾宪玉，王玮蓁.火针治疗中重度寻常型痤疮疗效观察［J］.中国针灸，2014，34（07）：663-666.DOI：10.13703/j.0255-2930.2014.07.014.

［58］刘俐伶，麻继臣，齐艳宁，等.火针治疗多发性斑秃的临床疗效及对T淋巴细胞亚群的影响［J］.河北中医，2021，43（04）：666-669.

［59］肖雪，杨素清.火针围刺治疗斑块状银屑病疗效观察及对炎症因子的影响［J］.上海针灸杂志，2022（01）：65-70.

［60］孙璐璐，刘华绪，王真真，等.毫火针辅助308nm准分子激光治疗不同部位白癜风疗效观察［J］.中国针灸，2019，39（09）：936-939，952.

［61］刘怡青.体针加火针治疗黄褐斑的临床研究［D］.广州：广州中医药大学，2014.

［62］李培豪，陶雨晨，李汶航，等.从血瘀论治鸡眼［J］.中医研究，2017（07）：4-6.

［63］王晓玉，陈春宇，杨尚武.毫火针治疗寒湿凝滞型原发性痛经的机理探讨及临床应用［J］.广东药科大学学报，2022，38（04）：115-117.

［64］沈国凤，丁丽仙，郑红艳.丁丽仙教授从阴虚血热论治月经先期经验［J］.中西医结合研究，2021，13（06）：424-426.

［65］吕惜燕.温针灸结合穴位埋线治疗痰湿型月经后期的临床研究［D］.广州：广州中医药大学，2020.

［66］刘海永，张瑾，尹爽，等.百笑灸灸关元、神阙穴配合毫火针针刺次髎穴治疗原发性痛经的临床研究［J］.河北中医药学报，2020，35（02）：29-32.

［67］詹兴秀，詹兴旺，张永会，等.吴氏右归饮联合针灸治疗肾阳虚绝经前后诸证［J］.云南中医学院学报，2017，40（01）：44-47.

［68］高彦利，张颖，季春红，等.针药联合治疗虚热型经期延长30例

临床疗效分析［J］. 医药论坛杂志，2020，41（08）：23–25，29.

［69］王燚焱，魏艳蓉，柏博，等. 调和肾阴阳法结合针灸周期疗法治疗月经过少31例［J］. 中医研究，2020，33（03）：64–66.

［70］王秋红. 腹针治疗闭经36例［J］. 中国针灸，2008（07）：550.

［71］谈勇. 中医妇科学［M］. 4版. 北京：中国中医药出版社，2016：271–271.

［72］程力，王利娜，张丽，等. 排卵障碍性不孕的中医治疗［J］. 内蒙古中医药，2019，38（07）：130–132.

［73］董艳敏，马东云，于岩瀑，等. 针刺"断红"穴配合隔药灸脐法治疗崩漏23例［J］. 中国针灸，2020，40（02）：152，166.

［74］易桂先. 毫火针联合盆底康复治疗仪治疗子宫脱垂的临床研究［J］. 实用妇科内分泌电子杂志，2020，7（30）：32，44.

［75］罗权. 针刺联合中药治疗功能性消化不良临床观察［J］. 上海针灸杂志，2019，38（02）：151–155.

［76］田卫红. 小儿营养不良的中医疗法及治疗效果［J］. 北方药学，2017，14（02）：88–89.

［77］孙亮. 辨证治疗小舞蹈病浅析［J］. 光明中医，2021，36（11）：1873–1875.

［78］于海波，何玉海，刘永峰. 从脾胃论治小儿脑发育不全［J］. 辽宁中医杂志，2013，40（04）：689–691.

［79］王喜臣，李亚红，张珊珊，等. 小儿遗尿症的中医研究进展［J］. 长春中医药大学学报，2021，37（01）：231–235.

［80］刘蓬. 中医耳鼻咽喉科学［M］. 4版. 北京：中国中医药出版社，2016：106–107.

［81］谌苏容，谭旭明，费兰波，等. 针刺联合补中益气汤合磁朱丸治疗特发性耳鸣临床观察［J］. 中国针灸，2018，38（4）：369–373.

［82］陈盛，刘小银，冯伟强，等. 火针配合温针灸治疗虚寒型过敏性鼻炎55例［J］. 广西中医药大学学报，2020，23（01）：19–20.

［83］田忠惠，张杉杉，揭子慧. 针刺前廉泉穴联合八脉交会穴治疗慢性咽炎临床观察［J］. 中国针灸，2019，39（12）：1285–1288.

［84］王泽宇，罗湘筠.针灸治疗牙痛临床疗效的 Meta 分析［J］.山西医药杂志，2021，50（14）：2214-2217.

［85］陈莉，张英.针灸治疗牙痛临床研究进展［J］.上海针灸杂志，2015，34（5）：483-486.